口腔诊所开业管理丛书

口腔医疗人力资源

MANPOWER MANAGEMENT OF DENTAL PRACTICES

第2版

编 著 李 刚

U0391149

人民卫生出版社

图书在版编目（CIP）数据

口腔医疗人力资源 / 李刚编著 . —2 版 . —北京：人民
卫生出版社，2013.3
（口腔诊所开业管理丛书）
ISBN 978-7-117-16830-4

Ⅰ.①口… Ⅱ.①李… Ⅲ.①口腔科医院－人事管理
Ⅳ.①R197.5

中国版本图书馆 CIP 数据核字（2013）第 020236 号

人卫社官网	www.pmph.com	出版物查询，在线购书
人卫医学网	www.ipmph.com	医学考试辅导，医学数据库服务，医学教育资源，大众健康资讯

口腔医疗人力资源
第 2 版

编　　著：李　刚
出版发行：人民卫生出版社（中继线 010-59780011）
地　　址：北京市朝阳区潘家园南里 19 号
邮　　编：100021
E - mail：pmph @ pmph.com
购书热线：010-67605754　010-65264830
　　　　　010-59787586　010-59787592
印　　刷：三河市尚艺印装有限公司
经　　销：新华书店
开　　本：710×1000　1/16　印张：16
字　　数：305 千字
版　　次：2007 年 1 月第 1 版　2019 年 11 月第 2 版第 5 次印刷
标准书号：ISBN 978-7-117-16830-4/R·16831
定　　价：39.00 元

打击盗版举报电话：010-59787491　E-mail：WQ @ pmph.com
（凡属印装质量问题请与本社销售中心联系退换）

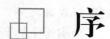 **序**

——写在《口腔诊所开业管理》丛书再版之际

　　改革开放30多年来,我国的口腔医学事业得到前所未有的大发展。口腔医疗机构和口腔医师队伍迅猛发展。口腔执业医师、助理执业医师的数量已从改革开放前的5000多名增加到将近20万。每年新增加的口腔医师数量接近2万名。民营口腔诊所、门诊部从无到有遍布全国城乡,各级各类口腔医疗机构都有了新的发展与提高。

　　但是随着中国口腔医学的迅速发展,我们还必须清醒地认识到,在很多方面我们与发达国家甚至一些发展中国家相比较,还存在较大差距。特别是口腔医生的执业服务理念和服务水平还亟待提高。随着我国医疗卫生体制改革的不断深入,各种类型口腔医疗机构的社会需求正在不断加大,民营的和社区口腔诊所经营管理尚存在很多问题。事实上口腔诊所的开业管理对口腔医师来说是一种挑战,国外诸多学者十分重视这一课题的研究探讨。在发达国家的牙医学教育中,口腔诊所开业管理是一门必修课,甚至在日本、加拿大等国的一些大学将口腔诊所开业管理作为一个专业。

　　十几年前,李刚博士就曾与我谈起对口腔医疗服务管理研究的兴趣和研究计划。他对我国众多的口腔诊所和欧美日口腔诊所的开业管理进行了长期的调查与研究。自1993年开始在口腔医学专业大专生、本科生和研究生的课程教学中增加病人管理、医疗安全、职业道德、健康教育、交叉感染、医患关系、诊所管理等相关教学内容,2006年人民卫生出版社出版了由李刚博士编著的《口腔诊所开业管理》丛书,2008年中华口腔医学会将李刚博士主讲的《口腔医疗机构管理高级培训》列为继续教育项目,2009年第四军医大学正式将李刚博士设计的《口腔医疗服务管理学》课程列为 20 课时的口腔医学专业相关选修课教学计划，收到良好效果。

李刚博士的研究工作始终贯穿着一个主题——在科学飞速发展的今天，公共口腔卫生和口腔医疗服务管理如何改革、发展、与时俱进，这对于大众口腔健康是一至关重要的问题。从他的著作中可以清楚地看到，他始终坚持地投入公共口腔卫生和口腔医疗服务管理的研究，无论是成功还是挫折，无论是鼓励还是非议，他从不停下脚步。面对李刚博士的再版新著，更是油然起敬，值得击掌庆贺。

李刚博士编著并再版的《口腔诊所开业管理》丛书，包括了《口腔诊所感染控制》《口腔诊所健康教育》《口腔诊所病人管理》《口腔诊所开业准备》《口腔诊所空间设计》《口腔医疗人力资源》《口腔医疗设备管理》《口腔医疗市场拓展》《口腔医疗安全管理》《口腔医疗质量管理》共 10 册，以新颖的理论、大量的案例、调查报告等，反映了国内外口腔诊所开业管理的先进技术与方法，集中聚焦于模式、方法、工具、案例、问题及解决方案，务求使读者在有限时间里真正读有所获。综观全书的内容我们清晰地看到，一个世纪以来口腔诊所开业管理已经开辟了十分广阔的领域。《口腔诊所开业管理》丛书将把口腔医疗服务与服务管理学结合，使服务管理学的触角深入到口腔医疗服务的各个环节。本丛书打破了很多人认为顺理成章的"经验管理"模式，提供了一系列实用的参考方案或建议，将成为解决执业口腔医生和口腔医疗机构在日常工作中遇到的种种难题的实用工具书。现在，这部《口腔诊所开业管理》丛书的再版是李刚博士多年来勤奋钻研，勇于开拓，深入探讨的结果，也得益于我国口腔医疗服务体制多元化发展的生态环境。

我相信《口腔诊所开业管理》丛书的再版，对中国口腔医生执业服务和口腔医疗机构管理水平的提高不无裨益。最后，我衷心地希望读者会喜欢这套丛书，并在阅读后有所收获。

中华口腔医学会会长

2012 年 9 月 20 日

前　言

　　口腔医疗服务行业很特殊，是一种个性化的行业，讲求人员的专业性，人才是口腔医疗服务管理的重点。在葛优主演的一部影片《天下无贼》中有一句经典的台词，21世纪最缺少的是什么？是人才！口腔医疗人力资源管理的目的就在于协调人与人合作的关系，最大限度地发挥人的能动性和创造性。

　　在现代医学中，口腔医学已经成为备受瞩目的热门专业。这不仅是由于现代人生活水平提高，开始重视自身的形象美，更重要的是，口腔医生的高薪前途也越来越多地吸引着众考生的视线。口腔医师的收入（年终奖金、基本工资、提成工资）逐步成为调节人力资源供求的手段和人力资源市场供求的信号。企业在争夺市场份额的同时，建立优于竞争对手的关键能力之一就是建立人力资源系统。在当今社会和管理层有句很流行的格言"员工是企业最宝贵的资产"。可见重视人才已越来越多地被人们所认同和接受，口腔诊所应该把自己的下属和员工当做是一种投资以期获取更长期的利益。

　　"客户第一、客户至上，也就是患者第一、患者至上"，这个口号在全球已经喊了很多年。好像从没有人怀疑过它的科学性。但有这么一家企业，放弃了"客户第一"的原则，倡导的是"员工第一，客户第二"。这就是美国西南航空公司。美国西南航空公司总裁凯勒认为："如果认为'客户永远是对的'，那就是老板对员工最严重的背叛。事实上，客户经常是错的，我们不欢迎这种客户。我们宁可写信奉劝这种客户改搭其他航空公司的班机，也不要他们侮辱我们的员工"。面对这样的尊重和关爱，美国西南航空公司的员工能不感动？

　　口腔医疗人力资源管理包括员工的福利、假期、缺勤及消极怠工的处理、评估、试用期、续约和终止合约等，这些管理必须符合政府的法规和条例。当口腔诊所发展顺风顺水、一路高歌时，要以真情实感善待员工。当口腔诊所处于逆境，陷于发展低谷时，员工才会用自己的不懈努力回报诊所。所谓投之以李必然报之以桃就是这个道理。

作者长期以来将我国口腔医疗服务管理作为其研究内容,对国内外众多的口腔诊所的开业管理进行了调查与研究,积累了数以百计的口腔医疗人力资源成功案例。本书分为人力资源基础理论、口腔医生职业特点、口腔诊所人员职类、口腔诊所执业能力、医护人员招聘选拔、医护人员绩效考评、医护人员薪酬福利、口腔医师满意度调查、医护人员教育培训、医护人员职业礼仪、员工职业发展规划、口腔诊所团队建设、医护人员离职处理、口腔诊所学术交流、国内口腔医学期刊、国内口腔医学院校、口腔医师职业紧张、口腔医疗职业防护、口腔医生特殊管理等共二十章,我国部分省市口腔医生基本结构调查报告、陕西省口腔医生分布现状调查、口腔医师工作满意度现状调查等共三个附录。内容系统、全面、规范、实用、可操作性强,对口腔医疗人力资源管理有指导作用。

在本书编写和相关研究过程中,得到了第四军医大学口腔医学院和西安爱牙管理咨询有限公司的大力支持和帮助,得到了我国各地口腔医院、口腔门诊部、口腔诊所的大力合作和支持。借此出版机会,特此表示敬意和感谢。

李 刚

2012 年 9 月 20 日

作者联系方法:

单位:第四军医大学口腔医学院口腔预防医学教研室

地址:中国 西安 长乐西路 145 号   邮编:710032

电话:029-84772650(办公室)   E-mail:fmmuligang@fmmu.edu.cn

欢迎来函来电咨询和提出宝贵修改意见

目 录 CONTENTS

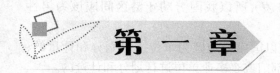

第 一 章

人力资源基础理论

口腔医疗人力资源是口腔诊所开业管理的核心部分,在整个口腔诊所开业管理中占有特殊重要的地位。无论哪种行业,员工在反映服务素质方面担当着重要的角色。现代管理学十分强调人的作用,认为:"人的知识不如人的智力,人的智力不如人的素质,人的素质不如人的觉悟"。在口腔诊所的人、财、物的因素中,人是首要的因素,培育调动员工的积极性,是口腔诊所管理永恒的主题。人力资源基础理论是口腔诊所管理者必备的知识。

第 一 节 人 力 资 源

人力资源是口腔诊所最重要的增值性资源,现代口腔诊所的竞争归根结底是人才的竞争,人力资源管理是口腔诊所开业管理最为重要的组成部分。

一、人力资源的定义

人力资源,又称劳动力资源或劳动力,是指能够推动整个经济和社会发展、具有劳动能力的人口总和。

人力资源的最基本方面,包括体力和智力。如果从现实的应用形态来看,则包括体质、智力、知识和技能四个方面。

具有劳动能力的人,不是泛指一切具有一定的脑力和体力的人,而是指能独立参加社会劳动、推动整个经济和社会发展的人。所以,人力资源既包括劳动年龄内具有劳动能力的人口,也包括劳动年龄外参加社会劳动的人口。

关于劳动年龄,由于各国的社会经济条件不同,劳动年龄的规定不尽相同。

一般国家把劳动年龄的下限规定为 15 岁,上限规定为 64 岁。我国招收员工规定一般要年满 16 周岁,员工退休年龄规定男性为 60 周岁(到 60 岁退休,不包括 60 岁),女性为 55 周岁(不包括 55 岁),所以我国劳动年龄区间应该为男性16~59 岁,女性 16~54 岁。

从宏观意义上来看,人力资源是以国家或地区为单位进行划分和计量的;从微观意义上来看,人力资源则是以部门或企事业单位进行划分和计量的。

具体说来,人力资源的数量构成包括 8 个方面:

(1) 处于劳动年龄之内、正在从事社会劳动的人口,它占据人力资源的大部分,可称为"适龄就业人口"。

(2) 尚未达到劳动年龄、已经从事社会劳动的人口,即"未成年劳动者"或"未成年就业人口"。

(3) 已经超过劳动年龄、继续从事社会劳动的人口,即"老年劳动者"或"老年就业人口"。

以上三部分人口,构成就业人口的总体。

(4) 处于劳动年龄之内、具有劳动能力并要求参加社会劳动的人口,这部分可以称作"求业人口"或"待业人口",它与前三部分一起构成经济活动人口。

(5) 处于劳动年龄之内、正在从事学习的人口,即"就学人口"。

(6) 处于劳动年龄之内、正在从事家务劳动的人口。

(7) 处于劳动年龄之内、正在军队服役的人口。

(8) 处于劳动年龄之内的其他人口。

二、人力资源的特点

由于人本身所具有的生物性、能动性、智力性和社会性,决定了人力资源具有以下特点:

1. 人力资源是能动的主体性资源　主体性或能动性是人力资源的首要特征,是与其他一切资源最根本的区别。所谓主体性,就是说人力资源在经济活动中起着主导作用。一切经济活动都首先是人的活动,由人的活动才引发、控制、带动了其他资源的活动。另外,在经济活动中人力资源是唯一起创造作用的因素。经济活动的生命是发展、是进取、是创新,而只有人力资源才能担负起这种发展、进取和创新的任务,其他任何生产要素都不具有这样的能力。

2. 人力资源是特殊的资本性资源　人力资源作为一种经济性资源,它具有资本属性,与一般的物质资本有共同之处。即:

(1) 人力资源是公共、社会、企业等集团和个人投资的产物,其质量高低主要取决于投资程度。从根本上说,人力资源的这个特点起因于人的能力获得的后天性。因为任何人的能力都不可能是先天就有的,为了形成能力,必须接受教育和培训,必须投入财富和时间。

（2）人力资源也是在一定时期内可能源源不断地带来收益的资源,它一旦形成,一定能够在适当的时期内为投资者带来收益。

（3）人力资源在使用过程中也会出现有形磨损和无形磨损。例如劳动者自身的衰老就是有形磨损,劳动者知识和技能的老化就是无形磨损。

但是,人力资源又不同于一般资本,对一般实物资本普遍适用的收益递减规律,不完全适用于人力资源。在现代社会的经济发展中,呈现的是人力资本收益递增规律,这使得当代经济的增长主要应当归因于人力资源。

3. 人力资源是变动的增值性资源　目前在国民经济中,人力资源收益的份额正在迅速超过自然资源和资本资源。在现代市场经济国家,劳动力的市场价格不断上升,人力资源投资收益率不断上升,同时劳动者的可支配收入也不断上升。与此同时出现的还有一种变动,就是高质量人力资源与低质量人力资源的收入差距也在扩大。

人力资源的经济作用日益强化,不仅仅是人力资源质量提高的结果,同时也是人力资源的使用过程是一个不断自我补偿、更新、发展和丰富化的过程所决定的。

4. 人力资源是可控的再生性资源　人力资源的再生性,主要基于人口的再生产和劳动力的再生产,通过人口总体内个体的不断更替和"劳动力耗费→劳动力生产→劳动力再次耗费→劳动力再次生产"的过程得以实现。当然,人力资源的再生性不同于一般生物资源的再生性,除了遵守一般生物学规律外,它还受人类意识的支配和人类活动的影响。

第二节　人力资源管理

人力资源管理是指影响员工的行为、态度以及绩效的各种政策、管理实践以及制度。包括了组织中一切与员工有关的管理决策和管理实践活动。由于人力资源在经济增长中的作用越来越重要,对人力资源的有效管理也越来越受到重视。人们认识到员工的行为表现、对工作的投入和工作绩效是组织目标实现的关键,因此人力资源管理对组织的兴衰成败至关重要。

一、人力资源管理的定义

人力资源管理就是指运用现代化的科学方法,对与一定物力相结合的人力进行合理的培训、组织和调配,使人力、物力经常保持最佳比例,同时对人的思想、心理和行为进行恰当的诱导、控制和协调,充分发挥人的主观能动性,使人尽其才,事得其人,人事相宜,以实现组织目标。

根据定义,可以从两个方面来理解人力资源管理,即:

1. 对人力资源外在要素——量的管理 对人力资源进行量的管理,就是根据人力和物力及其变化,对人力进行恰当的培训、组织和协调,使二者经常保持最佳比例和有机的结合,使人和物都充分发挥出最佳效应。

2. 对人力资源内在要素——质的管理 主要是指采用现代化的科学方法,对人的思想、心理和行为进行有效的管理(包括对个体和群体的思想、心理和行为的协调、控制和管理),充分发挥人的主观能动性,以达到组织目标。

在讲到人力资源管理时,我们常常还会涉及"人力资源开发"这个概念,二者既相互联系又有所区别,都是针对人力资源的管理活动,但侧重点不同。人力资源开发强调的是如何使潜在的人力资源向现实的人力资源合理转化,不断挖掘其潜力、提升其价值。而人力资源管理则强调如何使人力资源与物力资源实现合理配置,充分发挥其效益、提高其效率。

二、现代人力资源管理与传统人事管理的区别

人事管理的区别人力资源管理是从人事管理和劳动管理发展演变而来,但与传统人事管理以"事务"为中心不同,它更加强调人力资源管理要与组织的目标和战略相联系;更注重人力资本的投入产出效益;更关注人的能力的二次开发、人力资本的升值以及企业价值和员工价值的"双赢"。

现代人力资源管理深受经济竞争环境、技术发展环境和国家法律及政府政策的影响。它作为近20年来出现的一个崭新的和重要的管理学领域,远远超出了传统人事管理的范畴。具体说来,存在以下一些区别:

传统人事管理的特点是以"事"为中心,只见"事",不见"人",只见某一方面,而不见人与事的整体、系统性,强调"事"的单一方面的静态的控制和管理,其管理的形式和目的是"控制人";而现代人力资源管理以"人"为核心,强调一种动态的、心理、意识的调节和开发,管理的根本出发点是"着眼于人",其管理归结于人与事的系统优化,致使企业取得最佳的社会和经济效益。

传统人事管理把人设为一种成本,将人当做一种"工具",注重的是投入、使用和控制。而现代人力资源管理把人作为一种"资源",注重产出和开发。是"工具",你可以随意控制它、使用它,是"资源",特别是把人作为一种资源,你就得小心保护它、引导它、开发它。难怪有学者提出:重视人的资源性的管理,并且认为21世纪的管理哲学是"只有真正解放了被管理者,才能最终解放管理者自己"。

传统人事管理是某一职能部门单独使用的工具,似乎与其他职能部门的关系不大,但现代人力资源管理却与此有着截然不同。实施人力资源管理职能的

各组织中的人事部门逐渐成为决策部门的重要伙伴,从而提高了人事部门在决策中的地位。人力资源管理涉及企业的每一个管理者,现代的管理人员应该明确:他们既是部门的业务经理,也是这个部门的人力资源经理。人力资源管理部门的主要职责在于制订人力资源规划、开发政策,侧重于人的潜能开发和培训,同时培训其他职能经理或管理者,提高他们对人的管理水平和素质。所以说,每一个口腔诊所的管理者,不单完成口腔诊所的医疗、服务目标,还要培养一支为实现口腔诊所目标能够打硬仗的员工队伍。

三、人力资源管理的具体任务

源于传统人事管理,而又超越传统人事管理的现代人力资源管理,主要应包括哪些具体内容和工作任务呢?

人力资源管理关心的是"人的问题",其核心是认识人性、尊重人性,强调现代人力资源管理"以人为本"。在一个组织中,围绕人,主要关心人本身、人与人的关系、人与工作的关系、人与环境的关系、人与组织的关系等。

目前比较公认的观点是:现代人力资源管理就是一个人力资源的获取、整合、保持激励、控制调整及开发的过程。通俗点说,现代人力资源管理主要包括求才、用才、育才、激才、留才等内容和工作任务。一般说来,现代人力资源管理主要包括以下几大系统:

(1) 人力资源的战略规划、决策系统。

(2) 人力资源的成本核算与管理系统。

(3) 人力资源的招聘、选拔与录用系统。

(4) 人力资源的教育培训系统。

(5) 人力资源的工作绩效考评系统。

(6) 人力资源的薪酬福利管理与激励系统。

(7) 人力资源的保障系统。

(8) 人力资源的职业发展设计系统。

(9) 人力资源管理的政策、法规系统。

(10) 人力资源管理的诊断系统。

为了科学、有效地实施现代人力资源管理各大系统的职能,对于从事人力资源管理工作的人员有必要掌握三方面的知识:①关于人的心理、行为及其本性的一些认识;②心理、行为测评及其分析技术,即测什么、怎么测、效果如何等;③职务分析技术,即了解工作内容、责任者、工作岗位、工作时间、怎么操作、为什么做等方面的技术。这是从事人力资源管理工作的前提和基础。

四、人力资源管理的意义

在人类所拥有的一切资源中，人力资源是第一宝贵的，自然成了现代管理的核心。不断提高人力资源开发与管理的水平，不仅是当前发展经济、提高市场竞争力的需要，也是一个国家、一个民族、一个地区、一个单位长期兴旺发达的重要保证，更是一个现代人充分开发自身潜能、适应社会、改造社会的重要措施。

我国著名人力资源专家张德教授曾在其著作中指出人力资源管理的主要意义是：

（1）通过合理的管理，实现人力资源的精干和高效，取得最大的使用价值。并且指出：人的使用价值达到最大 = 人的有效技能最大地发挥。

（2）通过采取一定措施，充分调动广大员工的积极性和创造性，也就是最大地发挥人的主观能动性。调查发现：按时计酬的员工每天只需发挥自己20%~30% 的能力，就足以保住个人的饭碗。但若充分调动其积极性、创造性，其潜力可发挥出 80%~90%。

（3）培养全面发展的人。人类社会的发展，无论是经济的、政治的、军事的、文化的发展，最终目的都要落实到人——一切为了人本身的发展。目前，教育和培训在人力资源开发和管理中的地位越来越高，马克思指出，教育不仅是提高社会生产的一种方法，而且是造就全面发展的人的唯一方法。

实际上，现代人力资源管理的意义可以从三个层面，即国家、组织、个人来加以理解。

目前，"科教兴国"、"全面提高劳动者的素质"等国家的方针政策，实际上，谈的是一个国家、一个民族的人力资源开发管理。只有一个国家的人力资源得到了充分的开发和有效的管理，一个国家才能繁荣，一个民族才能振兴。

在一个口腔诊所中，只有求得有用人才、合理使用人才、科学管理人才、有效开发人才等，才能促进口腔诊所目标的达成和个人价值的实现。针对个人，有个人潜能开发、技能提高、适应社会、融入组织、创造价值，奉献社会的问题，这都有赖于人力资源的管理。

我们不从宏观层面和微观层面，即国家和个人来谈人力资源管理，而是从中观层面，即针对口腔诊所来谈现代人力资源管理。因此，我们更为关注现代人力资源管理对一个口腔诊所的价值和意义。我们认为现代人力资源管理对口腔诊所的意义，至少体现在以下几方面：

1. **对口腔诊所管理**　人、财、物、信息等，可以说是口腔诊所管理关注的主要方面，人又是最为重要的、活的、第一资源，只有管理好了"人"这一资源，才算抓住了管理的要义、纲领，纲举才能目张。

2. 对人力资源管理　人不仅是被管理的"客体",更是具有思想、感情、主观能动性的"主体",如何制订科学、合理、有效的人力资源管理政策、制度,并为口腔诊所管理决策提供有效信息,永远都是人力资源管理的课题。

3. 对一般管理者　任何管理者都不可能是一个"万能使者",更多的应该是扮演一个"决策、引导、协调"属下工作的角色。他不仅仅需要有效地完成业务工作,更需要培训下属,开发员工潜能,建立良好的团队组织等。

4. 对一个普通员工　任何人都想掌握自己的命运,但自己适合做什么、口腔诊所的目标、价值观念是什么、岗位职责是什么、自己如何有效地融入组织中、结合口腔诊所目标如何开发自己的潜能、发挥自己的能力、如何设计自己的职业人生等,这是每个员工十分关心,而又深感困惑的问题。我们相信现代人力资源管理会为每位员工提供有效的帮助。

第三节　人力资源规划

人力资源规划是指根据组织的发展规划,通过组织未来的人力资源的需要和供给状况的分析及估计,对职务编制、人员配置、教育培训、人力资源管理政策、招聘和选择等内容进行的人力资源部门的职能性计划。

一、人力资源规划的定义

人力资源管理规划又称人力资源计划(human resource planning,HRP),是人力资源管理的重要部分和重要领域。一般来说,关于人力资源规划的理解,主要有三个层次的意思:

(1) 确保组织和部门在需要的时间和岗位上获得所需要的合格人员,并使组织和个人得到长期的益处;

(2) 在组织和员工目标达到最大一致的情况下,使人力资源的供给和需求达到平衡;

(3) 分析组织在环境变化中的人力资源需求状况,并制订必要的政策和措施以满足这些要求。

所谓人力资源规划是预测未来的组织任务和环境对组织的要求以及为此而提供人员的过程。其目的是为了工作者和组织的利益,最有效地利用短缺人才。在这个总的概念下,人力资源规划系统包括几项具体的相互关联的活动。这些活动是:

(1) 人员档案资料:用于估计目前的人力资源(技术、能力和潜力)和分析目前这些人力资源的利用情况。

（2）人力资源预测：预测未来的人员要求（所需的工作者数量、预计的可供数量、所需的技术组合、内部与外部劳动力供给量）。

（3）行动计划：通过招募、录用、培训、工作安排、工作调动、提升、发展和酬劳等行动来增加合格的人员，弥补预计的空缺。

（4）控制与评价：通过检查人力资源目标的实现程度，提供关于人力资源计划的系统的反馈信息。

由此看来，人力资源规划就是组织人力资源供给和需求的平衡过程。

二、人力资源规划的意义

一个口腔诊所要维持生存和发展，拥有合格、高效的人员结构，就必须进行人力资源规划。

任何口腔诊所都处在一定的外部环境之中，其各种因素均处于不断地变化和运动状态。这些环境中政治的、经济的、技术的等一系列因素的变化，势必要求口腔诊所作出相应的变化。而这种适应环境的变化一般都要带来人员数量和结构的调整。

口腔诊所内部的各种因素同样是无时无刻不在运动着和变化着，人力因素本身也会处于不断的变化之中。比如，离退休、自然减员、招聘人员以及口腔诊所内部进行的工作岗位调动、晋升等导致人员结构变化。

在改革开放形势、市场经济的机制和向市场经济机制过渡的时期，口腔诊所内外的各种因素的变化会更加剧烈。在计划经济体制下，除了自然减员和组织调动外，人员的流动似乎是不可思议的。但是，在市场经济机制下，其情况却完全不同，各种资源，包括人力资源，要靠市场机制的作用进行合理的配置，随着劳动力市场的建立，人才的大量流动或许会变得习以为常。为了保证口腔诊所的效率，内部也必然要进行人员结构的调整和优化。

我国目前还处于新旧经济体制的过渡时期，这一时期的变动或许是最剧烈的，新口腔诊所的大量增加，老口腔诊所的改造，外资口腔诊所、私营口腔诊所乃至乡镇口腔诊所的大力发展，都对人员的变动数量、技能水平等提出了新的要求。

因此，为了适应组织环境的变化和技术的不断更新，保证组织目标的实现，就必须加强人力资源规划，这对正在走向市场的私立口腔诊所尤其重要，否则必然是一方面不合要求的人员过剩。另一方面则是某些具有特殊技能和知识人才的紧缺，口腔诊所的竞争能力和效益就会难以提高。

具体说来，人力资源规划的意义具体体现在以下几个方面：

（1）通过人力资源供给和需求的科学分析，制订合理的人力资源规划有助于一个口腔诊所战略目标、任务和规划的制订和实施。

（2）导致技术和其他工作流程的变革。

（3）提高竞争优势，如最大限度削减经费、降低成本、创造最佳效益。

（4）改变劳动力队伍结构，如数量、质量、年龄结构、知识结构等。

（5）辅助其他人力资源政策的制订和实施，如招聘、培训、职业设计和发展等。

（6）按计划检查人力资源规划与方案的实施效果，进而帮助开业管理者进行科学有效的管理决策。

（7）适应并贯彻实施国家的有关法律和政策，如劳动法、职业教育法和社会保障条例等。

三、制订人力资源计划的原则

在所有的管理职能中，人力资源规划最具有战略性和主动性。科学技术瞬息万变，而竞争环境也变化莫测。这不仅便得人力资源预测变得越来越困难，也变得更加紧迫。人力资源管理必须对组织未来的人力资源供给和需求作出科学预测，以保证在需要时就能及时获得所需要的各种人才，进而保证实现组织的战略目标。看来，人力资源规划在各项管理职能中起着桥梁和纽带的作用。

1. **考虑口腔诊所内部、外部环境的变化**　人力资源计划只有充分地考虑了内外环境的变化，才能适应需要，真正的做到为口腔诊所发展目标服务。内部变化主要指医疗设备的变化、技术的变化，或者说口腔诊所发展战略的变化，还有口腔诊所员工的流动变化等；外部变化指口腔医疗市场的变化、政府有关人力资源和卫生政策的变化、人才市场的变化等。为了更好地适应这些变化，在人力资源计划中应该对可能出现的情况作出预测和风险评估，最好能有面对风险的应对策略。

2. **确保口腔诊所人力资源的供给**　口腔诊所的人力资源保障问题是人力资源计划中应解决的核心问题。它包括人员的流入预测、流出预测、人员的内部流动预测、社会人力资源供给状况分析、人员流动的损益分析等。只有有效地保证了对口腔诊所的人力资源供给，才可能去进行更深层次的人力资源管理与开发。

3. **使口腔诊所和员工都得到长期的利益**　人力资源计划不仅是面向口腔诊所的计划，也是面向员工的计划。诊所的发展和员工的发展是互相依托、互相促进的关系。如果只考虑诊所的发展需要，而忽视了员工的发展，则会有损口腔诊所发展目标的达成。优秀的人力资源计划，一定是能够使口腔诊所每一个员工达到长期利益的计划，一定是能够使口腔诊所和员工共同发展的计划。

第四节　口腔医疗人力资源管理

口腔医疗人力资源管理方法包括员工的福利、假期、缺勤及消极怠工的处理、评估、试用期、续约和终止合约等,这些管理必须符合政府的法规和条例。具体说来,口腔医疗人力管理主要包括以下一些具体内容和工作任务:

1. **制订人力资源计划**　一个口腔诊所要维持生存和发展,拥有合格、高效的人员结构,就必须进行人力资源规划,根据口腔诊所的发展战略和经营计划,评估口腔诊所的人力资源现状及发展趋势,收集和分析人力资源供给与需求方面的信息和资料,预测人力资源供给和需求的发展趋势,制订人力资源招聘、调配、培训、开发及发展计划等政策和措施。否则必然是一方面不合要求的人员过剩,另一方面则是某些具有特殊技能和知识人才的紧缺,口腔诊所的竞争能力和效益就会难以提高。

人力资源管理应开展人力资源投入成本与产出效益的核算工作,人力资源效益核算工作不仅可以改进人力资源管理工作本身,而且可以为决策提供准确和量化的依据。例如:前台护士处理每位患者就诊前后的事宜大概要用10分钟。每个工作日有八小时,即480分钟。如果口腔诊所每天要接待15~22位患者,那么和接待患者总共需要150~220分钟,一个护士足可以应付前台的工作。保守计算,如果前台每天接待患者所花的时间超过240分钟或半天,口腔诊所才有必要考虑增加前台护士。

对组织中的各个工作和岗位进行分析,确定每一个工作和岗位对员工的具体要求,包括技术及种类、范围和熟悉程度;学习、工作与生活经验;身体健康状况;工作的责任、权利与义务等方面的情况。这种具体要求必须形成书面材料,这就是工作岗位职责说明书。这种说明书不仅是招聘工作的依据,也是对员工的工作表现进行评价的标准,进行员工培训、调配、晋升等工作的根据。

人力资源管理有责任保管员工入口腔医疗机构时的简历以及入口腔诊所后关于工作主动性、工作表现、工作成绩、工资报酬、职务升降、奖惩、接受培训和教育等方面的书面记录材料。

2. **员工的招聘与选拔**　口腔医生招聘的渠道很多,主要有以下几种:人才交流中心、招聘洽谈会、传统媒体、校园招聘、网上招聘、员工推荐、人才猎取。每种招聘方式都有它各自的特点和适用范围。根据口腔诊所内的岗位需要及工作岗位职责说明书,利用各种方法和手段,如接受推荐、刊登广告、举办人才交流会、到职业介绍所登记等从组织内部或外部吸引应聘人员。并且经过资格审查,如接受教育程度、工作经历、年龄、健康状况等方面的审查,从应聘人员中初选出一定数量的候选人,再经过严格的考试,如笔试、面试、评价中心、情景模拟等方法进行筛选,确定最后录用人选。人力资源的选拔,应遵循平等就业、双向选择、择优录用等原则。准备聘用首批员工的口腔诊所创业者要谨慎。在招人时就要注重员工的敬业度,如果一个人两年之内换了三份工作,肯定不能用。因为这样的员工招进来也或许不会稳定下来,这样就可以在源头控制一下。过早地承担起员工薪资和福利,从成本上来说不划算;解雇员工不仅意味着要支付遣散费,还要搭上时间和资源去找一位新的员工。例如:如果是一个 5 人的口腔诊所,其中有 1、2 个员工工作不怎么好,就可能毁了整个口腔诊所。不管初创口腔诊所是否正在成为潮流,寻找口腔诊所的忠诚员工是一个永恒的问题。补充新鲜血液,能让口腔诊所充满活力;但人员频繁流动,则会伤筋动骨。尤其是新办口腔诊所,如果有人撂挑子,还可能大面积传染,医疗工作无力开展,令口腔诊所管理者头疼不已。由于口腔医疗的特殊性,故在聘用人员之初,便应将人格特性(如:爱心、关怀、容忍)列入考核的标准,与其专业知识并重,如此将会使工作气氛更和谐、充分发挥服务的精神。

3. 雇佣管理与劳资关系　员工一旦被组织聘用,就与组织形成了一种雇佣与被雇佣的、相互依存的劳资关系,为了保护双方的合法权益,有必要就员工的工资、福利、工作条件和环境等事宜达成一定协议,签订劳动合同。诊所的发展和员工的发展是互相依托、互相促进的关系。如果只考虑口腔诊所的发展需要,而忽视了员工的发展,则会有损口腔诊所发展目标的达成。优秀的人力资源计划,一定是能够使口腔诊所每一个员工达到长期利益的计划,一定是能够使口腔诊所和员工共同发展的计划。

人力资源管理部门和管理人员有责任鼓励和关心员工的个人发展,帮助其制订个人发展计划,并及时进行监督和考察。这样做有利于促进组织的发展,使员工有归属感,进而激发其工作积极性和创造性,提高组织效益。人力资源管理部门在帮助员工制订其个人发展计划时,有必要考虑它与组织发展计划的协调性或一致性。也只有这样,人力资源管理部门才能对员工实施有效的帮助和指导,促使个人发展计划的顺利实施并取得成效。例如:北京昊城口腔门诊部提供良好的工作环境;尊重每一个员工;关怀、帮助员工们个人成长和职业发展;信任、指导、支持及鼓励他们成为最好的员工,并认可他们的成功;为其工作支付公平的报酬,提供进步机会和全体员工都受益的福利——这样做不仅能"让自己的员工满意",吸引更多的人才与留住已有的人才,突破民营口腔诊所发展道路上的人才瓶颈,而且也能进一步使员工在企业文化的熏陶下,树立起主人翁的责任感,愉快的工作,坚守岗位的职责,做到"微笑服务"。

4. 岗前教育和岗位培训　岗前教育和岗位培训对于口腔诊所的整体提升非常有帮助的。任何应聘进入一个口腔诊所的新员工,都必须接受岗前教育,这是帮助新员工了解和适应口腔诊所、接受口腔诊所文化的有效手段。为了提高广大员工的工作能力和技能,有必要开展富有针对性的岗位技能培训。岗前教育的主要内容包括口腔诊所的历史发展状况和未来发展规划、职业道德和组织纪律、劳动安全卫生、社会保障和质量管理知识与要求、岗位职责、员工权益及工资福利状况等。对于管理人员,尤其是对即将晋升者有必要开展提高性的培训和教育,目的是促使他们尽快具有在更高一级职位上工作的全面知识、熟练技能、管理技巧和应变能力。

口腔医学是一门典型的需要终身学习的学科,而培训教育则是提高临床技能和理论水平的有效途径和必由之路。一般比较优秀的口腔诊所都会建立一套自己的培训机制,因为在以人为本的口腔诊所里提高员工的素质,使之能更好地适应工作需要是十分重要的。即便对员工本人来说,往往也会十分看重口腔诊所的培训,经过培训的员工身价会大大增加。口腔诊所要发挥专家作用,通过多种途径,采取多种形式,举办学习班、专题讲座、交流会等各种有效形式开展教育活动。开展培训教育要体现"按需施教,讲求实效"原则,突出"四新"(新理论、新知识、新技术、新方法)和"三性"(先进性、针对性、实用性),不断改革教育方法,既有理论知识讲座,也有技术操作演示,使培训教育学习能获得实效。例如:大连市口腔医院的口号是:"全过程的优质服务是培训出来的",培训主要包括:语言的培训、肢体的培训、操作的培训,流程的培训,制度规定的培训等。口腔诊所各项管理制度要人去落实,各项口腔医疗操作规程要人去遵循,口腔诊所在不断提高技术服务的同时,决不能放松对员工的职业道德素质教育。

5. 员工工作绩效考核　绩效考核是口腔诊所为了实现经营目的,运用特定的标准和指标,采取科学的方法,对各级医务人员完成指定任务的工作实绩作出价值判断的过程。对员工的业务能力、工作表现及工作态度等进行评价,并给予量化处理的过程。这种评价可以是自我总结式,也可以是他评式的,或者是综合评价。考核结果是员工晋升、接受奖惩、发放工资、接受培训等的有效依据,它有利于调动员工的积极性和创造性,检查和改进人力资源管理工作。要实施绩效评估,以此作为晋升和辞退的依据。对那些因循守旧,固执己见,甚至抵制抗拒的员工,除了辞退以外别无他途。在多数人看来,要想激励更多的员工,首先要建立一套公平、公正的绩效考核机制。对口腔医师和牙科护士临床工作能力的量化评价,使得口腔医师之间和牙科护士之间的临床工作能力具有可比性,增加了评价的客观性。

绩效考核是一个不断提升的循环,每月绩效考核完成后,直接上级都应与下级进行绩效面谈,肯定员工当月做得好的部分,指出不足之处,共同制订绩效改进计划,以提升下一阶段的考核业绩。

6. 工资报酬与福利保障　合理、科学的工资报酬福利体系关系到口腔诊所中员工队伍的稳定与否。我个人认为一定是超出员工期望值的薪酬能够留住人才。人力资源管理要从员工的资历、职级、岗位及实际表现和工作成绩等方面，来为员工制定相应的、具有吸引力的工资报酬福利标准和制度。工资报酬应随着员工的工作职务升降、工作岗位的变换、工作表现的好坏与工作成绩进行相应的调整，不能只升不降。企业对员工的吸引力有时不是公司的知名度和品牌，也不是产品的好卖与否，关键是一个企业能否提供比较具有竞争力的薪酬，不能是同行的最高标准，最起码也要高于同行的平均标准。

口腔诊所要合理构建专业人才的薪酬体系制度，以便更好地吸引优秀人才的加入。设计员工薪酬福利方案的目的在于吸收优秀口腔医师，有效激励在职口腔医师，留住优秀口腔医师长期发挥作用。口腔医师的收入构成包括四部分：基本工资，月度奖金收入，年终奖金和各项福利收入。在设计薪酬制度与体系上要实现公平、竞争的目的，因为薪酬的大部分是一个人具体的价值体现。

口腔医师的薪酬是根据他们为诊所做出的贡献大小决定的，薪酬的考核标准要根据他们的参与意识、做出的社会效益、内部员工相处关系如何以及他们是否每天都在进步等方面而决定。经济效益只占很少指标，要让他们知道如何衡量自己，如何去努力。这样口腔医师之间不存在因收入高低或提成多少而抢患者的情况，避免不必要的矛盾以及互相排斥，影响口腔医疗质量。

员工福利是社会和组织保障的一部分，是工资报酬的补充或延续。它主要包括政府规定的退休金或养老保险、医疗保险、失业保险、工伤保险、节假日，并且为了保障员工的工作安全卫生，提供必要的安全培训教育、良好的劳动工作条件等。

7. 多种方式的有效沟通　有效沟通是人力资源管理的基础，也是口腔诊所实现目标的前提，沟通不畅往往导致各种制度执行力不强或口腔诊所目标无法实现。沟通是否到位，决定沟通的效果。设定目标要沟通，考评结果要沟通，如何改善要沟通。对于口腔医疗机构来说沟通的方式有多种，如会议、信息、邮件、聊天和谈话等，为每一位员工提供相互间多了解、多交流、敞开心扉表达自己观点的机会。而作为口腔诊所里最大业主，更要重视沟通。真正实现了信息的交流与互动，甚至能够使员工遇到问题也能获得老板的智慧支持和亲身指导，在这样的氛围里工作，即使员工想走，也会被业主的魅力所征服。

口腔诊所就是一个可以为每一位员工提供巨大舞台的地方，它可以让更多优秀的医生聚集到它的旗帜下尽情舒展、发挥才能。优良人力资源管理可以打造忠诚员工。而每一位员工又是一个服务窗口，通过医护人员们高品质的服务，让客人们了解了口腔诊所的卓越。

提供良好的工作环境；尊重每一个员工；关怀、帮助员工们个人成长和职业发展；信任、指导、支持及鼓励他们成为最好的员工，并认可他们的成功；为其工作支付公平的报酬,提供进步机会和全体员工都受益的福利——这样做不仅能"让自己的员工满意",吸引更多的人才与留住已有的人才,突破口腔医疗机构发展道路上的人才瓶颈,而且也能进一步使员工在企业文化的熏陶下,树立起主人翁的责任感,愉快的工作,坚守岗位的职责,做到"微笑服务"。

口腔诊所各项管理制度要人去落实,各项口腔医疗操作规程要人去遵循,口腔诊所在不断提高技术服务的同时,决不能放松对员工的职业道德素质教育。由于口腔医疗的特殊性,故在聘用人员之初,便应将人格特性(如:爱心、关怀、容忍)列入考核的标准,与其专业知识并重,如此将会使工作气氛更和谐、充分发挥服务的精神。

【案例】 华美牙科蝉联 2011 四川最佳雇主称号

［来源:华美牙科集团］

2012 年 1 月 12 日,由成都商报、成都电视台、成都全搜索主办,成都商报求职易、成都为您服务公司联合承办的 2011 成都商报四川最佳雇主调查颁奖典礼在成都电视台第 2 频道演播大厅隆重举行。经过参选企业激烈的角逐,华美牙科植牙美齿连锁集团再次蝉联 2011 四川最佳雇主企业荣誉称号。

自 2009、2010 年以来,华美牙科已连续 3 年获此殊荣。"我非常激动,同时也非常惶恐,这是社会各界对华美牙科的认可,对我们华美人的认可"。华美牙科植牙美齿连锁集团荣长根院长激动不已:"坚持以人为本的原则,以员工为服务导向,思员工之所想、维员工之所益、谋员工之所利,是我们用人之根本,是企业发展之根基"。

"以人为本"是华美牙科用人之道,是企业人力资源管理的核心,多年来,华美牙科在荣长根院长的带领下取得了飞速的发展,由 5 家植牙美齿连锁医院,100 名员工发展为 10 家植牙美齿连锁医院及门诊,超 500 名员工的西南地区第一植牙美齿连锁机构。这是华美牙科植牙美齿连锁集团发展版图的一个缩影。正是因为有完善的人力资源管理模式,才有了企业的飞速发展,所以华美牙科能连续 3 年获此殊荣。

荣长根说道:"员工是企业第一生产力,企业是员工的大家庭。我们努力完善企业人事、薪资、福利等方面的制度,坚持以人为本的原则,让员工感受到企业的温暖,树立员工主人翁意识,肩负企业发展的使命,与企业同进退,共发展,努力争做华美人!"

晚会上,华美牙科植牙美齿连锁集团年度优秀员工罗明媚女士为荣长根院长颁发了该项大奖,她表示:"我们每一个华美人都为华美而努力,为华美而骄傲。我们将团结携手,共同绘制华美牙科的美好蓝图,为华美牙科的发展而努力奋斗!"

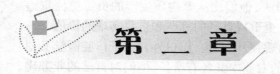

第 二 章

口腔医生职业特点

口腔医疗服务都是依靠人力来进行的,因此,与一般的企业和小店相比,口腔诊所实行技术革新以节省人力是有一定限度的,提高口腔医疗服务能力也有一定困难。口腔诊所是人力密集的行业,在欧美口腔诊所的成本中,工资就占了全部支出的 50%~60%,因此员工使用的合理性与口腔诊所的营运成本有极为密切的关系。例如:在技术方面,提高附加价值,其目的是希望口腔医疗服务价格上涨。但是,由于竞争者之间的平衡性、患者的要求、地域条件的差别,因此不一定能实现。也就是说,从口腔诊所工作特性来判断,我们不能否认生产能力的提高是非常有限的,这一特性决定了口腔医疗人力管理的重要性。

在我国,口腔医师是很受尊敬的职业。在所有的职业中,口腔医师是最无法速成的职业之一。回顾我自己的从医生涯,从 1978 年进入第四军医大学口腔医学院,到 2004 年毕业于四川大学华西公共卫生学院,所经过的专业进修学习时间累计长达 14 年之久。

第一节 职业特点

口腔医师是口腔诊所最宝贵的财富。由于口腔医师长期在基层工作,加上打工谋生的思想,心理脆弱,情绪的波动性较大。大多数口腔诊所经营者无视口腔医师的这一状态,以老板自居,对口腔医师冷眉冷眼,缺乏人性化的关爱与系统的管理,致使口腔诊所的中坚力量处于弱化状态,人才流失严重。口腔医师队伍的稳固是提升口腔诊所服务力与销售力的前提,别把口腔医师当枪使,保护口腔医师的最根本利益,则可保证口腔诊所维持最佳的赢利状态。

1. 专业性强　口腔医师职业工作的自主性要求较高,口腔医学本身是专业性极强的学科,随着口腔医学科学研究的深入,专业分工也日趋精细。口腔医师是口腔医学领域的专家属于知识型员工,他们比从事物质生产的员工更注重追求自主性、个性化多样性和创新精神,更重视自己的尊严和自我实现的价值。

业内有句顺口溜:心灵手巧,搞口矫;眼明手快,搞口外。由于口腔医学又划分为很多专业,每个口腔医师在各自的专业中又各有所长,他们对自己的业务比他们的上级或同事更熟悉,对于外行领导内行有种本能的抵触情绪,更希望遵循专业技术规范去自主完成自己的工作,而不希望有过多的外界干预,这种自主性要求随着口腔医师年龄、经验和资历的增长而增长。口腔医生的工作兼具体力和脑力的付出,比较辛苦,且多为具体操作,药品材料使用不多,其收入的高低本应由技术劳务水平决定,但若因某些干扰因素其价值未能合理体现,就容易因其独立性强而造成人才流失。

2. 职业风险高　借用信息论的观点来看人体属于一个灰箱,现代口腔医学对其既不是一清二楚(即白箱),又非一无所知(即黑箱)。因此,口腔医师在诊疗过程中可以估计到的治疗效果大多只是一个几率,在个体差异病情复杂及科学未知领域方面口腔医疗结果是不确定的,加上不同口腔医师的口腔医疗技术也有差异,因此,任何口腔诊所或口腔医师都不可能包治百病。疾病的治疗过程中始终存在成功与失败两种可能,即使是口腔医学名家在一生的行医生涯中也很难避免误诊误治。由于口腔医疗与人的健康息息相关,因此,决定了口腔医师职业的风险性。

长期以来人们形成了一种不正常的心理趋向,似乎口腔诊所就是万能的神圣殿堂,进口腔诊所就等于进保险箱,不能出现治不好病的结果,否则口腔医师就有责任,就要负责赔偿,最后常常因此而对簿公堂。其实口腔医师与患者及其家属的心愿目标是一致的,谁不愿意自己经手的患者诊治顺利疗效显著,并早日康复呢,谁愿意故意自找麻烦呢。可这种职业风险是实实在在存在的,也是无法完全避免的,那么这种风险应该由谁来承担呢? 建立规范的口腔医师职业保险制度应该是一个最佳的选择,将风险转移给第三者保险公司,有如航空意外险和机动车第三者责任险一样。

3. 对专业的忠诚度高于对组织的忠诚度　前一段时间一家将在北京等地建立的合资口腔诊所传出口腔医师年薪可拿到 30 万元的消息,据说口腔医师在那里忙的只有时间赚钱,没有时间花钱,这引起了我国口腔医务界的极大兴趣。不少优秀的专业人才对此充满了期待,他们可以离开原来的口腔诊所,但很少改变自己的专业。专业人才与非专业人才最大的不同是后者没有自己的生产资料,一个经验丰富的技工,只有被人雇佣为之提供生产资料,他的经验才有用武之地。但知识员工不同,他们自己就拥有生产资料,即他们头脑里的知识。

口腔医学是专业性极强的领域,口腔医师所掌握的专业知识使他们不再从传统的职位角度上去评判个人的价值和能力,他们可以独立于组织之外,而获得聘用实现个人价值,建立个人的声誉和地位。所以,口腔医师可能对口腔诊所的忠诚度较低,而更多的忠诚于他们的专业,正因为如此他们的流动性就比较大。如果我们只在这里发挥他 50% 的知识资源与聪明才智,他就会带着他的知识流动到发挥他 70% 能力的地方去。此外,非专业人员或一般劳动力从经济学的角度来说属于成本,而成本是要加以控制和尽可能降低的,但知识员工却不是成本,而是资产,对资产不是加以降低而是应该使之增值,资产只有通过流通运作才能增值。所以如何善待使用知识员工的问题,我们的祖先司马迁在 2000 年前就提出"士为知己者用"。现行人事制度已成了制约口腔医疗人力资源管理的瓶颈,从观念上我们应该树立人才不是单位人,而是社会人的新思维观念。

4. 知识需要不断学习更新 目前的我国口腔医学教育已不能适应当代口腔医学发展的需要,口腔医师所受到的培训与临床实践和社会对他们的要求相距甚远。随着口腔医学科学研究的深入,专业分工日趋精细,知识更新膨胀的速度越来越快,没有任何一个口腔医师可以包治百病,即便在他自身从事的专业领域里穷其一生,也不敢说能掌握全部知识,何况患者的病情是千变万化的,每种口腔疾病都可能涉及多个学科的知识,当患者花费的口腔医疗费用与预期疗效不相符合时,口腔医疗纠纷便不可避免的产生(特别是在目前社会保障制度不甚完善的情况下)。同时医学模式已由传统的单纯生物医学模式转化为现代的生物医学+心理医学+社会医学模式,这就要求口腔医师的职业素质,不仅仅是业务素质,还包括思想素质、人文素质和心理素质等医学伦理素质。单就业务素质而言,口腔医师就需要不断地进修深造,所谓活到老学到老用到老,这样才能提高保持其能力和价值,否则就会被淘汰被抛弃。试想一个刚毕业的青年口腔医师,如果有很多专业问题解决不了,大家可以理解原谅,但工作十年或二十年后还这样,大家还会理解原谅他吗?

第二节 职业发展

口腔诊所管理者有责任培训和提高口腔医师的技术,由于口腔医学的专业性极强,口腔医师的职业发展过程基本上都是伴随着不断的学习、培训过程,二者在医生的成长过程中有着极大的关联性。随着经济和社会的发展,口腔医师自我发展的需求也日益增强,年轻口腔医师选择口腔诊所时更多考虑的是个人发展、培训与晋升机会,不再仅仅是工资待遇的高低。口腔医师的职业特点和口腔医学日新月异的发展速度,导致了口腔医师的知识结构不合理和知识陈旧老化现象时时存在,这对我们的职业发展造成了极大的阻碍,通过培训可以帮助每位口腔医师,尤其是年轻口腔医师更好地达到职业发展目标。同时口腔诊所为保持和提升竞争力,也必须使口腔医师的专业技能随口腔诊所内、外环境的需要而增长,在长时期内保持动态的进取活力。因此,必须向口腔医生提供系统的有针对性的培训和再教育机会。

口腔诊所管理者有责任鼓励和关心口腔医师的个人发展,帮助其制订个人职业发展计划,并监督和考察计划落实情况。同时还要对口腔诊所工作岗位及口腔医师分工进行有意识的工作设计,使工作内容丰富化和扩大化,并努力创造良好的工作环境。还可以通过口腔医师与岗位的双向选择,使口腔医师对自己的工作有一定的选择权,目的就是使口腔医师对口腔诊所产生良好的归属感,进而激发其工作积极性和创造性。提高口腔诊所的人才素质和整体竞争力,以促进口腔诊所的发展。

为此,需要多方位鼓励口腔医师继续再教育、等级证书学习、外出学习进修、在职攻读学位、出国进修培训等激励措施。通过这种培训充实他们的知识,培养他们的能力,给他们提供进一步发展的机会,满足他们自我实现的需要。根据马斯洛的需要层次理论,物质需要是人类较低层次的需要,而自我实现才是人的最高层次的需要。职业发展就属于满足人的自我实现需要的范畴,这种需要要求最充分地发挥人的潜力,实现个人的理想抱负和目标,主要体现在两个方面:一是胜任感,表现为追求卓越,并出色地完成任务,喜欢承担具有挑战性的工作,从而可以尽情发挥自己的创造力;二是成就感,主要表现为进行有挑战性创造性的活动,并取得圆满成功。口腔医师群体是高素质的科技工作者群体,对自我实现的需要非常强烈,相对于物质需要等较低层次的需要,职业发展等自我实现方面的需要会对口腔医师产生更大、更持久的激励作用。

口腔医师的职业发展是一个循序渐进的漫长过程,由一名初出校门的年轻口腔医师成长为能独当一面的资深口腔医师,再成为某专科领域的专家,不是一件轻而易举的事情,需要数十年的培养和努力,而且越往后就越艰辛。

1. **入门阶段** 初出校门,又刚刚开始接触临床工作的年轻口腔医师,在这个阶段需要经过全科培训,发现和形成自己的专业兴趣,奠定初步的职业发展基础。通过全科培训年轻口腔医师,除了能得到系统全面的全科临床基本技能训练以外,还可以全面了解全科的总体情况,有助于为将来的专科工作打下坚实的全科口腔医学知识基础和人际关系基础。

2. **专科培训阶段** 经过五年左右的全科培训之后,便会转入专科培训阶段。年轻口腔医师可以根据自己的兴趣和志向选定具体的专科,如正畸科、修复科、齿外科、儿童牙科等,这当然也要考虑口腔诊所的科室设置、人员编制需要等因素。定科以后就要对其进行本专科的系统训练,除了口腔诊所内部的培训外,还可以通过参加学术讲座进高校深造等方式,来提高专科技能。

3. 专业培训阶段 现代口腔医学分科日趋精细，即便各个专科所包含的知识也是种类繁多，且有日益膨胀的趋势，而每个口腔医师的精力是有限的。面对患者越来越高的质量要求和竞争越来越激烈的口腔医疗服务市场，口腔医师必须有所特长、有所特色才能在学术上和口腔医疗服务市场上有一席之地。这时候专业进修、出国培训便是口腔医师渴望得到的培训机会。

4. 专家守成阶段 这个阶段口腔医师基本上已功成名就，在学术上行业里都有了一定的地位或者知名度。此阶段他们对职业发展的需求期望度相对降低，但并不是没有，他们更多需要的是学术交流，追踪口腔医学最新发展动态不断挑战自我，从而扩大知名度，达到自我实现的最高境界。口腔医师的职业特点决定了口腔医师职业发展目标本身就对他们产生了强烈的行为动机，这就是为什么大部分口腔医师有种种不满意的地方，却仍然自觉地不断进修学习的重要原因之一。口腔诊所管理者要做的工作就是强化、激发口腔医师的这种行为动机，引导他们将自己的职业发展目标与口腔诊所发展目标保持一致，帮助他们实现需求期望，从而更好地调动他们的积极性。口腔医师的职业发展需求不仅仅是专业方面的，还有管理方面的，即双重职业生涯路径或双梯阶机制，这是为了给口腔诊所中的专业技术人员提供与管理人员平等的地位、报酬和更多的职业发展机会而设计的一种激励机制。运用此机制切忌把提升口腔医师到管理层单纯看做对专业技术水平高的一种奖励，尤其是口腔诊所骨干医生的选拔上，不能仅以专业技术水平作为晋升的唯一依据，所谓学而优则仕是片面的，不适应现代口腔诊所的发展目标。因此，还必须考虑其管理技能，必要时应对即将晋升者进行管理方面的培训和教育，目的是促使他们尽快具有在更高一级职位上的全面知识、管理技巧和应变能力，否则就会形成优秀的技术人才无法适应管理职位要求，造成管理不善，影响人才的职业发展和自我实现。

【附录】 医师定期考核管理办法
［来源：卫医发〔2007〕66号］

第一章 总 则

第一条 为了加强医师执业管理，提高医师素质，保证医疗质量和医疗安全，根据《中华人民共和国执业医师法》及相关规定，制定本办法。

第二条 本办法所称医师定期考核是指受县级以上地方人民政府卫生行政部门委托的机构或组织按照医师执业标准对医师的业务水平、工作成绩和职业道德进行的考核。

第三条 依法取得医师资格，经注册在医疗、预防、保健机构中执业的医师，其定期考核适用本办法。

第四条 定期考核应当坚持客观、科学、公平、公正、公开原则。

第五条 医师定期考核分为执业医师考核和执业助理医师考核。考核类别分为临床、中医（包括中医、民族医、中西医结合）、口腔和公共卫生。

医师定期考核每两年为一个周期。

第六条　卫生部主管全国医师定期考核管理工作。

县级以上地方人民政府卫生行政部门主管其负责注册的医师定期考核管理工作。

第二章　考核机构

第七条　县级以上地方人民政府卫生行政部门可以委托符合下列条件之一的医疗、预防、保健机构或者医疗卫生行业、学术组织(以下统称考核机构)承担医师定期考核工作:

(一)设有100张以上床位的医疗机构;

(二)医师人数在50人以上的预防、保健机构;

(三)具有健全组织机构的医疗卫生行业、学术组织。

县级以上地方人民政府卫生行政部门应当公布受委托的考核机构名单,并逐级上报至卫生部备案。

第八条　考核机构负责医师定期考核的组织、实施和考核结果评定,并向委托其承担考核任务的卫生行政部门报告考核工作情况及医师考核结果。

第九条　考核机构应当成立专门的考核委员会,负责拟定医师考核工作制度,对医师定期考核工作进行检查、指导,保证考核工作规范进行。考核委员会应当由具有中级以上专业技术职务的医学专业技术人员和有关医疗卫生管理人员组成。

第十条　卫生行政部门应当对委托的考核机构的医师定期考核工作进行监督,并可以对考核机构的考核结果进行抽查核实。

第三章　考核方式及管理

第十一条　医师定期考核包括业务水平测评、工作成绩和职业道德评定。

业务水平测评由考核机构负责;工作成绩、职业道德评定由医师所在医疗、预防、保健机构负责,考核机构复核。

第十二条　考核机构应当于定期考核日前60日通知需要接受定期考核的医师。

考核机构可以委托医疗、预防、保健机构通知本机构的医师。

第十三条　各级各类医疗、预防、保健机构应当按要求对执业注册地点在本机构的医师进行工作成绩、职业道德评定,在《医师定期考核表》上签署评定意见,并于业务水平测评日前30日将评定意见报考核机构。医疗、预防、保健机构对本机构医师进行工作成绩、职业道德评定应当与医师年度考核情况相衔接。医疗、预防、保健机构应当按规定建立健全医德考评制度,作为对本机构医师进行职业道德评定的依据。

第十四条　考核机构应当先对报送的评定意见进行复核,然后根据本办法的规定对参加定期考核的医师进行业务水平测评,并在《医师定期考核表》上签署意见。业务水平测评可以采用以下一种或几种形式:

(一)个人述职;

(二)有关法律、法规、专业知识的考核或考试以及技术操作的考核或考试;

(三)对其本人书写的医学文书的检查;

(四)患者评价和同行评议;

(五)省级卫生行政部门规定的其他形式。

第十五条　考核机构综合医疗、预防、保健机构的评定意见及业务水平测评结果对医师做出考核结论,在《医师定期考核表》上签署意见,并于定期考核工作结束后30日内将医师考核结果报委托其考核的卫生行政部门备案,同时书面通知被考核医师及其所在机构。

第十六条 医师认为考核机构的考核人员与其有利害关系，可能影响考核客观公正的，可以在考核前向考核机构申请回避。理由正当的，考核机构应当予以同意。

考核机构的考核人员与接受考核的医师有利害关系的，应当主动回避。

第十七条 卫生行政部门应当向考核机构提供参加考核医师考核周期内的行政处罚情况。

第十八条 在考核周期内，拟变更执业地点的或者有执业医师法第三十七条所列情形之一但未被吊销执业证书的医师，应当提前进行考核。

需提前进行考核的医师，由其执业注册所在机构向考核机构报告。

第四章 执业记录与考核程序

第十九条 国家实行医师行为记录制度。医师行为记录分为良好行为记录和不良行为记录。

良好行为记录应当包括医师在执业过程中受到的奖励、表彰、完成政府指令性任务、取得的技术成果等；不良行为记录应当包括因违反医疗卫生管理法规和诊疗规范常规受到的行政处罚、处分，以及发生的医疗事故等。

医师行为记录作为医师考核的依据之一。

第二十条 医师定期考核程序分为一般程序与简易程序。一般程序为按照本办法第三章规定进行的考核。简易程序为本人书写述职报告，执业注册所在机构签署意见，报考核机构审核。

第二十一条 符合下列条件的医师定期考核执行简易程序：

（一）具有5年以上执业经历，考核周期内有良好行为记录的；

（二）具有12年以上执业经历，在考核周期内无不良行为记录的；

（三）省级以上卫生行政部门规定的其他情形。其他医师定期考核按照一般程序进行。

第五章 考核结果

第二十二条 考核结果分为合格和不合格。工作成绩、职业道德和业务水平中任何一项不能通过评定或测评的，即为不合格。

第二十三条 医师在考核周期内按规定通过住院医师规范化培训或通过晋升上一级专业技术职务考试，可视为业务水平测评合格，考核时仅考核工作成绩和职业道德。

第二十四条 被考核医师对考核结果有异议的，可以在收到考核结果之日起30日内，向考核机构提出复核申请。考核机构应当在接到复核申请之日起30日内对医师考核结果进行复核，并将复核意见书面通知医师本人。

第二十五条 卫生行政部门应当将考核结果记入《医师执业证书》的"执业记录"栏，并录入医师执业注册信息库。

第二十六条 对考核不合格的医师，卫生行政部门可以责令其暂停执业活动3个月至6个月，并接受培训和继续医学教育；暂停执业活动期满，由考核机构再次进行考核。对考核合格者，允许其继续执业，但该医师在本考核周期内不得评优和晋升；对考核不合格的，由卫生行政部门注销注册，收回医师执业证书。

第二十七条 医师在考核周期内有下列情形之一的，考核机构应当认定为考核不合格：

（一）在发生的医疗事故中负有完全或主要责任的；

（二）未经所在机构或者卫生行政部门批准，擅自在注册地点以外的医疗、预防、保健机构进行执业活动的；

（三）跨执业类别进行执业活动的；

（四）代他人参加医师资格考试的；

（五）在医疗卫生服务活动中索要患者及其亲友财物或者牟取其他不正当利益的；

（六）索要或者收受医疗器械、药品、试剂等生产、销售企业或其工作人员给予的回扣、提成或者谋取其他不正当利益的；

（七）通过介绍病人到其他单位检查、治疗或者购买药品、医疗器械等收取回扣或者提成的；

（八）出具虚假医学证明文件，参与虚假医疗广告宣传和药品医疗器械促销的；

（九）未按照规定执行医院感染控制任务，未有效实施消毒或者无害化处置，造成疾病传播、流行的；

（十）故意泄露传染病病人、病原携带者、疑似传染病病人、密切接触者涉及个人隐私的有关信息、资料的；

（十一）疾病预防控制机构的医师未依法履行传染病监测、报告、调查、处理职责，造成严重后果的；

（十二）考核周期内，有一次以上医德考评结果为医德较差的；

（十三）无正当理由不参加考核，或者扰乱考核秩序的；

（十四）违反《执业医师法》有关规定，被行政处罚的。

第六章 监督管理

第二十八条 医疗、预防、保健机构不按照本办法对执业注册地点在本机构的医师进行工作成绩、职业道德评定或者弄虚作假，以及不配合医师定期考核的，卫生行政部门应当责令改正，经责令仍不改正的，对该机构及其主要责任人和有关责任人予以通报批评。

第二十九条 考核机构有下列情形之一的，卫生行政部门应当责令改正；情节严重的，取消其两个考核周期以上的考核机构资格。

（一）不履行考核职责或者未按规定履行职责的；

（二）在考核工作中有弄虚作假、徇私舞弊行为的；

（三）在考核过程中显失公平的；

（四）考核人员索要或者收受被考核医师及其所在机构财物的；

（五）拒绝接受卫生行政部门监督或者抽查核实的；

（六）省级以上卫生行政部门规定的其他情形。

第三十条 考核机构工作人员违反有关规定，弄虚作假、玩忽职守、滥用职权、徇私舞弊，按《执业医师法》第四十二条处理。

第三十一条 医师以贿赂或欺骗手段取得考核结果的，应当取消其考核结果，并判定为该考核周期考核不合格。

第七章 附 则

第三十二条 中医、民族医、中西医结合医疗机构中医师的考核工作由核准该医疗机构执业的卫生或中医药行政部门委托符合条件的考核机构按照本办法组织实施。

第三十三条 本办法所称业务水平包括医师掌握医疗卫生管理相关法律、法规、部门规章和应用本专业的基本理论、基础知识、基本技能解决实际问题的能力以及学习和掌握新理论、新知识、新技术和新方法的能力。本办法所称工作成绩包括医师执业过程中，遵守有关规定和要求，一定阶段完成工作的数量、质量和政府指令性工作的情况。本办法所称职业道德包括医师执业中坚持救死扶伤,以病人为中心,以及医德医风、医患关系、团结协作、依法执业状况等。

　　第三十四条　对从事母婴保健工作医师的考核还应包括《中华人民共和国母婴保健法》及其实施办法规定的考核内容。

　　第三十五条　省、自治区、直辖市卫生行政部门可以根据本办法制定实施细则。

　　第三十六条　本办法由卫生部负责解释。

　　第三十七条　本办法自 2007 年 5 月 1 日起施行。

第三节　分科特点

　　现代口腔医学(stomatology)是应用生物学、医学、理工学及其他自然科学的理论和技术,以研究和防治口腔及颌面部疾病为主要内容的科学。21 世纪,我国口腔医学将以空前的规模和速度向前发展,"幸福牙科"已成为现代文明重要标志。我国现代口腔医学教育自 20 世纪初建立,基本上是引进西方国家的教学模式和体系,当时的学科设置和相关教材均与之相似或完全相同。1949 年后,我国学习前苏联的口腔医学教学模式,将一些相关的口腔临床学科合并,分为口腔内科学、口腔外科学和口腔修复学三大临床分科。现代口腔医学的改革与发展使口腔医生分科更为精细和专业。我们调查世界 24 个国家的口腔卫生人力相关数据,表明各国口腔医师类型结构见表 2-1。

表 2-1　世界 24 个国家口腔医师类型结构

类型结构	
颌面外科医师	Maxillo-facial Surgery
口腔外科医师	Oral Surgery
正畸医师	Orthodontics
牙科儿童和预防医师	Children And Preventive Dentistry
修复医师	Prosthodontics
保存牙科	Conservative Dentistry
儿童牙医	Paedodontics
全科医师	General Practitioner
牙髓医师	Endodontics
口腔医学和病理医师	Oral Medicine and Pathology
放射医师	Radiologist
牙周医师	Periodontology
公共卫生医师	Public Health Dentist or Community Dentistry

1. 口腔修复专业 口腔修复专业（prosthodontics）是研究用符合生理的方法修复口腔及颌面部各种缺损的一门科学，是医学与现代科学技术相结合而产生的，属生物医学工程范畴。口腔修复专业是口腔医学的一个重要组成部分，是研究口腔及颌面部各种缺损和畸形的病因、临床表现、诊断和治疗的一门临床医学科学。

口腔修复专业的内容有牙体缺损、牙列缺损、牙列缺失的修复，有颌面部缺损的修复、牙周病和颞下颌关节紊乱病的矫治。其中活动修复和固定修复是主要的组成部分，活动修复包括可摘局部义齿和全口义齿修复；固定修复包括牙体缺损的嵌体、冠修复和牙列缺损的固定桥修复。口腔修复专业还包括近年来发展迅速的种植义齿修复。

2. 牙体牙髓病专业 牙体牙髓病专业（conservative dentistry）是研究牙体硬组织疾病、牙髓根尖周组织疾病的基础理论与临床诊治技术的学科，是口腔医学中的一门重要临床专业课程。

牙体牙髓病包括龋病、牙髓疾病、根尖周疾病和其他牙体硬组织疾病。牙体牙髓病专业是研究上述疾病的病因、临床症状、诊断和治疗的学科。

3. 口腔颌面外科专业 口腔颌面外科专业（oral and maxillofacial surgery）是口腔医学的重要组成部分，它是以研究口腔器官（牙、牙槽骨、唇、颊、舌、腭、咽等）、面部软组织、颌面诸骨（上颌骨、下颌骨、颧骨等）、颞下颌关节、唾液腺及颈部某些疾病的预防和外科治疗为主要内容的学科。

口腔颌面外科专业是我国口腔临床医学中的重要学科之一，以美国为代表的世界先进发达国家的口腔颌面外科，由于在医疗体制结构上不同于我国，他们的医疗范围主要局限在牙及牙槽外科、正颌外科、颞下颌关节外科和外伤等。我国口腔颌面外科学业务内容要广一些，除口腔外科疾病等外，还包括颌面整复外科、显微外科、头颈肿瘤外科等内容。被众多国际学术权威和学者誉为"中国式的口腔颌面外科专业"。

4. 牙周病专业 20 世纪后半期，牙周病专业的知识和概念有着惊人的发展和更新，牙周病专业是研究牙周组织的结构、生理和病理，以及牙周病的诊断、治疗和预防的学科。牙周病专业是口腔医学中一门有完整体系的独立学科。

在未来的口腔医学发展中，牙周病专业将逐渐地成为口腔医学生的一门主要课程而占有重要地位；这也有利于这一古老而又日新月异地发展着的学科与国际接轨。

5. 口腔黏膜病专业 口腔黏膜病专业（oral medicine, diseases of the oral mucosa）是研究口腔黏膜病的基础理论与临床诊治的学科。由于它所研究的对象种类繁多，而且与机体的全身状态之间联系密切，因此，在国外，不少学者将其称为 oral medicine,直译为"口腔内科学",以强调它与普通内科学的联系,并将其定义为"有关口腔和口周组织的健康和疾病研究的特殊学科,它主要是探讨与口腔疾病有关的内科学原则以及采用药物进行口腔疾病治疗的规律"。

在对外交流上,我国口腔黏膜病专业亦采用 oral medicine 名称。但 oral medicine 的含义与我国目前通用的学科划分名词含义完全不同,它主要包括了口腔黏膜的感染性及非感染性疾病、口腔癌前损害、全身病的口腔表征。有的也把研究的范围扩大到了面痛症等神经疾患、颞下颌关节疾病及唾液腺疾病等。口腔黏膜病专业建设已久,建国初期就成为口腔内科学的一个重要组成部分,和牙体病、牙髓病、牙周病并称四大亚专业。经过 50 年来的发展,口腔黏膜病专业已成为系统地研究口腔黏膜病病因、发病机制、诊断和防治的一门独立科学。

6. 口腔正畸专业 口腔正畸专业(orthodontics)是口腔医学的一个分支学科,它的学科内容是研究错𬌗畸形(malocclusion)的病因机制、诊断分析及其预防和治疗。错𬌗畸形是指儿童在生长发育过程中,由先天的遗传因素或后天的环境因素,如疾病、口腔不良习惯、替牙异常等导致的牙齿、颌骨、颅面的畸形,如牙齿排列不齐、上下牙弓间的颌关系异常、颌骨大小形态位置异常等。这些异常机制是牙量与骨量、牙齿与颌骨、上下牙弓、上下颌骨、颌骨与颅面之间的不协调。因而近代错𬌗畸形的概念已远不只是指牙齿错位和排列不齐,而是指由牙颌、颅面间关系不调而引起的各种畸形。

世界卫生组织(WHO)把错𬌗畸形定为"牙面异常"(handicapping dentofacial anomaly),其不但影响外貌同时也影响功能。国内口腔正畸专业发展较快,出版了不少有关口腔正畸学的参考书。

7. 儿童牙病专业 儿童牙病专业(pediatric dentistry)作为口腔医学中的一门独立学科,是以处于生长发育过程中的儿童为对象,研究其牙、牙列、颌、咬合关系及软组织等的形态和功能,诊断、治疗和预防其口腔疾病及畸形,使之形成有健全功能的咀嚼器官。

儿童牙病专业包含:儿童的龋病、牙髓病、根尖周病、牙外伤、牙周组织疾病及常见黏膜病等临床常见疾病的诊断及处理原则,儿童常见牙齿发育异常的病因分析及临床特点,咬合诱导的概念、影响咬合紊乱的因素,牙列发育中咬合紊乱的早期矫治。

儿童牙病专业是一门知识涉及面广、实践性很强的学科,在儿童口腔科的临床中,有不少方面运用口腔内科、口腔修复、口腔颌面外科、口腔正畸和口腔预防等技术和方法,结合儿童的解剖、生理、心理等特点,研究并开展适合本专业的诊治方案与方法。

儿童牙病专业在不少国家早已成为一门独立的学科、专业内涵已相当成熟和完整。我国在此专业的医疗、教学和研究等方面也已有较大的进展,在口腔医学院校、口腔医院中设立独立的儿童口腔医学教研室及临床科室正逐渐被重视,但发展状况在各地区仍存在较大的差距。

　　8. 口腔种植专业　口腔种植专业是一门古老而又新兴的学科。随着社会的发展,各种生物材料不断出现,加之生产工艺的更新,技术设备的革命,牙科种植体得到了不断的充实和完善。所采用的材料从金属、碳、陶瓷到多聚物四大类中不下数十种,而且出现了各种复合型材料,以弥补单一材料的不足。从产品设计上亦有四大类不下十余种体系。而且已经成为集机械、工程、冶金、涂层、生物合成、细胞学、化学、材料学、生物力学等多学科尖端技术的结晶。

　　近二十年来,口腔种植专业经种植外科学、种植修复学、种植材料学及种植义齿保健等几个主要途径的发展,已经成为一门涉及口腔颌面外科学、口腔修复学、牙周病学、口腔组织病理学、口腔材料学、口腔放射学、口腔预防保健学、口腔生物学、生物工程学、机械学等诸多学科的新兴边缘学科。

　　9. 公共口腔卫生和医疗管理专业　公共口腔卫生专业(public oral health)是公共卫生学在口腔医学领域的应用,也是公共卫生学的一个研究领域。公共口腔卫生专业是一个较新的概念。控制和减少口腔疾病患病率已成为国家和政府的一项至关重要的公共卫生计划。

　　公共口腔卫生专业以群体为主要研究对象,应用生物学、环境医学和社会医学的理论,采取宏观与微观相结合的方法,研究口腔疾病发生和分布规律,以及影响口腔健康的各种因素,制订预防措施和对策,达到预防口腔疾病,促进口腔健康和提高生活质量的目的。

　　在公共口腔卫生专业中的群体是指在一定范围内的人群,可以小到一个家庭,也可以大到全人类。在这个群体中既包括患者,也包括非患者,而且常把这些人和其周围环境联系起来,它也可扩大到包括自然环境、社会环境在内的一个生态学和社会学的群体。

　　公共口腔卫生专业是口腔医学的重要组成部分,公共口腔卫生专业是应用性很强的科学,常与口腔卫生服务和口腔卫生保健紧密联系,公共口腔卫生专业是由传统的口腔预防医学(preventive dentistry)和现代的公共卫生学相结合的新发展,公共口腔卫生专业的研究范围和内容十分广泛,而且还在不断变化之中。

　　口腔医疗管理专业(dental practices management)是口腔医学和管理学的一个交叉学科,是研究口腔医疗服务管理现象及其发展规律的科学,其目的是要提高口腔医疗服务工作效率和效果。提高口腔医疗质量是管好口腔医疗机构的出发点和归宿。质量管理既是近代管理科学的重要内容,又是实现科学管理的重要标志。随着口腔医学科学技术发展,口腔医疗质量标准化水平越来越高,从而推动了口腔医疗质量管理的发展。我国正处在改革开放阶段,应当保持和发扬社会主义的特征,以优异的质量为公众服务。

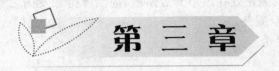

第三章

口腔诊所人员职类

组织计划与人员计划是口腔诊所开业中基本作业之一,而组织计划又是人员计划的基础。在实施时为避免发生因人设事的现象,对于口腔诊所中各部门的组织及工作职责范围均要加以设定。为降低人事费用成本,有关组织功能的精简,乃是管理上的要务。要配备一支完整的、有激情的口腔专业服务队伍,它包括热情和受过训练的前台接待人员、有经验善于配合医生的护士、具有丰富的临床经验的医生。至于人员计划方面,根据组织内容、部门、职务、男女等从事必要人数的设定,现将考虑重点分述如下。

第一节　口腔诊所员工分类

大多数人都追求经典的珍珠般亮白的牙齿,这早已不是一个秘密,但是却不容易做到。即使人们每天都有规律地清洁牙齿,也不能保证牙齿可以迷人亮白。所以仍然需要大量的口腔卫生人力资源。口腔诊所员工的职类大体上可分为四类:执业口腔医师、牙科护士和助手、牙科技师和技士、工勤人员。

1. **执业口腔医师**　执业口腔医师和助理口腔医师是口腔诊所人员的主体,是完成口腔医疗保健任务的基本力量。其技术职称为:主任医师、副主任医师、主治(主管)医师、医师、医士等。我国卫生法规规定口腔诊所至少要有一名取得执业口腔医师资格、从事临床工作 5 年以上的口腔医师。口腔医疗行业是实践性很强的经验科学,临床经验的积累必须拥有大量病例,口腔医师必须有多年的经验和专业理论知识,才能针对不同的患者进行满意的治疗,才能有大量的患者群。据不完全统计:2008 年,上海设置口腔专业的医疗机构有 1221 家,其中公立医院407家,民办医疗机构814家。口腔医师数量3560名,其中公立医院2050名,民办医疗机构1510名。口腔医师和人口的比例为1∶5400。

2. 牙科护士和助手 牙科护士和助手其技术职称为:主任护师、副主任护师、主管护师、护师、护士、护理员等。其任务可分为牙科管理护士、牙科助手护士和牙科巡回护士。

当前台牙科管理护士通知有患者时,由牙科巡回护士领患者到治疗室,并当着患者面换上干净的一次性椅套和一次性水杯,让患者有安全感。治疗中,牙科助手护士应积极地配合口腔医师治疗。牙科管理护士的热情、周到的服务可以适时地缓解患者的紧张情绪,起到配合治疗的作用。

3. 牙科技师和技士 其技术职称为:主任技师、副主任技师、主管技师、技师、技士等。传统的口腔诊所是以口腔修复为主,需要大量的牙科技师和技士,没有牙科技师和技士就无法建立口腔诊所。现代牙科修复体的企业化制作,减少了口腔诊所对牙科技师和技士人力的需求。

4. 工勤人员 口腔诊所工勤人员种类繁多,可根据实际需要设置。口腔诊所一些后勤工作也可委托社会有关部门进行。例如:委托医疗废物中心定期收集口腔诊所医疗废物;委托清洁中心定期清洁口腔诊所环境卫生。这样不但可以节省人力,还可以得到专业化服务。

不同规模的口腔诊所对不同类型员工的配置计划见表3-1。

表3-1 口腔诊所不同类型的员工配置计划

员工类型	小型口腔诊所	中型口腔诊所	大型口腔诊所
执业口腔医师	1	2-4	4-8
执业口腔助理医师	1	1	2-4
牙科护士	1		
牙科管理护士		1	1
牙科助手护士		1	2
牙科巡回护士		1	2
牙科技师		1	1
牙科技士	1	1	1
工勤人员		1	1
财务人员			1

第二节 口腔诊所员工职责

一旦工作人员进入口腔诊所,就要把注意力完全集中在患者身上。

一、牙科护士

大型口腔诊所的牙科护士可以分为牙科管理护士、牙科助手护士、牙科巡回护士等三种类型。小型口腔诊所的牙科护士则身兼数职。

1. 牙科管理护士 高级的牙科管理护士可以担当管理经理职务,管理经理必须将患者的需要和口腔诊所发展的需求融合在一起。很多口腔医师都愿意专心临床工作,聘用专业的管理人员来管理口腔诊所的运营。这就产生了领导权分享的问题,开业者必须把自己的目标、理念、规章制度告诉管理护士。管理护士则需要把这些要求移植到口腔诊所的工作中去。每个口腔诊所都是唯一的,都有各自不同的需要。下面这些内容是管理经理需要做的:

(1) 每月的财政规划、目标。

1) 制订口腔医师和牙科护士在下个月的工作目标。

2) 计算控制过度的开支、投入、员工薪酬。

3) 计算诊所空闲的时间,取消的就诊时间给诊所带来的损失,制订解决方案;

4) 制订物品管理规章、财会规章、控制超时未付的账务。

(2) 监控离开的患者数量,研究如何减少这种情况。

1) 监控每月新就诊的患者数量。

2) 监控已经完成治疗的新患者,有多少没有回来。

(3) 和口腔医师一起回顾和制订收费政策,确保它的连续性。

(4) 给诊所员工制订一个创造性的、没有压力的工作计划。根据假期安排和员工的要求调整工作计划建立一个系统来跟踪未完成的和未决定的治疗的情况。

(5) 为患者建立一个资讯反馈系统以保持工作的延续性。

(6) 很好的和牙科助手护士交流牙周治疗计划、口腔卫生维护、口腔内镜的使用、口腔卫生宣教(牙周和美容目的)、工作目标等问题。这样可以使牙科助手护士的工作成为诊所收入增长点。

(7) 对员工进行培训,安排工作。让每个人清楚了解自己的职责。每年总结改进。

(8) 进行内部和外部的市场运作,进一步增加高附加值的服务。

(9) 和口腔医师一起依照诊所的发展目标不断改进诊所的管理、完善诊所的法律文件、保护诊所的法律权利。编辑一本诊所工作手册,使诊所的各项工作保持连续性。

当然,上面的内容还不够全面,但都是诊所管理经理应该做的。

有时候,管理经理会被人称为"巫婆"、"监工"。这是员工对管理经理工作不了解造成的。管理经理必须去承担很多口腔医师不愿意处理的工作,和一些一直拖延未解决的问题,最后作决定的还是口腔医师。所以作为诊所管理经理必须具备以下素质:自信、果断、优秀的交流技巧、能很好地倾听别人的说话、非凡的组织能力、非凡的个人能力。为了让诊所运营高效率、高产出,就需要对经营管理队伍进行很好的培训,他们的工作重点与临床医生是不同的。请记住,组织良好的经营管理队伍可以使诊所获利更高,工作更愉快。

初级的牙科管理护士可以担当导诊护士(接待员)职务。

2. 牙科导诊护士 通常患者进入口腔诊所,首先接触的是导诊护士(接待员),他们都期待着得到热情友好的接待。如果患者进入口腔诊所时看到的第一个工作人员能够立即停下正在做的事情,热情地表示欢迎,患者的心情将会格外愉悦;如果那个工作人员能够叫得出他/她的名字,患者对口腔诊所的印象就更加好了。接待患者应有必要的礼仪,这种礼仪不应该是"外交式"的,应该收到"宾至如归"的效果。

有许多患者会将接待员的态度与整个口腔诊所联系起来,甚至就是完全根据接待员或其他员工的态度对整个口腔诊所作出自己的判断。接待员应该具备牙科领域全面的知识结构,应该以姓名称呼患者,并回答患者提出的大多数问题。所以,从公众对口腔医师和口腔诊所的竞争力的评估来看,一个优秀的接待员是口腔诊所最宝贵的财富。患者往往愿意告诉前台接待员一些他们不愿意告诉口腔医师的事情,这些事情可能是好事也可能是坏事。接待员还需要处理患者的收费、记录患者预约复诊的资讯。在预约结束的时候,患者也应该知道接待员的姓名,这将巩固口腔诊所与患者的关系。跟踪治疗还未完成的患者也是需要优先处理的问题,每天工作结束之前需要核算有预付款账户患者的账户资金的情况。

对于前台接待员来说,向患者解释牙科治疗的必要性是项非常花时间,但又不一定有良好效果的工作。明确的诊所规章和良好的交流技巧是非常重要的。一定要给患者留出时间来讨论他们关心的问题。他们需要处理很多患者抱怨:如时间拖延问题,收费价格没有事先告诉患者的问题。他们总是需要回答患者"为什么我还要回来?"这样的问题。当出现治疗费用不能被保险赔付的情况时,患者很容易对接待员发泄不满。接待员还经常因为患者没有按时就诊而被口腔医师责怪,口腔医师总是会责问:你敢肯定你通知了患者吗?在口腔医师和牙科护士没有在诊室里向患者解释交代治疗要点,注意事项等问题时,会使接待员的工作更加困难。要知道,接待员的工作会随时被各种事情打断,如接听电话、满足患者要求、解答口腔医师问题等。

择医行为是在人们生活水平提高,十分重视身体健康的前提下产生的。就择医行为而言,有其好的积极一面,也存在不利的消极的一面。正确的导医技术不仅达到了前述的要求,而且可以消除其不利的一面。为此对接待员的基本要求是：必须具备强烈的责任心与实事求是的科学态度；必须具备各科基本知识和先进信息；必须具备敏锐的观察力。此外，接待员在导医过程中还应注意自己的肢体语言、着装、仪表、眼神、表情等，这些都起着不可忽视的作用。特别是眼神、语言常引起患者强烈的情绪反应。根据不同场合，不同的择医患者选择性地用好解释性语言、安慰性语言、明确性语言、灵活多变的语言、保护性语言、礼节性语言、含蓄性语言等。还要注意语言表达时的谦逊、谨慎的态度和生动、活泼的艺术性，以获得最佳效果。

从事接待工作的导诊护士，应该确立"整体护理"的概念，从生物学、心理学、社会学的角度去了解自己的服务对象，掌握每个患者在生理、心理、社会背景的个体特点，择医时的行为进行针对性导医。这些探索对现代护士的综合素质提出了更高的要求。为对患者择医行为作更进一步的分析，使导医技巧日臻完善、提高。

导诊护士还是整个诊所的协调纽带，这就要求在对待患者和医护人员都要做到公正、公平，不但患者满意，内部医护人员也需要认可，尽量做到发挥每位医生的专长，使他们在愉悦的心情下，全身心的为患者服务，达到最佳效果。

3. 牙科巡回护士　患者接触到的第二位诊所工作人员常常是牙科巡回护士。牙科巡回护士负有引导患者进入治疗室的责任，应该首先确认患者的姓名和预约时间，然后主动向患者介绍自己的姓名和将要为患者诊治的医生的姓名。牙科巡回护士的首要职责是问候患者，通知口腔医师患者到了。如果口腔医师或牙科护士把时间耽搁了，他们必须告诉牙科管理护士。牙科巡回护士还要引导患者拍 X 线牙片，牙科巡回护士还要兼作消毒员和放射检查技士。

4. 牙科助手护士　在口腔诊所的发展中，一种提高口腔医疗效率的医护配合——四手操作技术应运而生。因此，牙科护士——现称之为牙科助手护士，其重要性得到了前所未有的重视。牙科护士最好能一对一，即一个护士配合一个口腔医师（也叫四手操作），这样可以减少口腔医师的劳动强度，提高口腔医师的工作效率。

患者进入治疗室后，牙科助手护士要做如下工作：

（1）仔细阅读患者填写的病史问卷。

（2）确保患者填写的项目没有遗漏。

（3）询问有关的问题。

（4）开启沟通和讨论的大门。

（5）向患者的介绍人表示关注和感谢。

（6）倾听患者的需求。

当口腔医师进入治疗室的时候，牙科助手护士要向患者介绍口腔医师。口腔医师也应该主动做自我介绍，要在最短的时间内，用最简洁的方式清除医患之间的隔阂,打消患者的恐惧心理,与患者建立起亲善的关系。

【案例】"医师＋助手"小组四只手操作

在临床全面推广欧美普遍采用的四手操作法:一位口腔医师和一位口腔专业护士组成的"医师＋助手"小组四只手操作的小组式服务。这种人员配备方案使每个口腔综合治疗椅位都有一位医师和一位助手为一位患者提供牙科医疗服务。训练有素的医师和护士相互配合,使常规的口腔治疗的效率和质量大大提高,医疗的工作效率提高了40%,而且治疗更加规范化。患者也觉得,就诊等候的时间明显缩短了,而且服务质量会更为满意。口腔诊所专门从牙科助理护士专业选择优秀毕业生担任专职牙科助手,与医师"一对一"组成治疗小组,根据治疗需要及时为医师提供辅助技术操作。治疗过程中有护士为患者端水、吸唾液和擦脸,患者照X线片、交费等事情都有护士引导和陪护,为就诊患者提供了体贴周到的口腔医疗服务。

【案例】　口腔诊所护士职责
一 般 职 责

1. 认真学习消毒隔离制度,避免交叉感染。
2. 提前10分钟上岗,穿戴好工作服、帽子。
3. 开窗通风,开灯、开闸,保持诊室内整洁、安静、空气流通和光线充足,保持治疗室整洁,打扫诊室卫生,整理台面、桌面,候诊杂志、期刊管理、清点。
4. 做好开诊前的准备工作:
(1) 消毒液擦洗台面、桌面以及拖地。
(2) 用75%乙醇擦拭调药台,并更换玻璃板。
(3) 取出消毒的口镜、玻璃板,擦干备用。
(4) 检查补充各诊桌上药品(含氧化锌、根管糊剂等)、消毒液、敷料等。
(5) 按时更换消毒液,及时补充药品、棉球等。
5. 提前整理当天预约患者的资料,必要时打电话提醒和确定预约的时间。
6. 衣帽整齐、佩戴胸卡、精神饱满、坚守岗位、热情接待每一位患者,指导其舒适就座,调好椅位、灯光、系好胸巾、准备漱口杯及检查器械。
7. 听从治疗医生指挥,与其保持行动一致,密切配合医生的治疗工作,主动看阅病历,问病情,准备所需的物品和器械,及时递送调好的材料和药品。
8. 患者就诊完毕,帮助取下胸巾,撤走漱口杯及检查器械。
9. 维护诊室就诊秩序:安排陪同人员舒适就座和阅读报纸书刊。
10. 及时补充诊室各种消耗物品,经常整理医生诊桌、调药台、治疗台上物品,保持干净、整齐,各物品归位。
11. 严格执行消毒隔离制度,凡口腔用物均应消毒,避免交叉感染,在进行各种配合前均应洗手、戴手套。
12. 揉搓银汞时用丝布,严禁直接用手捻,银汞枪每次用前须乙醇消毒,银汞应挤入高盐水瓶内。
13. 负责诊椅、痰盂的卫生及保养,每一个患者治疗完毕后刷洗痰盂,诊椅每半天门诊结束后清洁。

14. 熟练掌握本科常用器械、药物、材料的作用、用法及常见病的诊断、治疗和护理。

15. 每日清点并登记器械,每周检查、保养器械,及时补充和报损。

16. 登记治疗中需要购买的材料、器械,保管好药品和其他物品,定期查对药品及器械。

17. 负责下班时关好水、电、窗、锁。

18. 配合医生做好收费工作。

其 他 职 责

1. 学习口腔医学知识,耐心、专业地解答患者提出的各种问题,做到不推、不顶、不冷、不硬,使用文明语言,如:您、请、对不起等。

2. 了解本诊所各级医师的特长和出诊时间。

3. 医生因故推迟就诊患者(前一个患者还没有治疗完毕),要向后面的患者做好解释工作,"医生会马上给您治疗"。

4. 配合医生进行预约和改约工作。

5. 工作时间不谈与工作无关事,不看与工作无关书报,如因工作需要离开分诊台时须请他人替岗。

6. 根据本诊所特色做好疾病防治和口腔卫生保健知识的宣传。

7. 认真听取患者和家属的意见和要求,给予恰当的处理。

8. 负责管理诊所调查表。

9. 负责修复技术加工的联系、接收以及登记管理。

10. 一次物品用毕进行分拣,回收处理。

11. 仔细清洗各种污染器械,并及时高压或浸泡消毒。

12. 每日按时消毒物品,并清点登记、注明消毒日期,保证门诊所需的器械、敷料、手术包和手套等物品供应。

13. 负责清理托盘上的印膜材,并清洗消毒备用。

14. 掌握消毒液作用、浓度、配制方法及更换时间。

15. 保管好科内各种器材物品,对手术器械进行维修、保养(如牙钳定期上油等),及时报损和补充。

16. 保持消毒室清洁、整齐,每日上午下班前进行打扫并紫外线消毒。

17. 负责技加工模型的登记、交接。

二、口腔医师

口腔医师要与患者交谈,为患者做口腔检查。这两件工作是患者建立起对口腔医师的信任的重要环节,是决定信任程度的决定性步骤。这种信任是建立在坦诚友好的谈话和全面认真的检查基础之上的。谈话的时候必须抛弃"我是为你好"的家长式心态,应该站在患者的立场上,从患者的角度考虑问题。谈话必须真诚、平等、耐心。要达到目的,不仅需要满足患者的需求,还需要满足患者的"感受"。口腔检查应该全面、认真、细致,要综合考虑"解除痛苦、恢复功能、改善外貌",还要注意口腔与全身健康的关系,不要"头疼医头,脚疼医脚"式地只检查患者的主诉症状。

接诊医生要做到:首先轻声问:"您哪里的牙不好?"或者"您有什么需要?",患者在叙述病史时,医生要看着患者耐心倾听,不允许打断患者的叙述,并通过提问交流掌握患者的整个病程、患者的心理需求以及患者的期望。医生在检查、治疗的过程中必须戴手套和口罩,检查患者之前让患者漱口(如果患者主诉冷水刺激痛需用温水漱口),检查时最好交给患者一面小镜子,然后先检查主诉牙齿,并告诉患者牙齿的病情,检查完主诉区后要进行全面的检查并告知患者其他牙齿的疾患。检查的动作要轻柔,口镜避免压迫牙龈附着龈区引起患者不适。

治疗前要向患者介绍 2~3 种治疗方案,并耐心介绍各种方案的治疗的时间、次数、优缺点以及大致的价格,在征得患者同意后再开始治疗(部分治疗需要签同意书)。必要时可以用画图、模型和医患沟通手册详细介绍该治疗方案。治疗中在进行每一步操作之前必须向患者事先提醒,在进针、磨牙、探诊、叩诊、冲洗、放药等步骤之前都必须向患者提醒可能的症状和感觉,治疗必须严格按照各项治疗的操作标准和程序进行。

治疗中如果暂时离开椅位需要向患者说明情况,并注意关掉椅位的照明灯。治疗的过程中必须要向患者介绍该疾病的一般常识并进行口腔卫生保健知识的宣教。

治疗后必须清洁患者的口腔周围血迹、唾液以及印模材料。用小镜子介绍今天治疗的效果,叮嘱治疗后的注意事项以及可能有的症状和处理办法,做好预约并提醒患者留下电话以便通知预约和取消预约,调整椅位使患者离开椅位。诊所诊治的每一名患者必须填写诊所的病历记录,绝对不允许不写病历,以及病历记录潦草、过于简单。

患者复诊时,要仔细询问治疗后的反应并耐心的解释相关的症状,说明下一步的治疗方案。对治疗的患者进行随访(电话)。医生必须遵守和患者约定的时间,绝对不允许预约的时间医生不在位,如有特殊情况必须提前和患者取消预约等。

1. **确定需求** 关爱患者的关键是不要把自己的价值观强加给对方。这一点说起来容易,做起来难。难就难在口腔医师必须倾听和接受患者的感觉,尤其是当患者的感觉与我们不一样的时候。我们必须经常反省:我们是否抓住机会教育患者?我们是否向患者提供了更多的选择方案?患者是否对我们的学术水平和临床技术充满信心?我们是否了解患者的心态和顾虑?我们是否真正做到了关爱患者?在与患者交谈人的过程中,有目的地提出问题和耐心地倾听,是建立起良好的医患关系的重要手段。

许多人对自己的牙齿和微笑的评价都不高,但他们不大愿意公开承认这一点。口腔医师应该设法让患者坦诚地表达出来,但不要给予任何负面的评价,应该集中精力与患者探讨解决的方案。在这个过程中,要做到以下几点:

(1) 学会如何提出问题,如何倾听患者的期望和需求。

(2) 学会接受不同患者的表达方式。

(3) 学会分析患者"认可的需求"。

(4) 学会在自己的计划和患者的需求之间找出共同之处。

2. 教育患者,调动患者的积极性 明确了患者的困惑和需求后,应该教育患者,调动患者的积极性。诊所的工作人员也是口腔保健的教育工作者。患者在这方面的知识是无法与专业工作人员相比的。据调查,患者不去诊所接受牙科诊治,或不愿意接受医生提出的治疗计划的最主要的原因是缺乏必要的口腔保健教育,不认为有这样的需要。

教育和激励是在与患者沟通、交谈、咨询中最重要的事情。专家们指出,"观看"在教育和学习中所发挥的作用占83%。所以,在教育和激励中应该采用最佳的视觉工具,让患者直观地知道治疗的效果和好处。

在教育的时候,应该避免涉及技术方面的细节,只需简单明了地让患者看到治疗后的效果和好处。成年人的注意力最集中的时间大约可以维持17分钟,所以必须学会利用这段时间,不要以为把时间拖长会更加显示出关爱、会得到更好的效果。要收到良好效果的关键不在于时间,而在于方式:简短、抓住切入点、设身处地。以下是必须注意的事项:

(1) 告诉患者他 / 她的口腔有什么问题。

(2) 让患者了解医生的建议。

(3) 让患者知道(或直接看到)治疗的效果和好处。

(4) 把延误或拒绝治疗的后果告诉患者。

在作出决定的过程中,一定要有患者的参与。患者参与的程度越高,患者对医生的治疗计划的理解就越深。在教育过程中,治疗前后的对比照片、口内照相的照片、有关的科普资料等,都能够让患者非常直观地了解自己的牙齿和口腔状况,对预期的治疗效果有更加形象的认识。为了收到预期的效果,诊所和医生应该有很好的准备,包括模型、照片、印刷资料、宣传品等。

利用口腔内镜可以让患者看到自己口腔的真实情况,是最好的教育工具之一。如果能够对每一个新患者都进行口腔内镜的全面拍摄,将这些治疗前的资料储存在电脑。然后向患者显示类似的患者资料、让他们观察其他患者治疗前后的对比情况。现在,还有的电脑能够直接在治疗前的图像上描绘出治疗后的效果,这就更有说服力了。

【案例】 口腔诊所医生职责

1. 认真学习掌握本诊所的消毒隔离制度并严格遵守,避免医源性交叉感染。

2. 接诊每一个患者时首先要说:"您请坐"引导患者在椅位上就座,患者坐到椅位上后要问:"您怎么不好?"、"您哪里的牙不好?"或者"您有什么需要?",患者在叙述病史时要看着患者耐心倾听,并通过提问交流掌握患者的整个病程、患者的心理需求以及患者的期望。

3. 医生在检查、治疗的过程中必须戴手套和口罩,检查患者之前让患者漱口(如果患者主诉冷水刺激痛需用温水漱口),检查时最好交给患者一面小镜子然后先检查主诉牙齿,并告诉患者牙齿的病情,检查完主诉区后要进行全面的检查并告知患者其他牙齿的疾患。检查的动作要轻柔,口镜避免压迫牙龈附着龈区引起患者不适。

4. 治疗前要向患者介绍 2~3 种治疗方案,并耐心介绍各种方案的治疗的时间、次数、优缺点以及大致的价格,在征得患者同意后再开始治疗。(阻生齿拔除、小手术需要签同意书),必要时可以用收费手册、模型和医患交流系统详细介绍该治疗方案。

5. 治疗中在进行每一步操作之前必须向患者事先提醒,在进针、磨牙、探诊、叩诊、冲洗、放药等步骤之前都必须向患者提醒可能的症状和感觉,治疗必须严格按照各项治疗的操作标准和程序进行。

6. 治疗中如果暂时离开椅位需要向患者说明情况,并注意关掉椅位的照明灯。

7. 治疗的过程中必须要向患者介绍该疾病的一般常识并进行口腔卫生保健知识的宣教。

8. 治疗后必须清洁患者的口腔周围血迹、唾液以及印模材料,用小镜子介绍今天治疗的效果,叮嘱治疗后的注意事项以及可能有的症状和处理办法,做好预约并提醒患者留下电话一边通知预约和取消预约,调整椅位使患者离开椅位。

9. 本诊所诊治的每一名患者必须填写诊所的病历记录,绝对不允许不写病历以及病历记录潦草、过于简单。

10. 患者复诊时要仔细询问治疗后的反应并耐心的解释相关的症状,说明下一步的治疗方案。

11. 鼓励对治疗的患者进行随访(电话、邮件)。

12. 绝对不允许和患者发生争吵。

13. 医生必须遵守和患者约定的时间,绝对不允许预约的时间医生不在位,如有特殊情况必须提前和患者取消预约。

14. 严格执行医务人员职责和医疗工作制度,执行医疗工作常规,严格防止发生医疗事故和差错。

15. 加强业务学习,努力提高诊疗水平。

16. 树立服务观念,增强服务意识,提高服务技巧和水平。

17. 同事之间密切协作,互相学习,互相帮助共同提高,绝对不允许发生医务人员之间的争吵。

18. 执行诊室器械、药品等管理规定,所有物品使用后必须放在固定位置。

19. 严格按照收费标准收费,不得随意更改和减免收费。

20. 不得以任何理由私自向其他单位介绍和转诊病人。

三、牙科助手

如果工作有着良好的流程,一位牙科助理可以有效地管理两个诊室,安排一位口腔医师每天处理约 13 位患者。但是,如果一位口腔医师每天要处理的患者在 14 位以上(不包括口腔健康检查),口腔诊所可能确实需要多雇一位牙科助理了。最好用患者的每日就诊量而不是治疗室的数目来决定口腔诊所是否需要增加牙科助理人员。

1. 牙科助手的需要

(1) 人事成本:每月工时 160 小时、业绩 5 万元的口腔医师,每小时可创造 312 元的收益;每月工时 160 小时、月薪 2 千元的助理,时薪只要 12.5 元。两相比较,难道真的要用时薪 312 元的人来挂号、洗器械吗?

(2) 专业形象的建立:现代社会讲究的是术业有专攻,"校长兼撞钟"难免会混淆口腔医师扮演的角色,不利于患者心目中的专业形象。

(3) 专业能力的提升:将一些非专业事务由助理代劳,口腔医师可更有效率、更专心致力于专业技术领域。

(4) 行政运作及公关营销的建立:口腔诊所的日常行政、公及营销,对内部工作效率与口腔诊所形象大有帮助。这些绝大部分都可由牙科助理代劳。

(5) 口腔诊所收入的增加:只花小部分的成本,却能显著提高口腔诊所经营效益,收入的增加自是不言而喻。

2. 牙科助理的职责

(1) 事务行政助理:挂号作业、财务管理、健保申报等。

(2) 公关营销行政助理:介绍口腔诊所能提供的服务,安抚患者,追踪治疗,E-mail 的寄发及种种促销活动。

(3) 医疗技术助理:流动器械运送、跟诊及给口腔医师看诊时的各种辅助,以增加口腔医师工作效率。

(4) 卫生技术助理:口腔健康教育及各种医疗辅助工作,以减轻口腔医师工作负担。

(5) 环境清洁的维护:随时维护工作区、候诊区、厕所的整洁,是维护形象的重要工作。

3. 牙科助理的训练

(1) 快速入门:不管新助理的定位为何,最好有个简单的书面须知,帮助牙科助理快速进入状态。

(2) 循序渐进:进入状态之后,再各方面深入训练。当然,若能有本符合口腔诊所现状的牙科助理训练手册是最好。

(3) 制度化:人事的变动,经常造成困扰。只要能建立训练制度、工作支持制度,影响就可降到最少。

第三节　医护人员职责管理

口腔医疗人力资源管理还体现在如何为口腔诊所配备人员上。我们感到需要一名接待员,一名牙科助手或护士,可能的话,还要一名卫生员。我们过去的概念是这些工作相对独立并无重叠需分工完成。随着办公自动化的出现,在治疗室内使用计算机和打印机已成为可能;以前只做临床工作的人员现在可以进入处理室、开收费单,甚至可以刷卡收费。预约复诊的工作甚至可以安排在里间办公室。以这种新观念,接待员现在变成了专门处理人际关系的人,既能迎接、招待患者,又为业务穿针引线。

晨例会(10 分钟),让所有职员都了解口腔诊所治疗规则和求诊者的基本情况。

晚例会(10 分钟),对每一位已经预约随诊的求诊者进行总结,并保证一直为其服务。例如:海南口腔医院为了培养出出色的一线临床医生,医院每天坚持一个“例会”,每次例会由科室主任带领总结前一天的病例,逐个分析牙齿 X 线片,找出存在的潜在问题、疑难案例,评价治疗过程的优劣,分析医患争议问题,医疗组再根据这些问题,一个病例一个病例的去查,不断地去改善诊疗水平和服务水平。

口腔诊所的获益性在于医生作出的选择。我们可以通过配置更少、更有经验和热心的人员以及对我们的患者创造更长期的价值来改变我们现今的日常开支并增加我们的纯收入。

口腔医疗质量的提高不仅需要医生不断提高自己的医疗水平,还需要患者的配合与信任以及安静、舒适的诊疗环境和良好的运行模式。占口腔诊所治疗量多数的充填、拔牙等需要医生、护士全神贯注地投入治疗中,也需要患者的全力配合,任何微小的干扰都可能影响治疗的效果,甚至引发医疗差错。为了更好地服务于患者,提高医疗质量,保证医疗安全,做好诊间干扰的预防是重要措施之一。

口腔医疗是一种由牙科专业人员提供的服务,这些人员包括前台接待员、牙科手术助理、洁治员和口腔医生。为了指导包括口腔医师在内的所有诊所工作人员的工作,为了加强各级工作人员的责任心,实行岗位责任制,做好口腔诊所工作,应制订口腔诊所工作人员职责。口腔诊所员工的职责,是根据加强员工管理,明确职责分工,提高医疗质量而制订。

【案例】 佛山市禅城微笑牙科中心的作风

［来源:佛山市禅城微笑牙科中心.2009年］

禅城微笑牙科中心作风是由禅城微笑牙科中心管理层为了中心顺利运营而制定的一系列行为标准。其内容是告诉我们如何通过努力工作去达到的共同目标。和亲密的队友们齐心协力,目标一致,思想一致,步调一致,我们一定能超过现有成绩,达到更高水准。禅城微笑牙科中心作风有五项原则,每一项都强调团队合作,并列出了成为禅城微笑牙科中心团队成员的基本要求。

1. 整体利益至上 当你做每一件事情时,都应考虑它是否会影响整个门诊部的利益。

2. 确认团队贡献,肯定个人成绩 如果团队取得了成绩,那么我们应当肯定每一名成员的贡献。没有所有人员的参与,你不可能获得成功。

3. 互相信任,互相帮助;正视问题,坦率沟通,解决问题互相信任,主动提出问题,并表达不同看法,这样才能有效地解决问题。只有当每个人都关注问题时,我们的效率方针才能得到贯彻。当其他团队成员遇到困难时,也应及时提供帮助。三个臭皮匠,赛过诸葛亮。

4. 利用差异与争论,寻求整体和顾客的利益 禅城微笑牙科中心的实力来自于团队的众多成员,他们拥有不同的背景和观点。我们可以借鉴他人的经验与建议,特别是在寻求使顾客更满意的新途径时,更会从中得到启迪。

5. 百分之百地支持决定 在每个成员都发表意见并聆听了他人的意见后,管理层应该做出一致的决定,对决定,每一个成员都必须无条件地服从并予以支持。

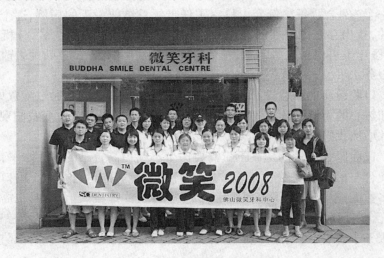

图 3-1 佛山禅城微笑牙科中心

【案例】 潍坊口腔医院一线服务人员工作规范

［来源:潍坊口腔医院.2010年］

为提高医院服务水平,加强服务岗位职能意识,更好地完成临床医疗各项工作,经董事会研究决定,制定本制度。本制度适用于:挂号员、收款员、导诊员、分诊员、护理人员以及药剂人员。

一、工作纪律

1. 在上班时间前15分钟到达医院。

2. 按时下班。

3. 坚守岗位。

4. 保持工作地方清洁、整齐、有序。

5. 发现医院财物遗失或损毁,马上报告。

6. 时刻提高警觉,留意有无闲人出入。

7. 值班时不听收音机,看电视等。

8. 维护医院声誉及利益。

9. 同事间紧密合作,遇到工作困难时互相帮助,处处为医院的利益着想。

10. 服从上级命令与指示。

11. 顾客的姓名、序号及个人资料要绝对保密。

12. 帮助、督导病人及时交费。

严禁:

1. 迟到、早退、无故缺席或擅自离开岗位。

2. 不修边幅。

3. 脸无表情,板起面孔。

4. 偷懒及表现不耐烦的态度。

5. 工作地方杂乱无章。

6. 不理医院财物之遗失或损毁。

7. 常常对工作抱怨、讲怪话、传小道消息,以及对工作无精打采。

8. 麻木不仁,漠不关心,闲人出入也不知或视若无睹。

9. 阅读报纸、杂志及书籍或作任何私人工作。

10. 听收音机,看电视。

11. 攀谈私事。

12. 滥用电话作私人用途。

13. 遇到同事有工作困难时,袖手旁观,幸灾乐祸。

14. 言词含有侮辱顾客的意思或向顾客发脾气。

15. 违反科室主任工作指令或医院发出的合法命令。

16. 无充分理由拒不履行职务职责。

17. 指手画脚,对顾客品头论足。

18. 允许或默许同事或外来闲杂人员在自己的工作区域内逗留,从事与工作无关的事情。

19. 当班时间串岗,下班无故滞留。

二、仪表规范

制服:完整清洁并称身,保持艺术性和协调性的统一。不得穿脏或有皱褶的衣服,严禁在服务区域内不穿工作服,严禁衣冠不整、衣着暴露。

胸卡:佩戴于左胸医院标识正下方,保持外观整齐完整,不得歪斜,不得遮住医院标识,不得隐藏或半隐藏于胸部口袋内。

头发:梳洗整齐,长发要捆绑好,不得有油腻和头皮,不留怪发,不戴过于夸张的发饰,只宜轻巧大方的发饰,头发不得掩盖眼部或面部,做到头发前不过眉,后不过肩。

面部:不得浓妆艳抹,只宜稍作修饰,清爽宜人即可。男性要及时剃除胡须。

眼部:注意眼部清洁,不得有眼屎。修饰时要避开人。工作时不戴墨镜、变色镜。

耳部:保持清洁,耵聍或污垢较多时要及时清除。

鼻部:鼻毛不得突出鼻孔,较长时要及时剪除。

手部:保持清洁,不得留太长指甲,指甲内不得藏污纳垢。不宜涂鲜红指甲油,指甲油只可用淡色的。不得佩戴体积较大或过于夸张的装饰品,如戒指、手镯等。

脚部:保持清洁,鞋子每天上班前要擦亮。不得穿高跟鞋,只能穿平底鞋或半高跟鞋。女性袜子以白色或肉色为宜,不得穿深色袜子,袜口不露在外面。

气味:不得用强烈香料(香水)。保持身体气味清新,不得有异味。

姿势:姿势要端正,保持身体挺直,表现出成熟、稳重、文明、大方的风采。不得有意摇摆、颤抖身体,不得倚傍墙、柜而立或坐,不可歪身,不可弯腰躬背,不得扮鬼脸作怪动作,不将手插在口袋里、交叉于胸前、叉腰或背手。坐时姿势要端正,不得趴在桌子上,不得以手托腮、托下巴或把手臂搭在肩部,不可斜坐在椅子上,不得跷二郎腿。

三、文明礼貌服务规范

1. 在工作的时候,常带着自然的笑容,保持嘴角略微上翘,表现出和蔼可亲的态度,能使顾客觉得容易接近。微笑的标准是可以露出正中的 6 颗牙齿,也可以在内心发"一"的声音。不得面无表情,冷若冰霜。但是当病人情绪暴躁或有强烈疼痛时不得保持机械的微笑。

2. 不得故作小动作,不得皱眉头,打哈欠要掩着口部,不要做出搔痒、挖鼻、掏耳、剔牙、吐舌头、咬嘴唇等不雅的动作。

3. 工作时不得咀嚼口香糖,吸烟及吃东西、饮水。

4. 不得嫌顾客啰嗦,不得表现出不耐烦的态度,应耐心地为顾客服务。

5. 在处理本职工作时,要不时留意周围环境,以免顾客站在面前等待还茫然不知。

6. 顾客来到面前要立即起立(收款、挂号人员除外),面带微笑说:"您好",表现出彬彬有礼、平易近人的气质。

7. 留心倾听顾客的问题,然后再清楚的解答,不能随意中断顾客的叙述。如遇到问题不懂时,应该说:"请稍等,待我查一查以便回答您的问题"。

8. 如遇到顾客对某种事情外行时,不得取笑顾客。

9. 与顾客交谈时须正视对方,不得斜视或东张西望、左顾右盼。

10. 不得表现懒散、无精打采。

11. 个人物品一律不得摆放前台。

12. 禁止在服务区域大声谈笑、打闹及不必要的聊天。

13. 不应在与顾客招呼或交谈时扭捏拘谨、保持缄默。

14. 除了工作上应交代的事,不得互相攀谈私事,不得争论,不粗言秽语。

15. 工作时间不得随意拨打私人电话,接听私人电话不得超过三分钟。

16. 用词适当,不可得罪顾客,亦不需要阿谀奉承。声音要温和,不可过大或过小,要清楚表达所要说的话。

17. 在工作岗位上不准看报纸、杂志、小说等。

18. 走路时不可奔跑,应脚步轻快无声,不要作怪动作。

19. 若顾客的问题或要求在自己职权或能力范围以外,应主动替顾客做出有关联系,而不得随便以"不知道"回答甚至置之不理。

20. 将钱款、病历、挂号单、发票以及药品等物品交予顾客时,应双手递交,不得随手抛洒或单手递予。对零散物品应归理整齐后交予。

21. 五不讲:

失礼的话不讲;

讽刺挖苦的话不讲;

粗野庸俗的话不讲;

宣传失实的话不讲;

催促埋怨的话不讲。

22. 六不计较:

顾客称呼不当时不计较;

主动与顾客打招呼,顾客不理睬时不计较;

顾客就诊时举止不文雅不计较;

顾客性情暴躁,语言欠妥时不计较;

顾客提的意见不正确时不计较;

人少事多,得不到顾客谅解时不计较。

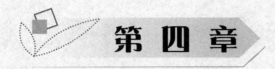

第四章

口腔诊所执业能力

怎样使口腔诊所员工努力工作是一种技巧,这在口腔医学专业训练中是得不到的。在我所认识的人中,最烦恼的那些是口腔医生,有些最快乐的也是口腔医生。是什么造成了这种极端呢?是态度和执业能力。

大多数执业口腔医师都不具备强而有力的执业能力。可能是因为他们常常会这么想:"如果我把我要做的做好了,其他人就应该知道他们该干些什么"。但是在目前这个由当前患者和潜在患者的选择而表现出来的快节奏、多变的医疗环境里面,情况并不是这样的。

那些快乐的口腔医生,他们的口腔诊所是不断进步的,是以口腔医疗质量为基础的。他们努力做到尽善尽美,同时也让患者了解他们付出的努力。他们清楚地知道他们无法为所有的人服务,并对此感到满意。他们不会在乎同行是否嫉妒或者如何评判;他们为自己的工作感到自豪,并热爱自己的工作。最重要的是,他们的努力能够获得应有的回报。他们知道自己提供了有价值的服务,收取的费用是合理的。

第一节　执业能力的形成

开设一个口腔诊所固然不易,当好一个口腔诊所管理者就更不容易了。执业能力就像爱情,人人都知道它的存在,却很难有人能说清它究竟是什么。除了专业知识技能和经营管理能力外,素质品格和人文修养也是口腔诊所管理者要特别重视的。这既是一个挑战,也是一个机遇,是实现人生价值的良好机遇。在我国口腔诊所的发展道路上,将会涌现出大批在计划经济体制下无法得到充分表现的优秀口腔诊所管理者。

　　管理者职业素质和能力如何,是否适合自主创业,直接关系到创立口腔诊所的成败,关系到创立口腔诊所的总目标是否实现。管理者的职业素质和能力在口腔诊所中起着决定性的作用。我认同这样一个观点:管理能力,60%以上是天生的,后天的努力,只占很小的成分,学习管理,只是可以减少犯错误。创业者领导力这一概念中有两个核心元素:一是在对未来形成准确判断的基础上把握组织发展方向;二是凝聚并激励组织成员,推动组织向着这一方向前进。口腔诊所的职业化管理将是管理者的必修课,口腔诊所管理者将接受比较正规的职业化培训,更新管理知识学习管理技能,以适应新形势。

　　惠阳区白天鹅口腔医院张梅梅院长认为作为管理人才,首先,他们要忠诚于事业(企业),把自己和企业融于一体,甚至为了大我而牺牲小我,能坚持原则,秉公办事,不被世俗所左右;第二,具有正确的思考能力和不断学习的良好作风;第三,具有敏锐的观察力,能发现由于经济和政治的变化,而导致市场的变动,能在平静的市场表面下看到机会,同时具有很高的决策能力;第四,能发现人才、选拔人才,知人善用,对部下好好诱导、好好教育、好好关心,所有管理人才必须是一个演讲家,具有很强的沟通能力,同时也是一个培训师,对部下进行长期或短期的培训,使他们更适合企业的发展,根据自己的实力决定用人的层次;第五,善于组织智囊团,集思广益,总结经验。

　　管理者开业所必备的职业素质和能力包括以下几个方面:

一、职业素质

　　职业素质可分为思想素质、知识素质。这些职业素质对个人的能力、魄力、作风、风格、威信都有重要影响。

　　1. 思想素质　思想素质是个人的首要品质。口腔诊所开业者应具有远大的抱负和正确的价值观。

　　(1) 要自觉地坚持国家卫生方针和政策。

　　(2) 要具有强烈的事业心和高度的责任感。

　　(3) 要有不断创新的进取精神。

　　(4) 要有良好的思想作风和工作作风。

　　1995年,美国哈佛大学心理教授丹尼尔戈尔曼提出了"情商"EQ的概念,认为"情商"是个体的重要生存能力,是一种发觉情感潜能、运用情感能力影响生活各个层面和人生未来的关键品质因素。戈尔曼甚至认为,在人的成功要素中,智力因素是重要的,但更重要的是情感因素。它具体包括情绪的自控性、人际关系的处理能力、挫折的承受能力、自我的了解程度以及他人的理解与宽容。现代心理学家认为,情商与智商同样重要,是个人走向成功的一个要素。

2. 知识素质 个人的知识素质是做好口腔诊所管理工作的基本条件。

（1）要熟悉和掌握口腔诊所及其相关管理的知识和技能。不仅要具备系统的管理科学及其相关学科的知识，而且还要善于将这些知识正确运用于实践。所以，应对医院管理学、市场营销学、管理心理学、传播学、卫生经济学和电子计算机知识等，都要有较深入的了解。

（2）要在口腔医学知识的基础上，了解相关专业的医学知识。当前，大多数执业口腔医师都是口腔医疗技术方面的专家，他们本专业有较深造诣，但要管理好口腔诊所，还要对相关的医学知识，包括社会医学和医学史、医院建筑学、医疗器械学等，有所熟悉和了解。

（3）掌握一定的社会、人文科学知识。其中包括社会科学：如社会学、商品学和法学等；人文科学：如艺术、心理学、行为科学、伦理学、美学等。

（4）要有丰富的社会实践经验。口腔诊所许多问题的解决，不是单凭理论，而是凭正确的理论运用。因此在实际工作中，要善于总结、提高和积累自己的实践经验，使之成为自己的知识财富。

二、职业能力

要努力把自己的注意力放到对口腔诊所来说最关键的问题上；要努力掌握事物的发展规律，按照事物的连续性和因果性的关系，从它的过去和现状，预见到它未来的发展趋势。

1. 要有多谋善断的决策能力 决策是管理的最本质、最高级的职能，要做到多谋善断。口腔诊所管理者应具有：①选择最佳方案的能力；②风险决策精神；③当机立断的魄力；④缜密、新颖的思维方式。

2. 要有计划和实施计划能力 计划是在充分调查论证的基础上，通过分析预测，对口腔诊所的未来发展，形成有条理的设计和想法。现代口腔诊所管理者应具备：①根据形势分析和客观变化，作出相应决定的能力；②为完成口腔诊所建立所需各项活动的设计能力；③正确决定和分配各项活动所需资源的种类和数量的能力；④同时还应具备组织、指导、监督、资源配置和信息处理等实施计划的能力。

3. 要有控制和评价计划能力 控制能力主要是能控制口腔诊所发展方向，使之朝着目标前进。同时，还能评价口腔诊所活动及计划的执行效果。如果未能达到目标，则能正确分析和找出原因，从而采取措施，加以纠正。

4. 要有优良的医疗技术能力 过去那种磨牙 - 充填 - 收费的私人开业模式已不适合时代了。要想在口腔诊所这个行业立足，口腔医师必须能够提供完善的牙科服务。长时间呆在私立诊所的口腔医师已对一些新的治疗技术缺乏了解，如牙髓治疗、种植、冠桥修复和美容牙科等这些在公立医院由专家们所掌握的技术。要想使私人口腔诊所开业获得成功，口腔医师必须提供除简单的充填、牙外科和修复治疗以外更多的牙科治疗技术。

三、口腔诊所管理者应具备的能力

"管理"乃是透过人们有效地完成事务的程序，管理者的功能也就是顺利完成此一规划、组织、领导、激励、协调与控制的程序。

现代口腔诊所管理者应具备的能力包括：①具有创新能力，不论观念、思维、技能都是符合社会需要的。②管理者本身的人格成熟、情绪稳定，能获得口腔诊所员工的信赖。③要具有明确的经营理念，同时要能广泛地吸收管理咨询专家的意见，建立起一个高效率的口腔诊所。④有强的接受和利用信息能力。应随时把握进修的机会，加强经营管理与相关学科的涵养与常识。⑤有前瞻性决策能力，能有效地分析、计划、设定实际可行的工作目标，并推动及评估工作的进行。⑥有强的协调和组织能力，对员工建立公平、公正、公开的制度与做法。将员工视为独立的人看待，倾听员工的意见，多赞许、少责难，并建立良好的沟通模式。提供员工实时的信息或观念。对员工采取激励的方式，鼓励员工对决策事项的参与。⑦有对迅速变化的环境和市场及社会组织作出反应与适应的能力。在工作中有强的实际操作能力。工作胜任愉快，并且有革新的意愿及努力奋发的创业精神。

人无远虑，必有近忧，要时时绷紧一根弦，时刻充满危机感，要放眼世界，开拓视野，转换观念，大胆创业，以全新的理念积极主动地去迎接挑战。经过十几年的调查总结，好的口腔诊所业主总是时刻能够激励并引导他们的员工全力以赴。

（1）让人们得到应有的报酬，而不是按照你能够给予的额度。你在费用上多支出的部分，员工会以绩效的方式，获得几倍回报。

（2）多花时间和员工分享你的经验和观点，让他们知道你在想什么，让他们看见你在干什么。员工们可以从那些足够慷慨，愿意分享自己经验和观点的人那里学习到很多东西。

（3）和员工的沟通要直接，即使是坏消息，也应该如此。任何一个老板都应该做的最重要的一件事就是对员工直言相告，特别是当你需要告诉他们坏消息或者需要校正他们工作中存在问题的时候，更是如此。这是树立老板权威形象最有效的方法之一。

（4）高效地进行管理。好的老板总是背后给员工提供支持，让员工去当家做主，让员工按照自己觉得对的方式去做事。

（5）热情洋溢地及时表扬，诚恳的批评沟通。热情洋溢的表扬需要能力，这是一种发自内心的能力。诚恳的批评应该转化为对员工的一种激励，而不是对员工积极性的打击。

(6) 分配责任,而不是分配工作。每个老板都要分配任务,但是很多糟糕的老板认为这意味着把自己不喜欢的工作扔给下属。其实好的老板分配的是责任,并且让人们负责。这种做法促进了员工的职业成长。年轻人需要的不仅仅是专业技能,更多的还是职业素养。

(7) 创建并培养团队精神。好的团队胜过伟大的个人。好的领导可以打造出好的团队。

所有这些做法和努力都是为了创造一种环境,让人们感觉到被感谢、被承认、被尊重、被理解、被重视并且得到了适当的报酬。

四、取得员工信任

取得员工信任既是管理的起点,也是管理的目标,因为要让别人采取行动,首先必须让人相信你所说的话,如果别人对你所说的根本不信,管理也就无从谈起。那么怎么才能让人信服呢?一般来说取得员工的信任有三种管理手段:分别是理论、政治和道德(宗教),也就是人们常说的以理服人、以势压人和以情动人。

理论就是论理,就是摆事实讲道理,让别人就各种各样的理由和借口都说出来,然后一条一条地进行分析和解释,最后让人心服口服,这就是以理服人。

政治就是利用权势让人不服也得服,你的利益和前途掌握在我的手中,不服从就得扣工资或者炒你鱿鱼,所以不能有任何借口,只管执行就是了。这就是典型的以势压人。

宗教是不需要理由的信仰,不要问为什么,只要相信就行了。常用的说法是:我完全是为了你好,我们这么好的关系,我会骗你吗?按我说的去做就好了。这就是以情动人。

采用以理服人的手段来进行管理是最难的,因为需要掌握非常有力的理论工具,否则明知道对方说的是歪道理可就是无法用道理说服对方,于是不得不转为采用第二或第三种手段进行管理。

高度集权的企业可能会拥有短暂的高效率和执行力,但时间稍长就会导致管理的崩溃,实际是最无效率最无执行力的一种管理方式。

五、发掘卓越标准

卓越的诞生既不靠野心,也不靠坚持或天赋或幸运偶尔的光顾。事实上,那些我们称之为卓越的是那些最不在意达成伟业,而宁愿尽量遵守承诺和充满热忱生活的人。每一个开业口腔医师都应建立自己的卓越标准,并以此挑战日常的牙科诊断和治疗以期适应这个个性化的标准。同样,最新学到的牙科专业技术必须被应用在一个高度卓越的标准中。

一个卓越的标准来自于我们自己的标准和价值。对我们来说什么最重要？热衷于什么？

发掘卓越的标准：

(1) 是什么吸引我们从事口腔事业？

(2) 今天所为正在实现我们的梦想吗？

(3) 自身重要的标准和价值是什么？

(4) 什么使我们充满热忱？

(5) 对我们来说什么是对？什么是错？

卓越的标准必须有中心原则，一个人卓越的标准包括三个基本要素。首先，我们想成为什么，我们想拥有何种特征的实力，我们想发展什么品质？第二，我们要做什么，我们要实现什么，我们要作出什么贡献。第三，是我们的所作所为所遵循的价值和原则。

审视所有级别的、获得高度成功的口腔诊所开业实践，我们看到的永远是一种固定模式——强而有力的领导能力和透明的沟通相结合。假设的条件会对我们的开业诊所造成致命的伤害。永远不要假设认为，仅仅通过渗透就能使我们的员工和患者知道，理解并赞赏我们的意愿。我们必须了解自己，坚持不懈地审视自己的观点，使自己的行为与我们已被发觉的价值和标准高度一致。

坚定不移并充满热情地去沟通，通过这个途径能助我们组建一支将自己的意愿看成他们自己意愿的队伍。这就是能够产生结果的领导能力的基础。那种被称作是微观管理的领导风格是没有用的。员工和患者会分辨出微观管理的口腔医师，因为这样的口腔医师会对所有的细节、琐事亲力亲为，甚至在很难做决策的时候也是如此。于是，口腔诊所中的微观管理者事实上阻碍了向前的发展，以及独立而又有创造性的思维。有进取心的、有能力的员工会感到窒息，并会离开口腔诊所或沦落到从事最普通工作的底层。

我们现在的领导能力怎么样？最近的 Green Bay Yacker 的 Vince Lombardi 盛传："与大多数人的观点相反，领导不是天生的，领导是后天创造而成的，是由勤奋工作造就的"。我们有多么渴望成功？我们对自己的梦想有多少投入？强而有力的领导能力是我们的选择。

避免领导范围内的缺陷：

- 学会指派授权
- 学会沟通
- 充满热情
- 创建清晰的目的并让其他人寻求达到目的的途径

- 永远高举火把并让火焰一直燃烧
- 先把自己该做的完成
- 领袖的速度决定了工作的进度
- 设定前进的步伐
- 第一个开始工作
- 引领正确的方向
- 善于思考
- 善于聆听
- 认识到自己并非无所不知
- 做正确的事情
- 休闲与工作时保持一致
- 把言谈付诸行动
- 关心他人
- 那些有勇气去尝试并失败了一次或两次的人是真正的赢家
- 紧盯地平线
- 别往下面看

【案例】 十大管理法则
[来源:大众文摘 2011 年第 2 期]

1. 海豚法则 科学家对海豚的评价是高智慧,和蔼可亲,是天生优秀的激励者,卓越的社交者与沟通者,这正是企业新管理模式中最需要的品质。在现代企业管理中,应运用"海豚"法则,要做到信念坚定,追求公平。管理者要胸怀宽广,乐于接受批评;要强调合作和团队精神,给下属更多的自由权、责任和职责。

2. 鱼缸法则 鱼缸是玻璃做的,透明度很高,不论从哪个角度观察,里面的情况都一清二楚。"鱼缸"法则运用到管理中,就是要求领导者增加各项工作的透明度,力求做到公开、公正、公平。各项工作有了透明度,就会有效地防止领导者滥用权力,从而强化领导者的自我约束机制。

3. 刺猬法则 两只刺猬,由于寒冷而拥在一起,可因为各自身上都长着刺,于是它们离开了一段距离,但是冷得受不了了,于是再凑到一起。几经折腾,两只刺猬终于找到一个合适的距离:既能互相获得对方的温暖而又不至于被扎。"刺猬"法则就是人际交往中"心理距离效应"。领导者要搞好工作,应该与下属保持亲密关系,这样就可以获得下属的尊重。同时又要与下属保持心理距离,避免在工作中丧失原则。

4. 木桶法则 "木桶"法则的意思是:一只有许多块板箍成的沿口不齐的木桶,它盛水的多少,不在于木桶上那块最长的木板,而在于木桶上最短的那块木板。要想使木桶多盛水,不是去增加最长的那块木块长度,而是下工夫依次补齐木桶上最短的那块木板。"木桶"法则告诉领导者:在管理过程中要下工夫狠抓单位的薄弱环节,否则,单位的整体工作就会受到影响。人们常说:"取长补短",即取长的目的是为了补短,只取长不补短,就很难提高工作的整体效应。

5. 抽屉法则　在现代企业管理中,它也叫做"职务分析"。"抽屉"法则是一种通俗形象的管理术语,它形容在每个管理人员办公桌的抽屉里,都有一个明确的职务工作规则,在管理工作中,既不能有职无权,也不能有责无权,更不能有权无责,必须职、责、权、利相互结合。

6. 鲶鱼法则　挪威一家远洋捕捞公司为了保持沙丁鱼在运输途中的鲜活,在每一个水槽里放入数条鲶鱼。原来懒洋洋的鱼一见鲶鱼的威胁立即迅速地游动起来,避免被鲶鱼掳掠。这样,整个鱼槽被搞"活"了! 使沙丁鱼到港后仍然鲜活。鲶鱼法则的启示是在组织体制中应当引入竞争机制,变压力为动力,使之永远充满活力。

7. 热炉法则　每个单位都有自己的规章制度,单位中的任何人触犯了都要受到惩罚。热炉红火,不用手去摸也知道炉子是热的,是会灼伤人的——警告性原则。领导者要经常对下属进行规章制度教育,以警告或劝诫其不要触犯规章制度,否则会受到惩处。每当你碰到热炉,肯定会被灼伤——严肃性原则。也就是说只要触犯单位的规章制度,就一定受到惩处,说到就会做到。当你碰到热炉里,立即就被灼伤——即时性原则。惩处必须在错误行为发生后立即进行,以便达到及时改正错误行为的目的。不管谁碰到热炉,都会被灼伤——公平性原则。规章制度面前应当做到人人平等。

8. 马蝇法则　再懒惰的马只要身上有马蝇叮咬,它也会精神抖擞,飞快奔跑。也就是说,要想让马跑得快,必须给它足够的刺激。适时恰当的激励好似一台永动器,领导者要善于运用自己的智慧,把一些很难管理而又十分重要和关键的人团结在一起,充分发挥他们的作用,从而为组织创造出更大的绩效。

9. 合拢法则　"合拢"是希腊语"整体"和"个体合成"的词,表示管理必须强调个人和整体的配合,创造整体和个体的高度和谐性。它的具体特点是:自我组织性。放手让下属做决策,自己管理自己。相辅相成性。每个人的生活经历、学识水平各自不相同,会产生不同的看法和做法,要促使不同的看法、做法相互补充交流。个体分散与整体协调性。一个组织中单位、小组、个人都是整体中的个体,通过协调形成整体的形象。韵律性。促使整个组织与个人之间达成一种融洽和谐充满活力的气氛,激发人们的内驱力和自豪感。

10. 南风法则　"南风"法则也称为"温暖"法则,源于法国作家拉封丹写过的一则寓言:北风和南风比威力,看谁把行人身上的大衣脱掉。北风首先来一个冷风凛冽刺骨,结果行人把大衣裹得紧紧的。南风则徐徐吹动,顿时风和日丽,行人因为觉得春意上身,随即解开纽扣,继而脱掉大衣,南风获得了胜利。这则寓言形象地说明了一个道理:温暖胜于严寒。领导者在管理中运用"南风法则",就是要尊重和关心下属,以下属为本,使下属真正感觉到领导者给予的温暖,从而去掉包袱,激发工作的积极性。

第二节　有效管理基本理论

口腔诊所有效管理的基本内容有二:一是管理者的基本职能;二是有效管理的基本内容。两者相辅相成,缺一不可。

一、有效管理的基本职能

口腔诊所有效管理,其基本职能一般是由计划与决策、组织与指挥、控制与协调、指导与教育、改革与创新五个方面因素组成。

1. 计划与决策 计划是口腔诊所管理者的首要职能,而决策则是管理者基本职能的体现。没有计划就没有行动目标,有了计划还必须有正确的决策。决策是行动的先导,是最重要的管理职能。所以,一切管理过程和管理活动都离不开决策。决策正确与否,关系着口腔诊所建设的兴衰,决定着口腔诊所的发展方向。管理者除具备丰富的医学经验和较高的技术水平外,必须具备较强的管理与决策能力。而计划与决策是否符合口腔诊所系统运行的客观规律,是检验管理者管理水平的重要标志。

计划就是确定长期、中期、短期的系统运行目标及实施目标的方法步骤。计划有全科性或个人性的,也有关于某项任务、课题、指标的。在制订计划时,按照计划范围,应先对过去与现状进行调查研究、综合分析、科学预测和专题论证,选择出最佳方案后再作实施决策。对口腔诊所计划的制订,应由管理者亲自主持;对某项任务、某个课题、某项指标的计划制订,由管理者总的领导,可委托水平高、能力强的员工主持;口腔诊所中的员工个人目标计划,主要由员工自己制订,在管理者监督和员工间互相协同下执行。

2. 组织与指挥 为实现计划,应发动全体员工按各自的职责分工,逐项落实。如何执行计划,管理者对全体员工要进行强有力的思想发动和组织指挥。这是实现目标计划的关键。在执行计划时,要加强领导,按级负责,在严密分工下进行有效的合作,以必需的人力、物力、财力与技术保证,在管理者的组织指挥下,实施系统化运行。

3. 控制与协调 控制,一方面对目前执行计划情况进行检查,排除可能出现的阻碍或干扰;另一方面是对系统运行中的信息反馈进行验证,以纠正可能出现的偏差,提高运行效能。协调,是对系统中的诸多程序和环节,力求同步运行,共同为实现目标而完成各自分工的任务。控制与协调,是管理者在组织全体员工执行计划目标时最重要的工作方法之一。

4. 指导与教育 管理者除在口腔医学专业上应成为口腔诊所的带头人外,还应成为指导与教育全体员工完成口腔诊所任务而发挥积极性、主动性和创造性的指导者与决策人。根据管理科学的理论知识、规章制度和操作规程,应发动全体员工千方百计地去实现各自的计划目标。在实施计划中要客观求实、科学定量,在总结完成计划时,既要充分肯定成绩,又要分析缺点与错误发生的原因,总结教训。

5. 改革与创新 要建设有效管理的口腔诊所,管理者必须学习掌握科学管理的理论知识,以现代管理手段实行改革创新。一个管理者有无管理成效,取决于他的管理才能和改革创新精神。提高有效管理水平的途径大致有以下四种:

(1) 改革陈旧或一般化的管理方法。一切管理强调高效、低耗、多能与质量第一的原则。

(2) 采用高效能的管理手段。其最好办法是实行岗位目标责任制。

(3) 改善人力资源管理。做到人尽其才、优化组合、量才择用。

(4) 把无效措施减少到最低限度。在口腔诊所管理中,任何信息、能量、物质、技术的流通渠道被阻塞,或流通方向错误、速度减慢、效率低下、准确性差等,都会使管理功能下降,甚至造成无效劳动与目标落空,对此应尽量予以避免和消除。

二、有效管理的基本内容

按照管理科学的系统原理,口腔诊所管理是由若干既有联系又有区别的系统要素(即人、财、物、事与信息)所构成,以此作为有效管理的基本内容:

1. **目标管理** 组织管理是对人的管理。主要研究员工的职责范围、管理制度、人才培养、优化组合及功过奖惩等。对违法乱纪、玩忽职守、亏损怠工、造成事故、违反合同者,要按法规程序予以惩处,以保证员工在法规管理下的惯性运行。实现目标主要采取自主管理或自我控制办法,充分发挥员工的积极性、创造性和主动性,以主人翁的心态实现自己制订的个人目标,进而实现口腔诊所目标;实践一再证明,目标管理是一种先进的、科学的管理方法,只要善于运用,可使整个口腔诊所的管理活动既有节奏,又有成效地按总体和个人目标要求优化运行。

2. **技术管理** 口腔诊所的技术管理,是指对以口腔医疗为中心的全部科学技术活动进行组织、计划、实施、协调、控制和发展提高的管理。其主要工作是提高技术作业的质量水平和操作效率,做到技术操作常规化、程序化和标准化。技术管理的主要内容:①属于医疗过程的技术管理。如医疗常规技术标准的制订和实施;防止交叉感染、隔离消毒、预防并发症及医疗事故差错等。②属于医疗技术发展中的技术管理。如医护人员在职训练、外送进修、临床科研、学术活动、新技术的采用、新业务的开展、专科技术建设等。③对医疗护理质量控制与评价,如诊断、治疗、护理技术质量的检查与评价等。

3. **质量管理** 这里讲的质量管理专指医疗质量与服务质量而言。临床口腔医疗质量的基本要求是,对患者实行正确、及时、有效、完善的诊疗护理,以最大限度减轻患者痛苦。而服务质量则是科室管理、生活与业务服务和思想政治工作等对医疗质量的保证程度。也就是说,医疗质量的高低,很大程度上取决于服务质量的好坏。所以,医疗质量是科室各个方面、各环节服务质量的综合反映。

因此,质量管理应既抓医疗质量,又抓服务质量,通过服务质量而保证医疗质量。

4. 设备管理 口腔诊所的设备,大体分七类:①诊断设备;②治疗设备;③护理设备;④急救设备;⑤实验设备;⑥信息设备;⑦保障设备。管好、用好、维修好上述设备,提高效能、减少耗损、保证准确与安全,是口腔诊所完成医疗护理的重要保证。应根据实际,分工专人负责,并定期检查与评价,使设备管理处于最佳状态,以促进口腔诊所医疗技术建设的发展提高。

5. 效益管理 口腔诊所的效益管理是指社会效益和经济效益两个方面。一般管理原则是:充分发挥口腔诊所设备、仪器、技术等效能,多方挖掘潜力和发扬专科技术优势,为社会提供更多更好的医疗服务,使社会效益与经济效益都有相应提高。坚持艰苦奋斗、勤俭建科和增收节支的原则,在提高经济效益的同时,要考虑到人民对医疗保健的需求与国家、集体、个人的支付能力,在诊疗过程中做到精打细算、正确处理、统筹安排、科学管理、降低成本、节省经济开支。大力提高专科技术水平和医护质量,做到优质服务、质量第一、信誉至上。

三、高质量的服务

口腔诊所不但要为患者提供最周到的全程式服务,来赢得消费者的认可,还要用增值服务、差异化服务、创新式服务等特别服务成为消费者向他人炫耀的资本。

要赢得患者的好口碑以及患者长期的忠诚度,就必须踏踏实实、真正为患者着想,提供无微不至的、高质量的服务以获得消费者的认可。市场经济属买方的市场,任何投机取巧或欺瞒的行为都会丧失掉患者的信任,从而导致品牌的坍塌。

高质量的服务一般体现在以下几个方面:

(1) 服务理念的质量:理念质量指口腔诊所向消费者提供什么服务和如何提供这些服务,它包括口腔诊所制订的服务理念、服务方向、服务范围、服务程序、服务时间、服务价格及各种规章制度等。

(2) 服务环境的质量:服务的环境质量包括服务的具体环境、设备、管理能力、员工的技术水平以及服务应达到的标准等。口腔诊所的场地、设备以及进行服务所需的一切客观实体是保证服务质量的重要的先决条件,因此把这些称之为服务的环境质量。

(3) 服务行为的质量:行为质量也称操作质量,它包括工作人员的态度、仪表、语言、行为、对本职工作的忠诚、对就诊患者的热情以及和同事的合作精神等。

(4) 服务情感的质量:服务是人对人的,而只有带着情感的服务,才可能赢得更好的沟通、互动和信任,才可能使消费者备受重视、获得心理上的满足。

第三节 有效管理基本方法

小型口腔诊所大多不太重视组织、制度、价值观,而是依赖业主个人能力的超常发挥。没有制度管理但依旧井井有条的口腔诊所不是不存在,但绝不是值得骄傲的。领袖可能创造财富,但制度可以保护财富。制度失灵不是制度本身的错,而是制度制订的错。应该调整制度,而不是否定制度甚至摒弃制度。有效管理基本方法是制度管理。

1. 员工的心理素养与管理

情感:应教育员工对患者有高度同情心和责任感,努力解除患者痛苦。

意志:应培养员工具有克服困难的坚强意志,不辞劳苦地抢救患者。意志素养还表现在处理问题果断决策、措施及时。

兴趣:应培养员工有为口腔医学献身的精神,对专业有浓厚兴趣,刻苦钻研业务。

能力:医务人员应具有敏锐的观察力,准确的记忆力,合乎逻辑的想象力以及娴熟的技术操作能力。思维力是智力的核心,疾病的诊疗、护理计划的制订都是思维的结果。医务人员还应具有一定的组织能力,才能适应门诊、急诊等各项工作的需要。能力是有个体差异的。口腔诊所管理者应了解员工的能力差异,做到人尽其才。同时根据口腔医务人员不同的基础和智力水平,制订不同的业务培养计划。

气质和性格:气质是人的典型稳定的心理特征,任何气质者都有积极与消极两个方面。口腔诊所管理者应了解员工的气质差异,并帮助员工克服消极的气质特点。性格与气质密切相关,优秀的口腔医务人员应具有认真负责、热情勤奋、灵活果断、沉着镇定、任劳任怨等良好性格。

2. 员工的工作制度与管理 口腔诊所在员工管理方面,应考虑到:①工作量合理分配,避免劳逸不均。②采用工作轮换制,可学习更多的技术,使人力应用灵活,亦可避免倦怠。③三明治教育:利用淡季时,举办"在职训练"(on job training)、"讲习"等,透过员工训练,以提高生产力。当诊所员工因长期工作而感到倦怠之际,送去受训充电,如此"工作 - 受训 - 工作"的过程如"三明治"般,可减少职业倦怠,提高工作士气。④事业前景的规划:协助员工了解自我的优缺点,并设立短、中、长程目标,使员工发挥所长,符合志趣。口腔诊所是大家共同学习、成长的地方,"有面包,也有玫瑰花,是我们共同的心愿"。⑤公开调整工资的标准与评定过程。⑥多予鼓励,注意双向沟通,减少对立,追求双赢。

口腔诊所管理者应培养员工树立主人翁精神,健全各项制度,明确岗位职责,制订切实可行的奋斗目标,注意思想教育与物质鼓励相结合,以充分调动部属的积极性。

第四节　我国口腔诊所人力资源管理中存在的问题

各行各业的改革与发展现在正处于不断推进的氛围中,口腔医疗服务管理的发展应当与社会改革的整体目标和步伐相融合。在当前竞争空前激烈的市场条件下,良好的人力资源管理能够促进并提高员工的满意度、参与度,为口腔诊所更好作贡献,达到提高社会效益与经济效益。

1. **管理水平参差不齐**　研究发现,当许多口腔诊所已引进国外先进技术、制定员工薪酬激励制度,有的口腔诊所还没有普遍运用计算机,或充分利用各类专业咨询机构的时候。而且,在这类口腔诊所中,有些已是业界先锋,在产品品牌、市场份额等指标上都处于同行业极具竞争力的水平,但其管理水平仍处于初级阶段。管理劣势暂时尚未凸现出来,很大程度上因为它的成功缘于技术优势和特殊政策支持。随着经济体制的全面放开,尤其是我国加入 WTO,这种优势条件将彻底丧失,滞后的管理水平终将影响口腔诊所经济效益。

2. **管理制度不够完备**　管理制度在逐步完善中,但仍有很大空缺。主要表现在 77% 的口腔诊所缺乏详尽的岗位职责。内容齐备的岗位职责是做好人力资源管理工作的第一步,在调研中,只有少数口腔诊所提到了类似岗职位职责的工作任务书、计划书等概念,而且内容上出入很大。部分口腔诊所表示正在"着手去做",大多数口腔诊所表示"没有建立",相应的对员工的录用、考核等都按照业主头脑中的印象确定。

3. **人事法规不尽完善**　人力资源管理和法律法规的关系密切。目前,我国法律法规还不很健全,给人力资源管理带来外在性的困难。一是政府部门之间的法规不一致,使人才引进渠道不够通畅。如地方劳动局出台的关于高级人才引进的优惠政策被口腔诊所采用,并写进用人合同。但协议生效后,口腔诊所办理相关人事档案时,这些条文却不被人事部门认可,协议无法执行。这不仅对口腔诊所人力资源管理造成障碍,还给口腔诊所信誉造成损失。地域间法规也有差异,同一件医疗纠纷案例,在不同的地点仲裁,会得到不同的结果。随着跨地域性连锁口腔诊所不断增多,这种法条的不统一,给人力资源管理工作带来的阻碍越来越明显。

4. **诚信危机不容忽视**　部分员工的不诚信,经常使口腔诊所人力资源管理陷于两难处境。如:在制订培训计划时,面对高昂的培训费用,口腔诊所会考虑,一旦员工接受培训后迅速离职,将给口腔诊所带来损失;不进行培训,则肯定不利于口腔诊所发展。目前我国大部分口腔诊所实力有限,不能发表"只要五个骨干分子中,有二个甚至更少的人留下来发挥重要作用,培训仍然有效"的观点,培训前的协议也不足以约束人,所以口腔诊所由于员工的信用问题,在执行人力资源计划中有所保留。事实证明,这种由于个人信用不佳带来的效应,对口腔诊所和个人都是负面的。

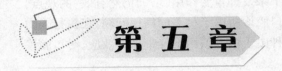

第 五 章

医护人员招聘选拔

口腔诊所都希望凭借理想员工获得更多收益,这就是一些口腔诊所重新设计整套人力资源政策的原因。准备聘用首批员工的口腔诊所创业者要谨慎。行动太快显然存在风险。过早地承担起员工薪资和福利,从成本上来说不划算;解雇员工不仅意味着要支付遣散费(有时还会惹上官司),还要搭上时间和资源去找一位新的员工。"如果我们是一个5人的口腔诊所,其中有1、2个员工工作不怎么好,就可能毁了整个口腔诊所"。补充新鲜血液,能让口腔诊所充满活力;但人员频繁流动,则会伤筋动骨。尤其是新办口腔诊所,如果有人撂挑子,还可能大面积传染,医疗工作无力开展,令口腔诊所管理者头疼不已。假使我们犯了错,聘雇了不适合的人时,通常的结果是他们会自己主动要求离去。因为,他们在这种环境与气氛中会处的很不舒服、不快乐。

不管初创口腔诊所是否正在成为潮流,辨别"人才"和"菠菜",寻找口腔诊所的理想员工是一个永恒的问题。

第一节　口腔诊所员工编制

每台牙科综合治疗椅至少配备1名口腔医师和0.5名牙科护士。实施口腔诊所员工编制管理的根本目的,是为了实现口腔诊所的医疗、保健、预防等功能,完成口腔诊所所担负的各项工作任务,最大限度地满足服务对象的要求,保证口腔诊所的常态运行。因此口腔诊所员工编制应遵循以下基本原则:

(1)功能需要原则:口腔诊所员工编制必须依据口腔诊所的规模、功能,设置不同的编制标准,实行不同的编制管理方法,以保证口腔诊所功能正常发挥,工作任务的顺利完成。

（2）能级对应原则：口腔诊所服务对象是人，口腔诊所工作具有高度的科学性、复杂性和严密性。因此对各级人员的配备，必须严格遵循能级对应原则，使每个工作人员的素质、能力都与其所在的工作岗位所要求的职级相称。

（3）合理结构原则：口腔诊所是由多学科、多专业组成的综合性机构。在口腔诊所员工编制工作中，必须坚持合理结构原则，使口腔诊所员工达到群体组合的最优化，以发挥口腔诊所人才群体的最大效能。

（4）精简高效原则：口腔诊所员工编制也应坚持精简高效原则，即坚持因事设岗、因岗设人、精简冗员、使岗位与员工编制在配备上达到优化。在保证口腔诊所工作质量的前提下，用较少的员工完成较多的工作任务，从而提高口腔诊所工作效率，达到优质、高效、低耗的目的。

（5）动态管理原则：任何一种员工编制标准，都只能满足一定时空的客观需要。口腔诊所员工编制必须根据社会经济的发展、科技进步和口腔医疗人力资源的开发程度，因地制宜，实施动态管理，以满足口腔诊所发展的客观要求。

（6）适度流动原则：合理的员工编配，必须在员工的合理流动中才能实现。在员工编制管理过程中，在口腔诊所内部形成能进能出、能上能下的局面，以保证口腔诊所员工队伍的活力。

第二节　招聘和选拔员工

在招聘工作中，对于应聘者的素质评估主要有书面测评和面试两种方式，书面测评比较适用于对一些基本技能或知识的测评。但对于口腔专业人员或管理者应具备的素质，如反应能力、思维能力、学习能力、团队精神、组织协调能力、责任心等，书面测评是很难得出有效结果的，主要还得依赖面试手段。面试评估要点设计主要指面试提问和判断要点的设计，通过提问和判断要点的设计，建立面试题板，从而将由原来发散式、随机式的提问向逻辑化、规范化转变，提高面试的效率和质量。

就优秀员工有什么样的潜在特质这个问题来说，这些书面测评和面试有时候也许会提供跟直觉和经验很不一样的结论。例如：美国的专业服务公司Cognizant通过分析社会媒体的影响尤其是员工博客发现，那些写博客的员工比其他人更投入也更满意自己的工作，他们的平均业绩比一般员工高出 10%。口腔诊所往往青睐那些有着名校学历背景的应聘者，可 AT&T 和 Google 公司通过定量分析认为，面试者如果表现出做事积极主动的能力，在今后的工作中更有可能创造出色的业绩。哈拉斯娱乐公司则发现，心情愉快、身心更健康的员工会让客户更满意。

一、招聘的渠道

口腔医生招聘的渠道很多,主要有以下几种:人才交流中心、招聘洽谈会、传统媒体、校园招聘、网上招聘、员工推荐、人才猎取。每种招聘方式都有它各自的特点和适用范围。如:人才交流中心具有针对性强、费用低的特点,适用于一般员工的招聘;人才猎取虽然成本高,但对高级人才和尖端人才的获取十分有效。

要做好口腔诊所员工招聘工作,必须解决好口腔诊所发展远景目标与员工招聘的关系;树立员工招聘是双向选择的过程的观念;对劳动力市场进行细分,以便降低招聘成本;健全科学的员工素质评估体系。

在招聘人才时,不能仅局限于对口腔医生的技能和知识的考察,而应从应聘者的求职动机、个人品质、价值观、自我认知和角色定位等方面进行综合考虑。如果没有良好的求职动机、品质、价值观等相关素质的支撑,能力越强、知识越全面,对口腔诊所的负面影响会越大。

重视招聘广告的传播。招聘广告是口腔诊所和应聘者的一个非常重要的传播通道,一份好的招聘广告更能吸引应聘者的眼球及对口腔诊所的认同,招聘广告内容中既要包括常规的内容(如应聘职位、要求、工作地点等),同时也应该包括口腔诊所详细介绍、公司发展远景、实力、优秀的文化、具竞争力的薪酬、良好的发展机会及口腔诊所网站等内容,而不应该敷衍了事。

二、面试沟通

面试沟通,润物无声地传播口腔诊所的信息。掌握面试的技巧,沟通时应确定薪资待遇细节,给应聘者一个"利益点",并且提供一个足以令他相信的理由。往往很多的口腔诊所在应聘者面试过程中不能给他一个明确的答复,即薪资如何确定,加班费如何确定,待到上班后才和盘托出,一旦此时的待遇与其心理的感知有落差时,他们就会选择跳槽。同时,还要将他们所关注的其他需求进行沟通,使他们对口腔诊所的文化、价值在短时间内产生强烈的认同,特别应该注意的是不应夸大其词。

从发展需要的角度来看,发展包括了口腔诊所的发展与个人的发展,只有让新入职者信赖了口腔诊所的发展远景他才会相信自己的发展空间。因为他是一个舞蹈者,口腔诊所是一个舞台,没有舞台也就不能发挥其舞蹈者的天分。

三、选拔员工的原则

选择员工时,要选那些对工作热诚,易与人相处的。医护人员的工作态度对口腔诊所的生存至关重要,因为患者对诊所的信任度与员工态度密切相关。员工是否具有相同的目标和抱负,是口腔诊所达到既定目标的可靠保证。

例如:在联想集团高级干部管理培训班上,大家就以下四种人的聘用取向展开了激烈的争论:一是认同公司的价值观,工作能力强,能创造利润;二是认同公司的价值观,工作能力不强创造利润不高;三是不认同公司的价值观,工作能力强,能创造利润;四是不认同公司的价值观,工作能力不强,创造利润不高。对第一种人和第四种人,大家都觉得好处理:第一种人重用,第四种人不重用。在第二种和第三种人的处理上大家的意见分歧比较大,尤其是如何对待第三种人,争论更加激烈。

上述情况在口腔诊所的发展过程中同样存在。北京微笑口腔诊所于秦曦医生认为,口腔诊所应该为第二种人的成长创造条件,把他们放在合适的位置上,提高他们的工作能力。对第三种人,最好不聘用,队伍的纯洁性比一个人创造的利润更重要,不能因小失大。一个人的理念如果与诊所相背离,他的能力越强,对口腔诊所的破坏力越大。上海雅杰口腔门诊部郑金凤医生认为,用人要使用"价值观认同原理"!而后进行培养,志同道合的留下,志不同道不合的出去。

美国 University Dental Professional(UDP)诊所 Dr. Graham 认为,解聘员工是一件相当困难的事情,因为法律法规对雇员的保护力度越来越大。所以他在聘请员工的时候非常小心:一方面把求职者与全体员工的见面和接触作为常规,让双方增进相互了解;另一方面安排求职者在不同的岗位试工,了解其工作技能、熟练程度、对待病人的态度,及其对工作环境的适应能力。在聘请员工上犯错误的原因往往是操之过急,考虑不周。

有的业主喜欢用忠诚的人,比如亲人、熟人,但"最可靠的也就是最危险的"。这主要是因为社会转型环境动荡,人们缺乏对外部制度的安全感,只好由情感、血缘、亲属形成内部的稳定。事实上,忠诚是赚不了钱的。业主重用的忠诚人群,必将形成小范围的特殊利益团体,抑制组织的变革和制度的规范,这是最危险的事情。所以,我们认为业主要相信对制度的忠诚、对价值观的认同,放弃对个人的忠诚。

选拔员工的目的是为了使用,包括立即使用和培养后使用。如果员工选拔的不准,员工的培养和使用就不得当,产生的后果也就很严重。换句话说,要使口腔诊所的建设和发展上台阶,就要使用很得当的人;要使用很得当的人,就要选拔准人。

选拔员工的原则很多,从口腔诊所管理角度考虑,必须遵循以下原则:

1. 评德和查能相结合　对于口腔诊所医技人员,要评价职业道德和医德医风、服务态度和工作姿态;对于口腔诊所管理人员,要评价政治上的敏锐性、事业上的开拓性和作风上的求实性。

对于口腔诊所口腔医师,要求对本学科专业技能必须具有较高的操作水平,对新知识新理论有较强的接受能力,对医学未知领域有迫切的探索欲望;而对于口腔诊所牙科护士,要求很熟悉自己的工作业务,观察、思维、分析、判断能力强,有较强的决策能力和社交能力,有准确的语言表达能力和扎实的写作能力。

2. 调查和考核相结合 调查是通过对周围人群的查询、了解,以对某一个人整体的、基本的情况得出印象。主要评价一个人的为人处事、性格类型、医绩大小、社交能力等。调查采用的是"患者是定盘的星"这个道理。从理论上讲,对一个人的评价是代表了大多数人的意见,是客观的,比较公正的,但受影响的因素也较多。

考核,是通过出题书面考试或当面以谈话、问答、观看操作表演等形式,对某一个人的特殊情况进行评价。主要评价一个人的知识宽度、专业深度、思维口才、反应快慢、气质风度、办事能力、文笔功底等。

3. 打分和评议相结合

(1) 打分(法):是根据选拔需要,将条件分解成可以量化的指标,对应聘者逐条逐项打分,再算其总分,以总分的高低来评价。但不足之处是对有些内容不能进行评价,如气质风度、社交能力、口才思维等,都无法用量化的办法来打分。

(2) 评议(法):是根据员工反映的情况,按照业主用人的需要,进行比较、分析、评价。主要是以用人岗位或用人的需要来选拔人。评议法选拔的人有利于业主的决策顺利地贯彻、执行和落实。

【案例】 患者十个方法选择好牙科医师

[来源:美国牙科经营管理网站]

1. 牙医师在执行医疗业务的逻辑与哲学观是什么?

您(指患者)可以就以下的问题开始您与牙医师的对话:您(指牙医师)在什么情况下,会建议患者拔牙?什么时候您会选择用牙套而非填补来治疗牙齿?何时您会决定将患者转诊给专科医师?当然,牙医师的部分职责是教育与告知,每个牙医师都会回答您(指患者)的问题,重要的是,好的牙医师会以你理解的方式解释问题并告诉您有不同的治疗方案,如此一来您才能参与并决定您自己的治疗计划。

2. 牙医师最近几年参加了哪些继续教育课程?

一个认真的牙医师,会持续地在自己的领域追求进步。不要羞于启齿,因为也许牙医师会很高兴有这个机会告诉您(指患者):他曾经参加过哪些课程与会议。

3. 牙医师尊重或关心您吗?

您不是一颗牙齿,您是一个有牙齿的人。一个好的牙医师会问您的需求,您的恐惧和您在意的事。

4. 您的牙医师有没有重视诊所的消毒与清洁?

这表示,戴口罩、穿手套、使用高压灭菌的高速手机。

5. 您的牙医师是否邀请您参与您自己的治疗计划?

一个好的牙医师会向您解释您的问题所在与诊断,并以大方向与促进口腔整体健康的思考来订定您的治疗计划,而不是只有告诉您,您该做什么? 一个好的治疗计划不是以保险给付为考虑,而是以如何将您治疗好为方向,让您有多种选择的机会。

6. 您的牙医师有没有问您,您的全身性病史?

您的全身性医疗病史对您的口腔治疗极为重要,最简单的包括:过敏、药物相冲不适用等。

7. 您的牙医师有无为您做过口腔癌的检测?

这应该在初诊时,例行性应做的检查。因为好的牙医师不只看您的牙齿而已,而是看到您的整个嘴巴。

8. 牙医师是否有在初检时,为您做全口的牙周健康、蛀牙状况、咬合关系的检查?

您的全口检查至少应包括三项:全口的牙周探针测量您是否有牙周病、骨质流失、X线片检测,有无肉眼不易看出的牙齿交界面蛀牙? 有无正确的咬合,因为异常的咬合关系不处理会导致下巴关节的疼痛甚至牙齿断裂。

9. 您的牙医师是否在初诊的时候,有为您照足够多的X线片?

X线片能告诉我们很多肉眼看不到的蛀牙、牙周骨头破坏、甚至囊肿病变、或癌症病变等。

10. 牙医师是否定期追踪您的 dmf(decay,missing,filled)record ?

dmf record 是一种齿科记录,能告诉我们(患者),之前做了什么? 还有什么需要治疗?

【案例】 南宁圣洁齿科诊疗中心招聘启示

[来源:南宁圣洁齿科诊疗中心]

南宁圣洁齿科诊疗中心位于东盟中心开放的城市 - 南宁,为广西首家设立的专业、一流的齿科诊疗中心。本中心实力雄厚,目前是广西最大规模的口腔诊疗机构,系最具规模型口腔专业门诊,现拟长期招聘优秀口腔科医生、护士,需证件齐全,待遇优厚。(主任医师优先录取)

一、职位:口腔科医生

职位描述:

1. 大学以上学历,须有医师资格证书和执业医师证书,性别不限,年龄 45 岁以下;

2. 二年以上口腔科或口腔专科医院工作经验;

3. 性格开朗外向,容貌端正,具团队精神,具有良好的服务意识和沟通协调能力;

4. 有主治医师及以上资格者优先;

5. 应届硕士毕业生也可以;

以上人员一经录用,实行劳动合同制,具体待遇面谈。

二、职位:护士

职位描述:

1. 护士专业毕业,中专以上学历;

2. 两年以上护士工作经验,须有护士资格证和执业证书,有口腔工作经验者优先;

3. 容貌端正,有责任心及团队合作精神,为人真诚,说话和蔼,普通话标准,年龄 35 岁以下,身高 160cm 以上;

4. 熟练使用计算机和常用办公软件。

三、职位:后勤人员

职位描述:

1. 户籍不限,男女不限,中专以上学历;

2. 三年以上工作经验,有医院工作经验者优先;

3. 容貌端正,有责任心及团队合作精神,为人真诚,说话和蔼,普通话标准,年龄35岁以下,身高160cm以上;

以上人员一经录用,实行劳动合同制,具体待遇面谈。

联络电话:137*********

联络人:肖小姐

第三节　口腔医生素质评估

基本素质是指决定一个人行为习惯和思维方式的内在特质,从广义上还可包括技能和知识。素质是一个人能做什么(技能、知识)、想做什么(角色定位、自我认知)和会怎么做(价值观、品质、动机)的内在特质的组合。

一个人的素质就好比一座冰山,技能和知识只是露在水面上冰山的一小部分,他的自我认知、动机、个人品质以及价值观这些东西,都潜藏在水面以下,很难判断和识别。根据冰山模型,素质可以概括为以下7个层级:技能、知识、角色定位、价值观、自我认识、品质和动机。

不同口腔诊所由于特定的发展时期、业务重点、经营战略等的差异,对人才素质的要求是不同的。在同一个口腔诊所里,不同的职务、不同的岗位对人才素质也有不同的要求。为了更好地识人、用人、激励人、留人,必须建立员工素质指标。

基本素质指标是看口腔医生是否具有当一名口腔医生的资格,口腔医生的基本素质决定着一名口腔医生行医处世的方法、方式,只有具有高明的医术和良好的品德的口腔医生,才能更好地为患者服务,才能做出较高的绩效,考察内容包括口腔医生的基本情况、知识技能、医德医风、职业素质4个二级指标。

(1) 基本情况:考察指标有学历、职称、职务、受训经历、从事本专业的时间共5个三级指标。

(2) 知识技能:包括业务知识、业务技能两个三级指标。考察医生的手术和操作水平,医嘱、治疗方案、合理用药水平,基本理论、基本知识、专业知识、外语能力掌握水平。

(3) 医德医风:包括责任心、服务态度两个三级指标。考察医生对患者病情掌握程度,按时查房和看望患者情况,对待患者的态度、廉洁行医情况。

(4) 职业素质:包括协作精神、学习能力、应变能力、创新能力、亲和力5个三级指标。考察医护人员配合协作精神,善于学习、对本专业知识有悟性,对待突发病情的处置能力,善于钻研,具有敏感性和创新意识,与患者沟通协调的能力。

建立了各类职位的素质指标后,我们就可以根据不同职位对人才素质的不同要求,设计相应的面试评估要点。

第四节 聘用员工签订合同

员工聘用合同是对双方的责、权、利的规范和约束,是为了避免日后发生不愉快事情的必要措施。现在,我们国家还没有这方面的统一规定,即口腔诊所的劳动合同应该包括哪些内容,所以最好向律师咨询。一般来说,国外的类似合同包括如下内容:

(1) 工作时间:每天工作小时数和每周工作天数、法定假日、病假等。

(2) 工资支付时间和形式。

(3) 诊所财物(包括文字和图片资料)的所有权。

(4) 诊所的规章制度。

(5) 受聘口腔医师家庭成员的牙科治疗福利待遇。

(6) 受聘口腔医师接受继续教育的规定。

(7) 患者信息保密制度。

(8) 受聘口腔医师接受患者的制度。

(9) 受聘口腔医师离职的规定,尤其是患者资料的归属、未结束诊疗的患者安排、诊疗患者发生遗留问题时的处置等。

一般口腔诊所的工资制度也是形形色色的。大多数口腔诊所都是由于人手不足,不得不采取提高工资的政策。一旦采用这样的政策后,如果不进行技术教育,其工资升级也是有限度的。如果能有计划地进行技术教育,即使采用提高工资的政策,也不会对经营有所影响。

【附录1】 **口腔诊所口腔医师聘用合同**

甲方(聘用口腔诊所) (以下简称甲方)

乙方(受聘员工) (以下简称乙方)

甲乙双方根据国家和当地政府有关法规、规定,按照自愿、平等、协商一致的原则,签订本合同。

第一条 合同期限

合同有效期:

(1) 自××××年××月××日起,为固定期限合同。

(2) 自××××年××月××日至××××年××月××日止(其中××××年××月

××日至××××年××月××日为见习期,试用期),合同期满聘用关系自然终止。

聘用合同期满前三个月,经双方协商同意,可以续订聘用合同。

签订聘用合同的期限,不得超过国家规定的退离休时间,国家和当地政府另有规定可以延长(推迟)退休年龄(时间)的,可在乙方达到法定离退休年龄时,再根据规定条件,续订聘用合同。

本合同期满后,任何一方认为不再续订聘用合同的,应在合同期满前三个月书面通知对方。

第二条 工作岗位

甲方根据工作任务需要及乙方的岗位意向与乙方签订岗位聘用合同,明确乙方的具体工作岗位及职责。

甲方根据工作需要及乙方的学历、临床工作能力和表现,可以调整乙方的工作岗位,重新签订岗位聘任合同。

第三条 工作条件和劳动保护

甲方实行每周工作40小时,每天工作8小时的工作制度。

甲方为乙方提供符合国家规定的安全卫生的工作环境,保证乙方的人身安全及人体不受危害的环境条件下工作。

甲方根据乙方工作岗位的实际情况,按国家有关规定向乙方提供必要的劳动保护用品。

甲方应根据工作需要组织乙方参加必要的专业务技术培训。

第四条 工作报酬

根据国家、当地政府和口腔诊所的有关规定,乙方的工作岗位,甲方按月支付乙方工资。

甲方根据国家、当地政府和口腔诊所的有关规定,调整乙方的工资。

乙方享受规定的福利待遇。

乙方享受国家规定的法定节假日、婚假、计划生育等假期。

甲方按期为乙方缴付养老保险金、待业保险金和其他社会保险金。

第五条 工作纪律、奖励和惩处

乙方应遵守国家的法律、法规。

乙方应遵守甲方规定的各项规章制度和劳动纪律,自觉服从甲方的管理、教育。

甲方按当地政府和口腔诊所有关规定,依照乙方的工作实绩、贡献大小给予奖励。

乙方如违反甲方的规章制度、劳动纪律,甲方按市府和单位的有关规定给予处罚。

第六条 聘用合同的变更、终止和解除

1. 聘用合同依法签订后,合同双方必须全面履行合同规定的义务,任何一方不得擅自变更合同。确需变更时,双方应协商一致,并按原签订程序变更合同。双方未达成一致意见的,原合同继续有效。

2. 聘用合同期满或者双方约定的合同终止条件出现时,聘用合同即自行终止。在聘用合同期满三个月前,经双方协商同意,可以续订聘用合同。

3. 甲方口腔诊所被撤销,聘用合同自行终止。

4. 经聘用合同双方当事人协商一致,聘用合同可以解除。

5. 乙方有下列情形之一的,甲方可以解除聘用合同。

(1) 在试用期内被证明不符合聘用条件的;

(2) 严重违反工作纪律或聘用口腔诊所规章制度的;

（3）故意不完成医疗任务，给医疗工作造成严重损失的；

（4）品行不良，侮辱病人，影响恶劣的；

（5）严重失职，营私舞弊，对甲方口腔诊所利益造成重大损害的；

（6）被依法追究刑事责任的。

6. 有下列情形之一的，甲方可以解除聘用合同，但应提前三十天以书面形式通知受聘员工。

（1）乙方患病或非因工负伤医疗期满后，不能从事原工作，也不愿从事甲方另行安排适当工作的。

（2）乙方不能胜任工作，经过培训或者调整工作岗位，仍不能胜任工作的；

（3）聘用合同订立时所依据的客观情况发生重大变化，致使已签订的聘用合同无法履行，经当事人协商不能就变更聘用合同达成协议的；

（4）乙方不履行聘用合同的。

7. 有下列情形之一的，甲方不能终止或解除聘用合同

（1）乙方患病或负伤在规定的医疗期内的；

（2）女员工在孕期、产期、哺乳期内的；

（3）法律、法规规定的其他情形。

8. 有下列情形之一的，乙方可以通知聘用单位解除聘用合同。

（1）在试用期内的；

（2）甲方未按照聘用合同约定支付工作报酬或者提供工作条件的。

9. 乙方要求解除聘用合同，应当提前三十天以书面形式通知甲方。根据教育系统教学特点，除特殊情况外，一般应在学期结束前三十天通知甲方。

第七条　违反和解除聘用合同的经济补偿

经聘用合同当事人协商一致，由甲方解除聘用合同的（不包括在见习期内的毕业生），甲方应根据乙方在本单位工作年限，每满一年发给相当于一个月工资的经济补偿，最多不超过十二个月。

乙方不能胜任工作，经过培训或者调整工作岗位仍不能胜任工作，由甲方解除聘用合同的，甲方应按其在口腔诊所工作年限，工作时间每满一年，发给相当于一个月工资的经济补偿金，最多不超过十二个月。

聘用合同订立时所依据的客观情况发生重大变化，致使已签订的合同无法履行，经当事人协商不能就变更合同达成协议，由甲方解除聘用合同的，甲方按受聘人员在口腔诊所工作年限，工作时间每满一年发给相当一个月工资的经济补偿金。

甲方口腔诊所被撤销的，甲方应在被撤销前按乙方在口腔诊所工作年限支付经济补偿金。工作时间每满一年，发给相当一个月工资的经济补偿金。

经济补偿金的工资计算数为乙方被解除聘用合同的上一年月平均工资。

甲方依据本条第3、4款解除合同，发给经济补偿金时，乙方的月工资低于甲方口腔诊所上一年月平均工资的，按甲方口腔诊所平均工资的标准支付。

聘用合同履行期间，乙方要求解除聘用合同的，凡符合下列条件之一必须交付赔偿费用等。

（1）凡由甲方出资进修培训，乙方应按规定赔偿进修培训费。

（2）凡在规定服务期内的大中专毕业生按当地政府有关文件规定支付赔偿费；

聘用合同履行期间，合同双方的任何一方擅自违反规定解除合同的，必须负违约责任。

并应按不满聘用合同规定的期限支付基本工资额度的违约金。

乙方因"用人单位未按照聘用合同的约定支付工作报酬"而通知甲方解除聘用合同的，甲方应按合同约定结算并解除聘用合同的同时支付欠发的工作报酬。

第八条　其他事项

甲乙双方因实施聘用合同发生人事争议，按《实施意见》第六条人事争议处理的有关条款执行。

本合同一式三份，甲方二份，乙方一份，经甲、乙双方签字后生效。

本合同条款如与国家法律、法规相抵触时，以国家法律、法规为准。

本合同的未及事项，按国家有关规定执行。

双方认为需要规定的其他事项。

甲方（盖章）　　　　　　　　　　　　　乙方（签字）

法人代表（签字）

　　　　　　　年　月　日　　　　　　　　年　月　日

【附录2】　中华人民共和国劳动合同法

[中华人民共和国主席令第六十五号，2007年6月29日公布，自2008年1月1日起施行]

第一章　总　则

第一条　为了完善劳动合同制度，明确劳动合同双方当事人的权利和义务，保护劳动者的合法权益，构建和发展和谐稳定的劳动关系，制定本法。

第二条　中华人民共和国境内的企业、个体经济组织、民办非企业单位等组织（以下称用人单位）与劳动者建立劳动关系，订立、履行、变更、解除或者终止劳动合同，适用本法。

国家机关、事业单位、社会团体和与其建立劳动关系的劳动者，订立、履行、变更、解除或者终止劳动合同，依照本法执行。

第三条　订立劳动合同，应当遵循合法、公平、平等自愿、协商一致、诚实信用的原则。

依法订立的劳动合同具有约束力，用人单位与劳动者应当履行劳动合同约定的义务。

第四条　用人单位应当依法建立和完善劳动规章制度，保障劳动者享有劳动权利、履行劳动义务。

用人单位在制定、修改或者决定有关劳动报酬、工作时间、休息休假、劳动安全卫生、保险福利、职工培训、劳动纪律以及劳动定额管理等直接涉及劳动者切身利益的规章制度或者重大事项时，应当经职工代表大会或者全体职工讨论，提出方案和意见，与工会或者职工代表平等协商确定。

在规章制度和重大事项决定实施过程中，工会或者职工认为不适当的，有权向用人单位提出，通过协商予以修改完善。

用人单位应当将直接涉及劳动者切身利益的规章制度和重大事项决定公示，或者告知劳动者。

第五条　县级以上人民政府劳动行政部门会同工会和企业方面代表，建立健全协调劳动关系三方机制，共同研究解决有关劳动关系的重大问题。

第六条　工会应当帮助、指导劳动者与用人单位依法订立和履行劳动合同，并与用人单位建立集体协商机制，维护劳动者的合法权益。

第二章 劳动合同的订立

第七条 用人单位自用工之日起即与劳动者建立劳动关系。用人单位应当建立职工名册备查。

第八条 用人单位招用劳动者时,应当如实告知劳动者工作内容、工作条件、工作地点、职业危害、安全生产状况、劳动报酬,以及劳动者要求了解的其他情况;用人单位有权了解劳动者与劳动合同直接相关的基本情况,劳动者应当如实说明。

第九条 用人单位招用劳动者,不得扣押劳动者的居民身份证和其他证件,不得要求劳动者提供担保或者以其他名义向劳动者收取财物。

第十条 建立劳动关系,应当订立书面劳动合同。

已建立劳动关系,未同时订立书面劳动合同的,应当自用工之日起一个月内订立书面劳动合同。

用人单位与劳动者在用工前订立劳动合同的,劳动关系自用工之日起建立。

第十一条 用人单位未在用工的同时订立书面劳动合同,与劳动者约定的劳动报酬不明确的,新招用的劳动者的劳动报酬按照集体合同规定的标准执行;没有集体合同或者集体合同未规定的,实行同工同酬。

第十二条 劳动合同分为固定期限劳动合同、无固定期限劳动合同和以完成一定工作任务为期限的劳动合同。

第十三条 固定期限劳动合同,是指用人单位与劳动者约定合同终止时间的劳动合同。

用人单位与劳动者协商一致,可以订立固定期限劳动合同。

第十四条 无固定期限劳动合同,是指用人单位与劳动者约定无确定终止时间的劳动合同。

用人单位与劳动者协商一致,可以订立无固定期限劳动合同。有下列情形之一,劳动者提出或者同意续订、订立劳动合同的,除劳动者提出订立固定期限劳动合同外,应当订立无固定期限劳动合同:

(一)劳动者在该用人单位连续工作满十年的;

(二)用人单位初次实行劳动合同制度或者国有企业改制重新订立劳动合同时,劳动者在该用人单位连续工作满十年且距法定退休年龄不足十年的;

(三)连续订立二次固定期限劳动合同,且劳动者没有本法第三十九条和第四十条第一项、第二项规定的情形,续订劳动合同的。

用人单位自用工之日起满一年不与劳动者订立书面劳动合同的,视为用人单位与劳动者已订立无固定期限劳动合同。

第十五条 以完成一定工作任务为期限的劳动合同,是指用人单位与劳动者约定以某项工作的完成为合同期限的劳动合同。

用人单位与劳动者协商一致,可以订立以完成一定工作任务为期限的劳动合同。

第十六条 劳动合同由用人单位与劳动者协商一致,并经用人单位与劳动者在劳动合同文本上签字或者盖章生效。

劳动合同文本由用人单位和劳动者各执一份。

第十七条 劳动合同应当具备以下条款:

(一)用人单位的名称、住所和法定代表人或者主要负责人;

(二)劳动者的姓名、住址和居民身份证或者其他有效身份证件号码;

（三）劳动合同期限；

（四）工作内容和工作地点；

（五）工作时间和休息休假；

（六）劳动报酬；

（七）社会保险；

（八）劳动保护、劳动条件和职业危害防护；

（九）法律、法规规定应当纳入劳动合同的其他事项。

劳动合同除前款规定的必备条款外，用人单位与劳动者可以约定试用期、培训、保守秘密、补充保险和福利待遇等其他事项。

第十八条　劳动合同对劳动报酬和劳动条件等标准约定不明确，引发争议的，用人单位与劳动者可以重新协商；协商不成的，适用集体合同规定；没有集体合同或者集体合同未规定劳动报酬的，实行同工同酬；没有集体合同或者集体合同未规定劳动条件等标准的，适用国家有关规定。

第十九条　劳动合同期限三个月以上不满一年的，试用期不得超过一个月；劳动合同期限一年以上不满三年的，试用期不得超过二个月；三年以上固定期限和无固定期限的劳动合同，试用期不得超过六个月。

同一用人单位与同一劳动者只能约定一次试用期。

以完成一定工作任务为期限的劳动合同或者劳动合同期限不满三个月的，不得约定试用期。

试用期包含在劳动合同期限内。劳动合同仅约定试用期的，试用期不成立，该期限为劳动合同期限。

第二十条　劳动者在试用期的工资不得低于本单位相同岗位最低档工资或者劳动合同约定工资的百分之八十，并不得低于用人单位所在地的最低工资标准。

第二十一条　在试用期中，除劳动者有本法第三十九条和第四十条第一项、第二项规定的情形外，用人单位不得解除劳动合同。用人单位在试用期解除劳动合同的，应当向劳动者说明理由。

第二十二条　用人单位为劳动者提供专项培训费用，对其进行专业技术培训的，可以与该劳动者订立协议，约定服务期。

劳动者违反服务期约定的，应当按照约定向用人单位支付违约金。违约金的数额不得超过用人单位提供的培训费用。用人单位要求劳动者支付的违约金不得超过服务期尚未履行部分所应分摊的培训费用。

用人单位与劳动者约定服务期的，不影响按照正常的工资调整机制提高劳动者在服务期期间的劳动报酬。

第二十三条　用人单位与劳动者可以在劳动合同中约定保守用人单位的商业秘密和与知识产权相关的保密事项。

对负有保密义务的劳动者，用人单位可以在劳动合同或者保密协议中与劳动者约定竞业限制条款，并约定在解除或者终止劳动合同后，在竞业限制期限内按月给予劳动者经济补偿。劳动者违反竞业限制约定的，应当按照约定向用人单位支付违约金。

第二十四条　竞业限制的人员限于用人单位的高级管理人员、高级技术人员和其他负有保密义务的人员。竞业限制的范围、地域、期限由用人单位与劳动者约定，竞业限制的约定不得违反法律、法规的规定。

在解除或者终止劳动合同后，前款规定的人员到与本单位生产或者经营同类产品、从事同类业务的有竞争关系的其他用人单位，或者自己开业生产或者经营同类产品、从事同类业务的竞业限制期限，不得超过二年。

第二十五条　除本法第二十二条和第二十三条规定的情形外，用人单位不得与劳动者约定由劳动者承担违约金。

第二十六条　下列劳动合同无效或者部分无效：

（一）以欺诈、胁迫的手段或者乘人之危，使对方在违背真实意思的情况下订立或者变更劳动合同的；

（二）用人单位免除自己的法定责任、排除劳动者权利的；

（三）违反法律、行政法规强制性规定的。

对劳动合同的无效或者部分无效有争议的，由劳动争议仲裁机构或者人民法院确认。

第二十七条　劳动合同部分无效，不影响其他部分效力的，其他部分仍然有效。

第二十八条　劳动合同被确认无效，劳动者已付出劳动的，用人单位应当向劳动者支付劳动报酬。劳动报酬的数额，参照本单位相同或者相近岗位劳动者的劳动报酬确定。

第三章　劳动合同的履行和变更

第二十九条　用人单位与劳动者应当按照劳动合同的约定，全面履行各自的义务。

第三十条　用人单位应当按照劳动合同约定和国家规定，向劳动者及时足额支付劳动报酬。

用人单位拖欠或者未足额支付劳动报酬的，劳动者可以依法向当地人民法院申请支付令，人民法院应当依法发出支付令。

第三十一条　用人单位应当严格执行劳动定额标准，不得强迫或者变相强迫劳动者加班。用人单位安排加班的，应当按照国家有关规定向劳动者支付加班费。

第三十二条　劳动者拒绝用人单位管理人员违章指挥、强令冒险作业的，不视为违反劳动合同。

劳动者对危害生命安全和身体健康的劳动条件，有权对用人单位提出批评、检举和控告。

第三十三条　用人单位变更名称、法定代表人、主要负责人或者投资人等事项，不影响劳动合同的履行。

第三十四条　用人单位发生合并或者分立等情况，原劳动合同继续有效，劳动合同由承继其权利和义务的用人单位继续履行。

第三十五条　用人单位与劳动者协商一致，可以变更劳动合同约定的内容。变更劳动合同，应当采用书面形式。

变更后的劳动合同文本由用人单位和劳动者各执一份。

第四章　劳动合同的解除和终止

第三十六条　用人单位与劳动者协商一致，可以解除劳动合同。

第三十七条　劳动者提前三十日以书面形式通知用人单位，可以解除劳动合同。劳动者在试用期内提前三日通知用人单位，可以解除劳动合同。

第三十八条　用人单位有下列情形之一的，劳动者可以解除劳动合同：

（一）未按照劳动合同约定提供劳动保护或者劳动条件的；

（二）未及时足额支付劳动报酬的；

（三）未依法为劳动者缴纳社会保险费的；

（四）用人单位的规章制度违反法律、法规的规定，损害劳动者权益的；

（五）因本法第二十六条第一款规定的情形致使劳动合同无效的；

（六）法律、行政法规规定劳动者可以解除劳动合同的其他情形。

用人单位以暴力、威胁或者非法限制人身自由的手段强迫劳动者劳动的，或者用人单位违章指挥、强令冒险作业危及劳动者人身安全的，劳动者可以立即解除劳动合同，不需事先告知用人单位。

第三十九条 劳动者有下列情形之一的，用人单位可以解除劳动合同：

（一）在试用期间被证明不符合录用条件的；

（二）严重违反用人单位的规章制度的；

（三）严重失职，营私舞弊，给用人单位造成重大损害的；

（四）劳动者同时与其他用人单位建立劳动关系，对完成本单位的工作任务造成严重影响，或者经用人单位提出，拒不改正的；

（五）因本法第二十六条第一款第一项规定的情形致使劳动合同无效的；

（六）被依法追究刑事责任的。

第四十条 有下列情形之一的，用人单位提前三十日以书面形式通知劳动者本人或者额外支付劳动者一个月工资后，可以解除劳动合同：

（一）劳动者患病或者非因工负伤，在规定的医疗期满后不能从事原工作，也不能从事由用人单位另行安排的工作的；

（二）劳动者不能胜任工作，经过培训或者调整工作岗位，仍不能胜任工作的；

（三）劳动合同订立时所依据的客观情况发生重大变化，致使劳动合同无法履行，经用人单位与劳动者协商，未能就变更劳动合同内容达成协议的。

第四十一条 有下列情形之一，需要裁减人员二十人以上或者裁减不足二十人但占企业职工总数百分之十以上的，用人单位提前三十日向工会或者全体职工说明情况，听取工会或者职工的意见后，裁减人员方案经向劳动行政部门报告，可以裁减人员：

（一）依照企业破产法规定进行重整的；

（二）生产经营发生严重困难的；

（三）企业转产、重大技术革新或者经营方式调整，经变更劳动合同后，仍需裁减人员的；

（四）其他因劳动合同订立时所依据的客观经济情况发生重大变化，致使劳动合同无法履行的。

裁减人员时，应当优先留用下列人员：

（一）与本单位订立较长期限的固定期限劳动合同的；

（二）与本单位订立无固定期限劳动合同的；

（三）家庭无其他就业人员，有需要扶养的老人或者未成年人的。

用人单位依照本条第一款规定裁减人员，在六个月内重新招用人员的，应当通知被裁减的人员，并在同等条件下优先招用被裁减的人员。

第四十二条 劳动者有下列情形之一的，用人单位不得依照本法第四十条、第四十一条的规定解除劳动合同：

（一）从事接触职业病危害作业的劳动者未进行离岗前职业健康检查，或者疑似职业病病人在诊断或者医学观察期间的；

（二）在本单位患职业病或者因工负伤并被确认丧失或者部分丧失劳动能力的；

（三）患病或者非因工负伤，在规定的医疗期内的；

（四）女职工在孕期、产期、哺乳期的；

（五）在本单位连续工作满十五年，且距法定退休年龄不足五年的；

（六）法律、行政法规规定的其他情形。

第四十三条　用人单位单方解除劳动合同，应当事先将理由通知工会。用人单位违反法律、行政法规规定或者劳动合同约定的，工会有权要求用人单位纠正。用人单位应当研究工会的意见，并将处理结果书面通知工会。

第四十四条　有下列情形之一的，劳动合同终止：

（一）劳动合同期满的；

（二）劳动者开始依法享受基本养老保险待遇的；

（三）劳动者死亡，或者被人民法院宣告死亡或者宣告失踪的；

（四）用人单位被依法宣告破产的；

（五）用人单位被吊销营业执照、责令关闭、撤销或者用人单位决定提前解散的；

（六）法律、行政法规规定的其他情形。

第四十五条　劳动合同期满，有本法第四十二条规定情形之一的，劳动合同应当续延至相应的情形消失时终止。但是，本法第四十二条第二项规定丧失或者部分丧失劳动能力劳动者的劳动合同的终止，按照国家有关工伤保险的规定执行。

第四十六条　有下列情形之一的，用人单位应当向劳动者支付经济补偿：

（一）劳动者依照本法第三十八条规定解除劳动合同的；

（二）用人单位依照本法第三十六条规定向劳动者提出解除劳动合同并与劳动者协商一致解除劳动合同的；

（三）用人单位依照本法第四十条规定解除劳动合同的；

（四）用人单位依照本法第四十一条第一款规定解除劳动合同的；

（五）除用人单位维持或者提高劳动合同约定条件续订劳动合同，劳动者不同意续订的情形外，依照本法第四十四条第一项规定终止固定期限劳动合同的；

（六）依照本法第四十四条第四项、第五项规定终止劳动合同的；

（七）法律、行政法规规定的其他情形。

第四十七条　经济补偿按劳动者在本单位工作的年限，每满一年支付一个月工资的标准向劳动者支付。六个月以上不满一年的，按一年计算；不满六个月的，向劳动者支付半个月工资的经济补偿。

劳动者月工资高于用人单位所在直辖市、设区的市级人民政府公布的本地区上年度职工月平均工资三倍的，向其支付经济补偿的标准按职工月平均工资三倍的数额支付，向其支付经济补偿的年限最高不超过十二年。

本条所称月工资是指劳动者在劳动合同解除或者终止前十二个月的平均工资。

第四十八条　用人单位违反本法规定解除或者终止劳动合同，劳动者要求继续履行劳动合同的，用人单位应当继续履行；劳动者不要求继续履行劳动合同或者劳动合同已经不能继续履行的，用人单位应当依照本法第八十七条规定支付赔偿金。

第四十九条　国家采取措施，建立健全劳动者社会保险关系跨地区转移接续制度。

第五十条　用人单位应当在解除或者终止劳动合同时出具解除或者终止劳动合同的证

明,并在十五日内为劳动者办理档案和社会保险关系转移手续。

劳动者应当按照双方约定,办理工作交接。用人单位依照本法有关规定应当向劳动者支付经济补偿的,在办结工作交接时支付。

用人单位对已经解除或者终止的劳动合同的文本,至少保存二年备查。

第五章 特 别 规 定

第一节 集体合同

第五十一条 企业职工一方与用人单位通过平等协商,可以就劳动报酬、工作时间、休息休假、劳动安全卫生、保险福利等事项订立集体合同。集体合同草案应当提交职工代表大会或者全体职工讨论通过。

集体合同由工会代表企业职工一方与用人单位订立;尚未建立工会的用人单位,由上级工会指导劳动者推举的代表与用人单位订立。

第五十二条 企业职工一方与用人单位可以订立劳动安全卫生、女职工权益保护、工资调整机制等专项集体合同。

第五十三条 在县级以下区域内,建筑业、采矿业、餐饮服务业等行业可以由工会与企业方面代表订立行业性集体合同,或者订立区域性集体合同。

第五十四条 集体合同订立后,应当报送劳动行政部门;劳动行政部门自收到集体合同文本之日起十五日内未提出异议的,集体合同即行生效。

依法订立的集体合同对用人单位和劳动者具有约束力。行业性、区域性集体合同对当地本行业、本区域的用人单位和劳动者具有约束力。

第五十五条 集体合同中劳动报酬和劳动条件等标准不得低于当地人民政府规定的最低标准;用人单位与劳动者订立的劳动合同中劳动报酬和劳动条件等标准不得低于集体合同规定的标准。

第五十六条 用人单位违反集体合同,侵犯职工劳动权益的,工会可以依法要求用人单位承担责任;因履行集体合同发生争议,经协商解决不成的,工会可以依法申请仲裁、提起诉讼。

第二节 劳务派遣

第五十七条 劳务派遣单位应当依照公司法的有关规定设立,注册资本不得少于五十万元。

第五十八条 劳务派遣单位是本法所称用人单位,应当履行用人单位对劳动者的义务。劳务派遣单位与被派遣劳动者订立的劳动合同,除应当载明本法第十七条规定的事项外,还应当载明被派遣劳动者的用工单位以及派遣期限、工作岗位等情况。

劳务派遣单位应当与被派遣劳动者订立二年以上的固定期限劳动合同,按月支付劳动报酬;被派遣劳动者在无工作期间,劳务派遣单位应当按照所在地人民政府规定的最低工资标准,向其按月支付报酬。

第五十九条 劳务派遣单位派遣劳动者应当与接受以劳务派遣形式用工的单位(以下称用工单位)订立劳务派遣协议。劳务派遣协议应当约定派遣岗位和人员数量、派遣期限、劳动报酬和社会保险费的数额与支付方式以及违反协议的责任。

用工单位应当根据工作岗位的实际需要与劳务派遣单位确定派遣期限,不得将连续用工期限分割订立数个短期劳务派遣协议。

第六十条 劳务派遣单位应当将劳务派遣协议的内容告知被派遣劳动者。

　　劳务派遣单位不得克扣用工单位按照劳务派遣协议支付给被派遣劳动者的劳动报酬。

　　劳务派遣单位和用工单位不得向被派遣劳动者收取费用。

　　第六十一条　劳务派遣单位跨地区派遣劳动者的,被派遣劳动者享有的劳动报酬和劳动条件,按照用工单位所在地的标准执行。

　　第六十二条　用工单位应当履行下列义务:

　　(一)执行国家劳动标准,提供相应的劳动条件和劳动保护;

　　(二)告知被派遣劳动者的工作要求和劳动报酬;

　　(三)支付加班费、绩效奖金,提供与工作岗位相关的福利待遇;

　　(四)对在岗被派遣劳动者进行工作岗位所必需的培训;

　　(五)连续用工的,实行正常的工资调整机制。

　　用工单位不得将被派遣劳动者再派遣到其他用人单位。

　　第六十三条　被派遣劳动者享有与用工单位的劳动者同工同酬的权利。用工单位无同类岗位劳动者的,参照用工单位所在地相同或者相近岗位劳动者的劳动报酬确定。

　　第六十四条　被派遣劳动者有权在劳务派遣单位或者用工单位依法参加或者组织工会,维护自身的合法权益。

　　第六十五条　被派遣劳动者可以依照本法第三十六条、第三十八条的规定与劳务派遣单位解除劳动合同。

　　被派遣劳动者有本法第三十九条和第四十条第一项、第二项规定情形的,用工单位可以将劳动者退回劳务派遣单位,劳务派遣单位依照本法有关规定,可以与劳动者解除劳动合同。

　　第六十六条　劳务派遣一般在临时性、辅助性或者替代性的工作岗位上实施。

　　第六十七条　用人单位不得设立劳务派遣单位向本单位或者所属单位派遣劳动者。

第三节　非全日制用工

　　第六十八条　非全日制用工,是指以小时计酬为主,劳动者在同一用人单位一般平均每日工作时间不超过四小时,每周工作时间累计不超过二十四小时的用工形式。

　　第六十九条　非全日制用工双方当事人可以订立口头协议。

　　从事非全日制用工的劳动者可以与一个或者一个以上用人单位订立劳动合同;但是,后订立的劳动合同不得影响先订立的劳动合同的履行。

　　第七十条　非全日制用工双方当事人不得约定试用期。

　　第七十一条　非全日制用工双方当事人任何一方都可以随时通知对方终止用工。终止用工,用人单位不向劳动者支付经济补偿。

　　第七十二条　非全日制用工小时计酬标准不得低于用人单位所在地人民政府规定的最低小时工资标准。

　　非全日制用工劳动报酬结算支付周期最长不得超过十五日。

第六章　监　督　检　查

　　第七十三条　国务院劳动行政部门负责全国劳动合同制度实施的监督管理。

　　县级以上地方人民政府劳动行政部门负责本行政区域内劳动合同制度实施的监督管理。

　　县级以上各级人民政府劳动行政部门在劳动合同制度实施的监督管理工作中,应当听取工会、企业方面代表以及有关行业主管部门的意见。

　　第七十四条　县级以上地方人民政府劳动行政部门依法对下列实施劳动合同制度的情况进行监督检查:

（一）用人单位制定直接涉及劳动者切身利益的规章制度及其执行的情况；

（二）用人单位与劳动者订立和解除劳动合同的情况；

（三）劳务派遣单位和用工单位遵守劳务派遣有关规定的情况；

（四）用人单位遵守国家关于劳动者工作时间和休息休假规定的情况；

（五）用人单位支付劳动合同约定的劳动报酬和执行最低工资标准的情况；

（六）用人单位参加各项社会保险和缴纳社会保险费的情况；

（七）法律、法规规定的其他劳动监察事项。

第七十五条　县级以上地方人民政府劳动行政部门实施监督检查时，有权查阅与劳动合同、集体合同有关的材料，有权对劳动场所进行实地检查，用人单位和劳动者都应当如实提供有关情况和材料。

劳动行政部门的工作人员进行监督检查，应当出示证件，依法行使职权，文明执法。

第七十六条　县级以上人民政府建设、卫生、安全生产监督管理等有关主管部门在各自职责范围内，对用人单位执行劳动合同制度的情况进行监督管理。

第七十七条　劳动者合法权益受到侵害的，有权要求有关部门依法处理，或者依法申请仲裁、提起诉讼。

第七十八条　工会依法维护劳动者的合法权益，对用人单位履行劳动合同、集体合同的情况进行监督。用人单位违反劳动法律、法规和劳动合同、集体合同的，工会有权提出意见或者要求纠正；劳动者申请仲裁、提起诉讼的，工会依法给予支持和帮助。

第七十九条　任何组织或者个人对违反本法的行为都有权举报，县级以上人民政府劳动行政部门应当及时核实、处理，并对举报有功人员给予奖励。

第七章　法律责任

第八十条　用人单位直接涉及劳动者切身利益的规章制度违反法律、法规规定的，由劳动行政部门责令改正，给予警告；给劳动者造成损害的，应当承担赔偿责任。

第八十一条　用人单位提供的劳动合同文本未载明本法规定的劳动合同必备条款或者用人单位未将劳动合同文本交付劳动者的，由劳动行政部门责令改正；给劳动者造成损害的，应当承担赔偿责任。

第八十二条　用人单位自用工之日起超过一个月不满一年未与劳动者订立书面劳动合同的，应当向劳动者每月支付二倍的工资。

用人单位违反本法规定不与劳动者订立无固定期限劳动合同的，自应当订立无固定期限劳动合同之日起向劳动者每月支付二倍的工资。

第八十三条　用人单位违反本法规定与劳动者约定试用期的，由劳动行政部门责令改正；违法约定的试用期已经履行的，由用人单位以劳动者试用期满月工资为标准，按已经履行的超过法定试用期的期间向劳动者支付赔偿金。

第八十四条　用人单位违反本法规定，扣押劳动者居民身份证等证件的，由劳动行政部门责令限期退还劳动者本人，并依照有关法律规定给予处罚。

用人单位违反本法规定，以担保或者其他名义向劳动者收取财物的，由劳动行政部门责令限期退还劳动者本人，并以每人五百元以上二千元以下的标准处以罚款；给劳动者造成损害的，应当承担赔偿责任。

劳动者依法解除或者终止劳动合同，用人单位扣押劳动者档案或者其他物品的，依照前款规定处罚。

第八十五条 用人单位有下列情形之一的,由劳动行政部门责令限期支付劳动报酬、加班费或者经济补偿;劳动报酬低于当地最低工资标准的,应当支付其差额部分;逾期不支付的,责令用人单位按应付金额百分之五十以上百分之一百以下的标准向劳动者加付赔偿金:

(一)未按照劳动合同的约定或者国家规定及时足额支付劳动者劳动报酬的;

(二)低于当地最低工资标准支付劳动者工资的;

(三)安排加班不支付加班费的;

(四)解除或者终止劳动合同,未依照本法规定向劳动者支付经济补偿的。

第八十六条 劳动合同依照本法第二十六条规定被确认无效,给对方造成损害的,有过错的一方应当承担赔偿责任。

第八十七条 用人单位违反本法规定解除或者终止劳动合同的,应当依照本法第四十七条规定的经济补偿标准的二倍向劳动者支付赔偿金。

第八十八条 用人单位有下列情形之一的,依法给予行政处罚;构成犯罪的,依法追究刑事责任;给劳动者造成损害的,应当承担赔偿责任:

(一)以暴力、威胁或者非法限制人身自由的手段强迫劳动的;

(二)违章指挥或者强令冒险作业危及劳动者人身安全的;

(三)侮辱、体罚、殴打、非法搜查或者拘禁劳动者的;

(四)劳动条件恶劣、环境污染严重,给劳动者身心健康造成严重损害的。

第八十九条 用人单位违反本法规定未向劳动者出具解除或者终止劳动合同的书面证明,由劳动行政部门责令改正;给劳动者造成损害的,应当承担赔偿责任。

第九十条 劳动者违反本法规定解除劳动合同,或者违反劳动合同中约定的保密义务或者竞业限制,给用人单位造成损失的,应当承担赔偿责任。

第九十一条 用人单位招用与其他用人单位尚未解除或者终止劳动合同的劳动者,给其他用人单位造成损失的,应当承担连带赔偿责任。

第九十二条 劳务派遣单位违反本法规定的,由劳动行政部门和其他有关主管部门责令改正;情节严重的,以每人一千元以上五千元以下的标准处以罚款,并由工商行政管理部门吊销营业执照;给被派遣劳动者造成损害的,劳务派遣单位与用工单位承担连带赔偿责任。

第九十三条 对不具备合法经营资格的用人单位的违法犯罪行为,依法追究法律责任;劳动者已经付出劳动的,该单位或者其出资人应当依照本法有关规定向劳动者支付劳动报酬、经济补偿、赔偿金;给劳动者造成损害的,应当承担赔偿责任。

第九十四条 个人承包经营违反本法规定招用劳动者,给劳动者造成损害的,发包的组织与个人承包经营者承担连带赔偿责任。

第九十五条 劳动行政部门和其他有关主管部门及其工作人员玩忽职守、不履行法定职责,或者违法行使职权,给劳动者或者用人单位造成损害的,应当承担赔偿责任;对直接负责的主管人员和其他直接责任人员,依法给予行政处分;构成犯罪的,依法追究刑事责任。

第八章 附 则

第九十六条 事业单位与实行聘用制的工作人员订立、履行、变更、解除或者终止劳动合同,法律、行政法规或者国务院另有规定的,依照其规定;未作规定的,依照本法有关规定执行。

第九十七条 本法施行前已依法订立且在本法施行之日存续的劳动合同,继续履行;本法第十四条第二款第三项规定连续订立固定期限劳动合同的次数,自本法施行后续订固定期限劳动合同时开始计算。

本法施行前已建立劳动关系,尚未订立书面劳动合同的,应当自本法施行之日起一个月内订立。

本法施行之日存续的劳动合同在本法施行后解除或者终止,依照本法第四十六条规定应当支付经济补偿的,经济补偿年限自本法施行之日起计算;本法施行前按照当时有关规定,用人单位应当向劳动者支付经济补偿的,按照当时有关规定执行。

第九十八条　本法自 2008 年 1 月 1 日起施行。

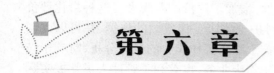

第 六 章

医护人员绩效考评

　　精密的量化方式正在替代直觉和经验成为领先企业分析人力资源的主要工具。谁是你公司最优秀的员工？怎样赋权并激励其他人成为优秀员工？绩效考评是指一个对目标及如何去实现目标形成共识的过程；一种通过对人的管理去提高成功的几率的思路或方法。

　　绩效考核的目标在于激励员工的积极性。例如：星巴克和百思买可以精确地评估出一家店内员工敬业度是否有哪怕 0.1% 的增幅。对于百思买来说，这就意味着一家店的年营业收入将增加大约 10 万美元。在西方政治学中，有一个理论叫"破窗理论"：当一个人打坏一扇窗户以后，如果窗户得不到及时的修理，打坏窗户的人也得不到及时的惩罚，那么就会有更多的人去打坏更多的窗户。环境可以对一个人产生强烈的暗示性和诱导性。绩效考评对口腔医师和牙科护士的临床工作目标具有强烈的暗示性和诱导性。

　　要实施绩效评估，以此作为晋升和辞退的依据。对那些因循守旧，固执己见，甚至抵制抗拒的员工，除了辞退以外别无他途。有的时候，辞退某位员工能让大家清醒地认识到，你才是口腔诊所里说话管用的人。这个口腔诊所缺了谁都无所谓，唯独不能没有你自己！要让大家知道，现在的主人是你，要按照你的意图前进。

　　长期以来，对口腔医师和牙科护士的临床工作能力如何评价，在我国缺乏量化标准。在专业技术职称评定中，通常进行的考试只是对基础知识和专业知识的检查，对临床工作能力的考评无具体标准。临床工作能力的评价往往是根据本人自述能够达到何种水平，多套用评定标准中的有关内容，由业主和专家们凭印象而定。因此，临床工作能力往往成了软指标。对口腔医师和牙科护士的临床工作能力评价应该不仅可以做到量化，而且能真实反映口腔医师和牙科护士临床工作的量和质。在多数人看来，要想激励更多的员工，首先要建立一套公平、公正的绩效考核机制。

对口腔医师和牙科护士临床工作能力的量化评价,使得口腔医师之间和牙科护士之间的临床工作能力具有可比性,增加了评价的客观性。这种量化评价的结果,可以作为考评口腔医师和牙科护士临床工作成绩的根据,并可以此制定标准奖勤罚懒。对口腔医师和牙科护士临床工作能力的量化分析,有利于鼓励口腔医师和牙科护士脚踏实地地钻研临床业务;也有利于管理人员掌握实际情况,有计划、有目的地对口腔医师和牙科护士安排、实施口腔医学继续教育,选拔、培养优秀的临床口腔医学人才,这对于提高口腔诊所的整体口腔医疗水平和管理水平是极为有利的。

几乎所有的企业管理者对于自己的手下爱将都会有一个基于经验的直观印象,尽管人力资源部门也会采用一些定性定量的工具方法来帮助公司了解和调配员工,不过,这类分析工具显然并不精确,在"用人"这件事上,经验和感性认识在大多数企业仍然起着决定性作用。绩效管理显然并非一张考核表格所能诠释,人性化的管理亦从来并非格式化的。保持相对的公平公正,其实就是追求合理与和谐,反映在绩效管理中。合理即指适度的量化指标,而要做到和谐,则需要对员工进行绩效面谈。

第一节 口腔医师工作能力评价

口腔医生是口腔诊所最重要的人力组成部分,是口腔诊所经济效益和社会效益最主要的创造者,对口腔诊所的发展和建设有着举足轻重的影响,因此对口腔医生的管理是口腔诊所开业管理的重要环节。

建立一套客观、科学、有效的工作能力评价指标,对口腔医生的综合素质和工作绩效进行全面、公平的评价考核,对于提高口腔医生工作积极性和口腔医疗服务质量,促使口腔医生提高自身技术水平,提高疾病的诊断、治疗能力,改善服务态度,提高患者满意度,以及保持口腔诊所的核心竞争力和长远发展具有重要的战略意义。

通过评价可以为工作效率和医疗质量的提高提供保证,可以提高口腔医生的工作积极性,改变"干多干少都一样"的不公平现象,使能者多劳,多劳多得,提高每位口腔医生的工作效率。把患者投诉率、满意率、复诊率、义齿加工往返次数作为考核口腔医生的重要指标,以此营造出全体口腔医护人员讲正气、讲质量、讲医德、讲服务的良好氛围。

一、总体评价法

1. 临床工作时间的量化要求 一定的临床实践时间对于临床能力的评价

是必需的。因为口腔医学中有相当部分的经验医学,需要广泛而坚实的临床实践基础和大量病例的积累,没有一定的临床实践时间是不可能达到的。因此,口腔医师的临床工作能力的量化评价,一定的临床工作时间是必不可少的。所谓临床工作时间,必须是扎扎实实从事临床工作的时间,而不应包括实验室工作和外出学术活动的时间。

2. **临床工作内容的量化分析** 临床工作的内容可以进行量化分析,如治疗、管理患者的病种,参与诊治的疑难病种,独立完成常用技术操作和疑难技术操作的项目等;口腔医师中,常见和疑难治疗的种类、术式均可进行统计,实行量化分析。

3. **临床工作数量的量化分析** 临床工作的数量可以进行量化分析,如治疗、管理患者的数量,参与诊治的疑难病例数,独立完成常用技术操作和疑难技术操作的数量等;口腔医师中,常见和疑难手术的数量,均可进行统计,实行量化分析。

4. **临床工作质量的量化分析** 临床工作的质量可以进行量化分析,如有无差错、事故,病历书写质量评分,初诊、确诊符合率,治疗成功率、治疗并发症及发生率等,常用技术操作和疑难技术操作的成功率。

口腔医师临床工作能力量化标准,具体内容请见表 6-1。

表 6-1 口腔医师临床工作能力量化标准

项目	内容	量化标准	计分	护士长评价	口腔医师评价	管理人员评价	得分
工作时间	1~5 年	每增加一年加 5 分	25				
工作内容	常用技术操作项目 疑难技术操作项目	常用技术每增加一项加 0.5 分 疑难技术每增加一项加 1 分	25				
工作数量	常用技术操作项目数量 疑难技术操作项目数量	常用技术数量 每增加一次加 0.5 分 疑难技术数量 每增加一次加 1 分	25				
工作质量	有无投诉、差错、事故 病历书写质量 常用技术操作的成功率 疑难技术操作的成功率 经管椅位的使用率 手术并发症及发生率等	无投诉、差错、事故增加 5 分 病历书写质量优增加 5 分 常用技术手术成功率增加 5 分 疑难技术成功率增加 5 分 经管床椅位的周转率、使用率增加 5 分 手术并发症及发生率等扣 5 分	25				
合计			100				

目前,不少口腔诊所已实行计算机网络管理,上述项目虽然较多,但相当一部分内容已在口腔诊所日常统计资料中。采用口腔医师姓名或编号进行检索、统计。需要增加有关内容,也应该是可以做到的。

【案例】 金琴牙科医生综合技能考核表

[来源:成都金琴牙科提供]

医生_____　考核表　　　　　　总分:　　　　　年 月 日

类别	项 目	分值	考评情况	扣分	得分
(一)医德医风 (15分)	1. 以病人利益为中心,自觉执行规章制度	2			
	2. 无推诿、挑剔、敷衍病人,一视同仁	2			
	3. 遵纪守法、维护自身形象,具有医者风范	2			
	4. 严谨求实,精益求精,无技术、责任投诉	3			
	5. 熟悉收费标准,收费合理	2			
	6. 接受继续教育,不断更新知识	2			
	7. 精力充沛,保持良好工作状态	2			
(二)服务质量 (20分)	1. 无服务态度投诉	3			
	2. 仪容、仪态端庄	2			
	3. 语言表达准确,亲善友好,通俗易懂	3			
	4. 良好的病例陈述能力(自信、沟通、信用)	6			
	5. 制订合理治疗计划	2			
	6. 交代事项准确、完整(费用、时间、效果、风险等)	4			
(三)专业技能 (30分)	1. 检查仔细、全面,诊断准确,方案设计合理	6			
	2. 四手操作体位	1			
	3. 无菌观念强,良好的工作控制	4			
	4. 严格操作规程,认真执行查对制度	3			
	5. 对病员保护措施得当,无危险操作	2			
	6. 操作动作轻柔、熟练、协调、无误	6			
	7. 统筹安排操作流程	2			
	8. 操作台面整洁、有序	2			
	9. 操作完毕交代注意事项清楚	2			
	10. 有无痛操作意识	2			
(四)医疗文书 (25分)	1. 字迹清楚,无错别字、涂改	2			
	2. 格式符合要求	2			
	3. 病历内容完整、准确、严密、条理性强	15			
	4. 处方、制作单书写规范(项目、收费)	6			
(五)协作精神 (10分)	1. 与院方保持一致,维护医院声誉	2			
	2. 服从院方管理	2			
	3. 服从分诊人员的统筹安排	2			
	4. 同事关系融洽	2			
	5. 工作自主性强	2			

注:1. 医德、医风为一票否决,基分须≥10分

2. 医疗文书还需各随机抽查不低于10份

考评人签字:_____

二、ABC 效益评价法

ABC 效益评价法是对口腔医师临床工作效益的一种直接和简单评价方法，通过口腔医师对患者需要治疗项目中患者同意项目和实际治疗收入的比例来评价口腔医师临床工作能力（表 6-2）。

表 6-2　口腔医师临床工作 ABC 效益评价法表

口腔医师姓名：　　　　　　　　评价日期

病例号	姓名	需要治疗项目	需要治疗项目金额（A）	病人同意项目金额（B）	实际治疗收入金额（C）	实际治疗项目
……	……	……	……	……	……	……
合计						
评价						

ABC 标准	能力评价	使用计划
C=A	最佳状态	一流骨干
B>A.80% 以上	高的销售能力	骨干
C>B.80% 以上	高的临床能力	骨干
B=A（60%-80%）	销售能力中等	一般
C=B（60%-80%）	临床能力中等	一般
B<A.60%	销售能力差	培训
C<B.60%	临床能力差	培训
B<50%A	销售能力很差	解聘
C<50%B	临床能力很差	解聘

$$病人同意治疗项目百分比 = \frac{病人同意治疗项目金额（B）}{需要治疗项目金额（A）} \times 100\%$$

病人同意治疗项目百分比反映口腔医师的销售能力和病人的支付能力。

$$实际治疗收入百分比 = \frac{实际治疗收入金额（C）}{病人同意治疗项目金额（B）} \times 100\%$$

实际治疗收入百分比反映口腔医师的临床工作能力。

【案例】 口腔医师临床工作效益ABC评价法（天津爱齿口腔门诊部提供）

口腔医师姓名：王平医师　　　　　评价日期　2005年3月12日

病例号	姓名	需要治疗项目	需要治疗项目金额（A）	病人同意项目金额（B）	实际治疗项目收入金额（C）	实际治疗项目
0024516	高　露	氟斑牙、上前牙不良修复、龋齿、牙结石	7000	7000	15 000	氟斑牙、上前牙不良修复、龋齿、牙结石
0026980	靳　军	牙列缺损、牙结石、龋齿	6000	6000	6030	牙列缺损、牙结石、龋齿
0014131	宋玉清	牙列缺损	5000	5000	5000	牙列缺损
0014239	王丽华	龋齿、前牙贴面脱落	3000	200	200	龋齿、前牙贴面脱落
0027840	胡淑梅	龋齿、牙列缺损、牙结石	2700	2700	3000	龋齿、牙列缺损
合计			23 700	20 900	29 030	

评价结果：最佳状态

第二节　牙科护士工作能力评价

　　通过牙科护士工作能力评价可以为人才选拔和晋升提供依据。通过对牙科护士工作能力评价，能够从得分中直观的看出每位牙科护士的优劣所在，通过对牙科护士个人得分情况进行综合分析，有利于发现人才、选拔人才，对他们进行重点培植，有利于口腔诊所今后长远的发展。

　　1. 护理工作时间的量化要求　一定的护理工作时间对于临床护理工作能力的评价是必需的。因为口腔医学临床护理中有相当部分的经验护理，需要广泛而坚实的牙科护理实践基础，没有一定的牙科护理实践时间是不可能达到的。因此，牙科护士的临床护理工作能力的量化评价，一定的临床护理工作时间是必不可少的。

　　前台护士处理每位患者就诊前后的事宜大概要用10分钟。每个工作日有八小时480分钟。如果口腔诊所每天要接待15~22位患者，那么和接待患者总共需要150~220分钟，一个护士足可以应付前台的工作。保守的计算，如果前台每天接待患者所花的时间超过240分钟或半天，口腔诊所才有必要考虑增加前台护士。

　　2. 护理工作内容的量化分析　护理工作的内容可以进行量化分析，如收治、管理患者的病种,参与医治的疑难病种,独立或在口腔医师指导下处理患者的病种,常用护理技术操作和疑难护理技术操作的项目等均可进行统计,实行量化分析。

3. **护理工作数量的量化分析** 护理工作的数量可以进行量化分析,如预约、管理患者的数量,参与医治的病例数,独立或在口腔医师指导下洁治或处理患者的数量,常用护理技术操作和疑难护理技术操作的数量等,均可进行统计,实行量化分析。

首先,洁治工作的收入应该占整个诊所收益的33%。如果洁治护士的工资不和其工作量挂钩,那么他们所创造的价值应是其固定工资的三倍。要确定一位洁治护士的工作效益,只需用她一年的工作量除以其一年的薪水就可以了。如果工作量少了,要仔细检查一下工作安排。洁治护士每天的工作量必须要达到她日工资的三倍。要达到这一点必须按洁治的需求量准备充足的器材供应,并安排适当数目的洁治日。时间和设施要让患者满意,不要让患者在预约中等待很长时间,也不要使时间安排有很多漏洞,导致洁治护士完不成底线工作量。

4. **护理工作质量的量化分析** 护理工作的质量可以进行量化分析,如有无差错、事故,护理文书写质量评分,经管椅位的使用率,常用护理技术操作和疑难护理技术操作的成功率,独立或在口腔医师指导下洁治或处理患者的成功率。也包括有无手术并发症及交叉感染,技术操作熟练程度的高低,预约患者的成功率等。

5. **护理工作态度的量化分析** 护理工作的态度可以进行量化分析,如有无迟到、早退,有无患者投诉,有无与患者争执,也包括和患者沟通能力的高低,和口腔医师沟通能力的高低等。

牙科护士临床护理工作能力量化标准见表6-3。

表6-3 牙科护士临床护理工作能力量化标准

项目	评价内容	量化标准	计分	护士长评价	口腔医师评价	管理人员评价	得分
工作时间	1~5 年	每增加一年加 2 分	10				
工作内容	常用护理技术操作项目 疑难护理技术操作项目	常用护理技术每增加一项加 0.5 分 疑难护理技术每增加一项加 1 分	10				
工作数量	常用护理技术操作项目数量 疑难护理技术操作项目数量	常用护理技术数量每增加一次加 0.5 分 疑难护理技术数量每增加一次加 1 分	30				

右上角：续表

项目	评价内容	量化标准	计分	护士长评价	口腔医师评价	管理人员评价	得分
工作质量	有无差错、事故 护理文书写质量 常用护理技术操作的成功率 疑难护理技术操作的成功率 经管椅位的使用率 有无手术并发症及交叉感染等 技术操作熟练程度	无差错、事故增加2分 护理文书写质量优增加2分 常用护理技术成功率增加2分 疑难护理技术成功率增加2分 经管椅位的使用率高增加2分 有手术并发症及发生交叉感染等扣2分 技术操作熟练增加8分	20				
工作态度	有无迟到早退 有无病人投诉 有无与病人争执 和病人沟通能力 和口腔医师沟通能力	有迟到早退每增加一次扣0.5分 有病人投诉每增加一次扣0.5分 有与病人争执每增加一次扣0.5分 和病人沟通能力强增加15分 和口腔医师沟通能力强增加15分	30				
合计			100				

【案例】 护士综合技能考核表

护士综合技能考核表　　　　　　总分：　　　　　　　　　　年　月　日

类别	项　目	分值	考评情况	扣分	得分
专业技能 100分	1. 衣帽整洁，戴口罩，良好工作状态	5			
	2. 协助病人上、下椅位	4			
	3. 准备用物合理	5			
	4. 协助医生做好检查（及时调整灯光、吸唾、整理操作台……）	10			
	5. 适时掌握开门见山人心理，做好解释工作	6			
	6. 无菌操作规范、熟练、协调、无误	10			

续表

类别	项　目	分值	考评情况	扣分	得分
	7. 认真执行查对制度(病人、牙位、药物、医嘱、处方、费用等)	10			
	8. 调拌材料适中,有序	5			
	9. 工作计划性强	10			
	10. 交代注意事项清楚	5			
	11. 治疗完毕整理用物,消毒椅位	5			
	12. X线照片甲级片达≥80%	10			
	13. 模型灌注,打磨合格率≥95%	10			
	14. 熟悉专科器械、材料	5			
综合素质100分	1. 仪表、仪态端庄	5			
	2. 普通话表达较好	10			
	3. 良好的服务态度及与病人沟通能力	10			
	4. 与病人为中心,无推诿、敷衍病人	5			
	5. 自觉遵守规章制度无违规言行	10			
	6. 服从院方管理,维护医院声誉	5			
	7. 团结协作,同事关系融洽	5			
	8. 虚心好学,不断更新知识	5			
	9. 按要求书写护理文书	10			
	10. 熟悉收费标准	5			
	11. 椅位医生满意度高	5			
	12. 工作责任心强,无差错,缺陷	10			
	13. 基础理论考试成绩优良	15			

考评人签字:＿＿＿＿＿＿＿

第三节　医护人员考评制度

通过规范口腔医护人员考评制度,对医护人员的业务技能进行细化量化考评,切实提高了口腔医护人员的服务意识和业务技能。为提高口腔医务人员的业务水平和整体素质,并为晋升、任免、奖励等提供依据,口腔诊所每年对各类口腔医务人员至少进行一次理论考核和操作考核。考核办法:笔试、口试、实际操作、模拟操作等方面综合进行。考核的主要内容:"三基"知识、本岗位工作职责胜任情况、操作规程执行情况、业务能力。

【案例】 潍坊口腔医院一线服务人员考评制度

[来源:潍坊口腔医院.2010年]

一、为提高医院服务水平,加强服务岗位职能意识,更好地完成临床医疗各项工作,经董事会研究决定,制定本制度。

二、本制度适用于:挂号员、收款员、导诊员、分诊员、护理人员以及药剂人员。

三、考核方法:

(一)由人力资源部负责不定时抽查,抽查结果按本规定第四条进行处理。

(二)科室主要负责人进行督导,督导结果上报人力资源部后按本规定第四条进行处理。

(三)实行月考核制度,每月20日前由医院领导班子、中层领导以及员工所在科室的医生填写《潍坊口腔医院临床一线服务人员考核评分表》。考核采取百分制,以无记名方式填写。打分必须本着实事求是的原则,不得恶意贬低,也不得漫不经心、充当老好人,否则考核表以作废处理。分数经汇总后计算平均值,然后加减奖惩分数得出综合得分,按分数值多少予以计算薪酬,并予以通报。薪酬由工资加奖金两部分组成,计算公式是:

$$实发工资 = 平均分数 \div 100 \times 应发工资 + 绩效 \times 科室系数 \times$$
$$岗位系数 \times (平均分数 \pm 奖惩分数) \div 100$$

四、奖惩办法

(一)奖励办法

1. 顾客表扬:由科室主任负责将收到的、以书面形式对员工进行表扬的顾客表扬信在每月20日前上交医院人力资源部,经人力资源部确认后,每封表扬信以5分计算,给予员工当月相应的薪酬上浮奖励。

2. 科室嘉奖:科室主要负责人认为员工工作出色,应给予嘉奖的,在每月20日前将人员名单及奖励分数上报医院人力资源部。奖励分数最高不超过5分。同一科室内获奖人员人数原则上不得超出科室一线服务人员总数的1/4;科室一线服务人员不足4人的,可按1/3计算;不足3人的,可按1/2计算。人力资源部确认后,给予受奖员工当月薪酬上浮奖励。

3. 员工每月获得的奖励分数总数不得超过20分。如有超过的,按20分计算。

(二)处罚办法

1. 日常考核处罚办法:

① 在小事上初犯工作规范或其他员工守则,扣除当月薪酬分数5分。

② 连续两次在小事上违犯工作规范或其他员工守则,或者首次严重犯规者,扣除当月薪酬分数10分,并通报批评。

③ 连续三次以上(含三次)在小事上违犯工作规范或连续两次以上(含两次)严重犯规者,扣除当月薪酬分数20分,并通报批评。

2. 考核排名处罚办法:

① 当月考核排名倒数第一的,给予口头警告;

② 连续两个月考核排名倒数第一的,给予口头警告,扣除当月薪酬分数5分;

③ 连续三个月以上(含三个月)、六个月以下考核排名倒数第一的,给予警告并备案,扣除当月薪酬分数10分;

④ 连续六个月考核排名倒数第一的,给予待岗处理。

3. 顾客投诉处理:每投诉一次扣除当月薪酬分数5分。

4. 有如下情况的,当月奖励分数按 0 分计算:

① 平均分数排名在后半部分;

② 当月平均分数低于 90 分;

③ 迟到、早退以及擅离职守。

5. 有如下情况的,取消当月奖金:

① 当月平均分数低于 80 分;

② 受到顾客投诉举报;

③ 受到上级有关部门或医院查处;

④ 病假超过 5 天、事假超过 3 天。

6. 对收款、挂号人员工作失误的处理,按《潍坊口腔医院收款员、挂号员职责》和《潍坊口腔医院收款、挂号人员考核细则》执行。

五、本规范自二○○六年四月二十六日起执行,最终解释权归医院人力资源部。

【案例】 **潍坊口腔医院一线服务人员考评标准**

[来源:潍坊口腔医院.2010 年]

为提高医院服务水平,加强服务岗位职能意识,更好地完成临床医疗各项工作,经董事会研究决定,制定本考评标准。本考评标准适用于:挂号员、收款员、导诊员、分诊员、护理人员以及药剂人员。

表 潍坊口腔医院一线服务人员考评标准

项目及考核内容		配分	得分
一、工作质量	出色、可靠,无任何差错	10	
	完成任务质量尚好,但还可以再加强	8	
	工作疏忽,偶有小差错	6	
	工作质量不佳,常有差错,勉强能完成任务	4	
	敷衍了事,无责任心,做事粗心大意,工作质量一团糟	2	
二、协调配合	善于相互协调配合,通过良好合作确保工作的质量和效率	10	
	乐意与人协调配合,顺利完成任务	8	
	尚能与人合作,基本完成工作要求	6	
	协调配合不善,影响工作的质量和效率	4	
	无法与人协调配合,严重影响工作的质量和效率	2	
三、团队精神	与同事和协作科室保持很好的沟通合作,为工作顺利完成尽最大努力	10	
	爱护团体,常协助别人,与同事和协作科室保持良好的合作关系	8	
	仅在必要与人协调的工作上与人合作	6	
	同事以及协作科室合作关系僵化	4	
	精神散漫不肯与别人合作	2	

续表

	项目及考核内容	配分	得分
四、成本意识	成本意识强烈,能爱护设备、积极节省,避免浪费	10	
	具备成本意识,较爱护设备并能节约	8	
	尚有成本意识,但较淡漠	6	
	缺乏节约意识,有时不按规定对设备进行保护,有时浪费	4	
	无节约意识,不按规定对设备进行保护,经常浪费	2	
五、服从分配情况	服从分配,任劳任怨,有令则行,有禁则止,竭尽所能完成任务	10	
	服从分配,工作主动,能较好完成分配的工作	8	
	有责任心,能够服从医院及科室发出的工作指令	6	
	分配的工作需要督促方能完成	4	
	不服从管理,阳奉阴违	2	
六、工作纪律	模范遵守一线服务人员工作规范,从无违纪现象	10	
	严格遵守一线服务人员工作规范,但在小事上偶有无意识违反行为	8	
	能自觉遵守一线服务人员工作规范,但在小事上有时存有违反行为	6	
	在督导下能遵守一线服务人员工作规范,但有时存有违反行为	4	
	经常违反一线服务人员工作规范,被指正时态度恶劣或过后我行我素	2	
七、考勤情况	按规定提前上班,按时下班,从无迟到早退或中途脱岗现象	10	
	偶有迟到早退现象,但上班时工作兢兢业业	8	
	有迟到早退现象,工作时亦需有人督导	6	
	时常迟到早退或利用上班时间处理私事,或擅离岗位	4	
	经常违反医院考勤制度,被指正时态度恶劣或过后我行我素	2	
八、服务态度	态度愉悦友善,为顾客提供超越其期望值的优质服务	10	
	热情主动,能够认真执行"五不讲"、"六不计较",服务优良	8	
	为顾客认真提供服务,但有时面部表情、语言用词生硬	6	
	服务较差,有生、冷、硬、顶、推现象,或与顾客发生争吵	4	
	服务恶劣,导致出现投诉或医疗纠纷现象	2	

续表

项目及考核内容		配分	得分
九、环境卫生	严格执行"八净",环境优美洁净	10	
	清洁工作基本到位,无明显污点	8	
	清洁工作有纰漏,存有个别污点	6	
	清洁工作不到位,污点明显	4	
	清洁工作较差,污点数量较多或有异味,造成不良视觉或嗅觉	2	
十、人员仪表	按规定穿戴,佩戴胸卡,仪表整洁,举止端庄,做到"六清洁"	10	
	人员仪表基本整洁,无明显不符合要求的现象	8	
	人员仪表基本整洁,有个别部位不符合要求	6	
	人员仪表不够整洁,部分部位不符合要求	4	
	人员仪表不整洁,衣着邋遢或有异味,造成不良视觉或嗅觉	2	
总分		100	

备注:1. 按分值多少在对应的"分数"一栏内打"√";2. 总分100分

【附件】　三级医师责任制考核细则(2008年试行)

[来源:同济大学附属口腔医院　刘月华　医疗管理建章立制与考核落实　第九届全国口腔医院管理研讨会论文汇编]

1. 全院医师按职称分为初级职称(住院医师)、中级职称(主治医师)和高级职称(主任医师和副主任医师)。各临床科室,在科主任的带领下,每位医师需积极主动与另两级医师组成至少三人临床小组。同一人可参与多个小组。

2. 在临床诊疗操作规范、医疗质量及医疗安全方面,上级医师有责任对小组内下级医师进行指导和帮助,并在组内积极组织疑难病例讨论、新知识新技术讲解与示教、医疗纠纷处理,并分担相应的责任。

3. 下级医师应在规范诊疗操作、诊治疑难病例、提高医疗质量及避免或妥善处理医疗纠纷等方面主动向上级医师汇报和请教。凡未汇报者,个人承担全部相应责任。

4. 小组疑难病例讨论和新知识新技术交流记录每月至少一次,活动均应有小组记录及小组成员签名。所有小组活动记录均有科主任签名认可,每月由科室统一交考核组核实。

5. 医疗纠纷记录则按实际发生情况和发生数考核。对于医务处知晓但未经医务处出面协调,在科室及小组内讨论即可妥善解决的医疗纠纷,仅考核小组内医疗纠纷讨论记录,记录方式参照医务处医疗纠纷记录规范,包括小组成员和科主任签名,未参加讨论或记录缺如或未签名者扣1分。对于需医务处或院领导出面协调的医疗纠纷,若医务处或院领导就医疗纠纷个案需要相关医护人员出席时,相关人员未及时主动配合或无故推脱,当月考核扣3分。

附表1 2008年医疗管理考核补充规定

考核理由	扣分值	适用个人
(1) 无正当理由且不服从医院领导、职能部门领导及科主任工作安排。	当月考核为0分,情节严重者作再上岗培训处理	医护技人员
(2) 因诊疗、护理或医技操作不当,造成医疗事故1次或差错两次或病人投诉累计三次及以上。	当月考核为0分	医护技人员
(3) 未经批准外出行医或本专业服务。	当月考核为0分	医护技人员
(4) 推诿病人或自行向外转诊病人。	当月考核为0分	医护技人员
(5) 收受病人红包、器材设备药商"回扣"。	当月考核为0分	全院人员
(6) 医疗纠纷投诉、差错及索赔。	参照2007年医生及医技人员纠纷管理规定	医护技人员
(7) 无特殊原因,病人候诊时间超过45分钟。	1分/次(按第1次0.25分"细化")	科主任、医护技人员
(8) 护士"椅旁"服务不主动、不及时、不规范。	2分/次(按"细化")	护理人员
(9) 初诊病人诊疗未完成时,未经科主任同意,擅自离开。	2分/次	医生
(10) 诊室病人诊疗未完成时,未经科主任同意,擅自离开。	2分/次	护理人员
(11) 个人私自调配病人,延误其他病人就诊,造成候诊秩序混乱。	2分/次(按"细化") 1分/科内累计3人次	医生 科主任
(12) 未按有关规定要求合理分诊,造成候诊秩序混乱。	2分/次(按"细化") 1分/全院护士5人次	护士 护理部主任
(13) 研究生未按医院及导师规定的时间上临床。	1分/次(按"细化")	研究生导师
(14) 各临床科室未主动参与医院网站建设	1分/次	临床科室
(15) 管理不力,且隐瞒科内消极成分,影响正常医疗服务。	2分/次	科主任
(16) 管理不力,2个以上科室就诊秩序混乱。	1分/次	医疗主管部门

附表2 2008年门诊护理考核细则

项目	总分	基本要求	缺陷内容	分值
文明服务	30	仪表端庄、挂牌上岗	仪表不符合要求、未挂牌	
		首问负责、主动服务、语言规范	不主动、欠规范	
诊室/候诊厅管理	10	合理分诊、候诊秩序良好、无围观候诊	不合理/秩序乱/有围观	2
		做好开诊前准备/结束工作	未做好开诊准备/结束工作	2
		诊疗未完成时,不擅自离开	擅自离开	2
		物品放置规范有序,标签清晰	放置不规范/标签不清晰	2
		操作电脑叫号系统、做好解释工作	未操作/未做好解释	2

续表

项目	总分	基本要求	缺陷内容	分值
专业技能	8	专业技能操作熟练、规范	操作不熟练/不规范	4
		在座病人病情知晓	不知道/欠知晓	4
椅旁配合	4	积极主动配合医生	不积极/欠主动	2
		经常巡视，及时处理用物	巡视不够/用物处理不及时	2
无菌操作/消毒隔离	15	无菌操作前洗手、戴口罩	未洗手/未戴口罩	3
		消毒隔离、无菌操作符合规范流程	操作不规范/流程不正确	3
		物品一人一用一消毒/灭菌	没做到（扣分不"细化"）	3
		随机抽取无菌物品监测合格	不合格（扣分不"细化"）	3
		空气监测合格	不合格	3
医疗安全	6	严格执行查对制度，做好三查七对	未严格执行	3
		突发事件的应急工作	未做到	3
物品放置/保管	12	三区物品放置规范，流程正确	放置不规范/流程不正确	4
		无菌物品专用柜物品放置规范	放置物品不规范	4
		各类台账记录真实、齐全	记录不真实/不齐全	4
污物处理	5	废弃物处理流程规范	处理流程不规范	5
三基	10	参加"三基"培训	未参加	3
		参加"三基"考核	考核不合格（≤84分）	7

第四节　绩效考评注意问题

为避免绩效考评中出现误差，绩效考评必须注意以下几点问题：

1. **制订有效的绩效目标**　目前，我国在发展中坚持科学发展观，而科学发展观的核心和灵魂就是以人为本。人本原则反映在绩效考评上，就是要实现公平与效率的有机统一。如何实现公平与效率的有机统一，一般而言，反映在考评目标设计上，主要应体现三个方面的特点：公平性、竞争性、人道性。这里公平是发展的稳定器，也是内生秩序的重要基础。没有公平，人心就不稳，社会和单位发展就不稳，就可能产生秩序混乱的情况。竞争是发展的动力。考评规则一定要体现竞争和激励原则，这是调动积极性和提高工作效率的重要保证。人道性要求考评规则要更多体现一些人性特点。

缺乏有效的绩效目标是导致绩效考评流于形式的一个重要根源。没有明确的绩效目标，员工就无法准确把握自己该怎么做，该在哪些方面做更多的努力；没有绩效目标，绩效考评就没有相应的标准，在实施绩效考评的时候就会无从下手。提高考评标准清晰度,考评标准尽可能准确明了,尽量使用量化的客观标准,以减少考评人个人感情等主观因素的干扰。

制订绩效考评目标时,若主管不讲民主,就可能产生主管利益倾向;但若主管一味讲民主,也可能会产生另一种问题:多数人利益倾向。譬如,若某一项目或业绩多数人有,但少部分人没有,若让大家投票表决,则这一项目或业绩就可能会被列入到考评项目中,并且有可能给予较大的权重。这种倾向具体反映在考评目标设计上,主要有两种情况。一种情况是有些少数拔尖的人才有可能受到不公正待遇。因为拔尖人才在一些突出项目或业绩上,可能是别人所没有的,但反映在考评目标上,若让大家投票,就有可能低估这些业绩的分值或权重。

另外一种情况是主流群体对边缘群体利益的侵蚀。譬如,在修复专业占主流的诊所,考评项目就可能更多体现修复专业的特点,在这种情况下,牙体专业的医生就会被边缘化,在考评上就占不了优势。这两种情况既没有体现合理性,也没有体现公平性,实质反映的是利益博弈的一种不均衡,是多数人对少数人在利益上的一种排挤和挤压。所以,符合利益原则未必就符合道理和正义原则。在一个口腔诊所内部,符合多数人的利益需求未必就符合社会整体利益需求。另外,讲民主也是有条件的,民主若运用不当,也会产生多数人对少数人的暴政,或多数人对少数人合理利益的侵蚀。

2. 绩效辅导 在制订考评措施时,要更多体现调动主体自身自我监督和自我实施的积极性,而不是被动监督和被动执行。绩效辅导是实施绩效考核的前提,需要直线主管对下属进行日常辅导和沟通,这一环节能帮助员工搞清楚他们应该做什么和怎样做,让员工了解自己的权利大小——口腔诊所需要的劳动量和劳动价值。

但是,许多口腔诊所都把精力放在医疗技术发展方面,忽略了对员工的管理,只顾要求员工达到业绩标准,从不考虑在员工的医疗工作过程和日常生活中提供帮助和指导。

考评人应该经过正规的绩效考评方法培训,了解在考评过程中应该注意的问题并掌握考评所需技巧。员工需要在参加绩效面谈前认真填写《被考评人工作述职报告表》,对自己在本绩效周期内的绩效做客观的评价。考评人需要收集整理面谈中需要的信息资料(填写绩效考评综合评价表、员工日常工作情况记录、该绩效评价周期的绩效计划等),详细向被考评人阐述考评是怎样实施的、自己对考评过程的看法,通过面谈将考评结果及时地传达给被考评人,并在此过程中帮助员工发现问题、解决问题、提高绩效。

3. 绩效考评结果的应用 绩效考评政策通过对员工的工作评价,既是为员工的薪酬、晋升、去留提供制度性依据,同时又是推动员工绩效改进、能力发展的动力。要想在绩效考评方面投资后得到最好的收益,就必须能够把绩效考评和组织的其他过程联系起来,使绩效考评结果为人力资源管理和其他管理决策提供大量有用的信息。

绩效管理应该突出"管理",但是很多口腔诊所却只突出考核或者评估,甚至将考核或者评估当成绩效管理的全部,这显然违背了绩效管理的初衷。

绩效管理的重点在于通过对绩效的持续管理、辅导、跟踪,来提高员工和团队的绩效能力,从而保证口腔诊所发展战略的实现。不要过于注重病人数量或者利润,一个稳定口腔诊所的核心竞争力应是医疗技术或服务方式,而不应是某个业务骨干的个人能力。一味要求业务人员提升病人数量显然是南辕北辙。个人的能力越强,口腔诊所越危险。实现口腔诊所战略靠的是组织能力,只有组织能力持续不断提高,才能通过不断创新满足社区病人需求,实现口腔诊所战略。

绩效考评标准需得到被考评人的认可后方可在口腔诊所一定范围内公开。

4. 要坚持和谐原则 所谓坚持和谐原则,就是要在考评中充分考虑到各方面的情况,最终结果要有利于促进和谐建设。这里要求考评制度要有利于三个方面的和谐:人与自然的和谐、人与人的和谐、人与自身的和谐。考评制度不能加剧人对自然的破坏,否则就是不合理的;同样,考评制度也不能成为一种人与人之间和谐的破坏力量,否则,考评就是内耗;另外,考评也不能加剧人与自身不和谐,导致人心理过度压抑,否则,考评就是异化的。目前,一些医务人员产生压力过大情况与考评制度没有体现和谐原则是密切相关的,有关口腔诊所应当着力改革之,否则,就不利于建设和谐社会,就与发展的目的相背。

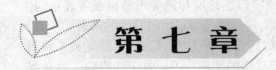

第 七 章

医护人员薪酬福利

　　相对国有公立医院较为传统的分配机制和较为成熟的医疗环境而言,口腔诊所为了吸引更多口腔医疗人才的加盟,所要付出的代价似乎更高。口腔诊所要合理构建专业人才的薪酬体系制度,以便更好地吸引优秀人才的加入。设计员工薪酬福利方案的目的在于吸收优秀口腔医师,有效激励在职口腔医师,留住优秀口腔医师长期发挥作用。口腔医师的收入构成包括四部分:基本工资,月度奖金收入,年终奖金和各项福利收入。如何保证最高的生产率、员工敬业度和顶级人才的留任率。灵活运用人力旨在不影响工作目标原则下,使人事成本降至最低,通常约 80% 采用全职(full time)人力,20% 则运用兼职(part time)人力,视口腔诊所之需要,找出一个"最适点"。

　　胡锦涛总书记在中国共产党第十七次全国代表大会上的报告中第一次提出了"初次分配与再分配都要处理好效率与公平的关系,再分配更加注重公平"。公平分配必须建立在科学的岗位管理基础上。薪酬是企业对员工给企业所做的贡献,包括他们实现的绩效,付出的努力、时间、学识、技能、经验与创造所付给的相应的回报或答谢。这实质上是一种公平的交换或交易。广义的薪酬应包括基本薪资、奖励薪资、附加薪资、福利薪资等。

　　在各个组织和企业不同部门,都有一些这样的人。当你给他们布置工作后,不问多少钱,立即全身心地投入到工作之中。事先认真准备,出现问题不是上交,而是积极解决,带领团队创造性地开展工作,不用你操心过问,出色完成交办工作,低成本、高效率为企业创造出好的效益。这样的人是公司的骨干,重点保护对象,会得到较好的财富回报。这样的人在口腔诊所中一般占 20% 左右。

　　踏实工作的人,是财富的制造者。他们工作兢兢业业,努力完成自己的工作,上班八小时,干好 480 分钟。口腔诊所中绝大多数是这样的人,他们是口腔诊所的基础,像一颗颗螺丝钉一样,默默无闻地战斗在自己的工作岗位上。这样的人在口腔诊所中一般占 60% 左右。

消极性工作的人,是财富的消耗者。他们进入公司就怨声载道,觉得上天不公,干活就嫌多,开钱就嫌少,自己不愿干,看到别人干得好就讽刺挖苦。他们不但不会为口腔诊所创造财富,还会消耗口腔诊所的财富,并起到负面效应的作用。这样的人在口腔诊所中一般少于 20%。

财,既是人的生存条件,又是人的激励工具。因为金钱不是万能的,没有钱却是万万不能的。口腔诊所,首先保证员工具备最基本的与社会现状相适应的合理收入。不具备这一点,这个口腔诊所就无存在的必要。可如今还有许多老板和管理者还只停留在"东家"和"长工"的自我思维模式中,他们一味地追求高利润而尽可能地降低支出以换取更大的收益。而医护人员的薪酬也是支出费用的一部分,因此他们也千方百计的想尽办法来降低或变相降低。无论用多么优美的词语来赞美医护人员,最终他们还是要依据所定的薪酬来决定他们的自我价值和去留的,薪酬是员工价值的再现,这一点无论如何是无法改变的。口腔诊所是一个经济组织,但它靠社会生存,必须要承担起相应的社会责任。其次要保证员工的效益和口腔诊所的效益要与时俱进。在追求口腔诊所发展创利的同时,也要保证员工的收入同步增长。当然,员工根据其所创效益的高低,收入相应增长的幅度是不同的。

在完善管理的条件下,对于医疗水平高,医德医风好的医生,应充分考虑体现其服务价值的相应报酬,让他们觉得公平合理,有工作积极性,同时也体现出重视知识,重视才能的管理倾向。

第一节　薪酬福利基本原理

薪酬制度对于口腔诊所来说是一把"双刃剑",使用得当能够吸引、留住和激励人才;而使用不当则可能给口腔诊所带来危机。建立全新的、科学的、系统的薪酬管理系统,对于口腔诊所在知识经济时代获得生存和竞争优势具有重要意义;而改革和完善薪酬制度,也是当前口腔诊所面临的一项紧迫任务。与传统薪酬管理相比较,现代薪酬管理有以下发展趋势:

1. **全面薪酬制度**　薪酬既不是单一的工资,也不是纯粹的货币形式的报酬,它还包括精神方面的激励,比如优越的工作条件、良好的工作氛围、培训机会、晋升机会等,这些方面也应该很好地融入到薪酬体系中去。内在薪酬和外在薪酬应该完美结合,偏重任何一方都是跛脚走路。物质和精神并重,这就是目前提倡的全面薪酬制度。

2. **薪酬与绩效挂钩** 单纯的高薪并不能起到激励作用,这是每一本薪酬设计方面的教科书和资料反复强调的观点,只有与绩效紧密结合的薪酬才能够充分调动员工的积极性。而从薪酬结构上看,绩效工资的出现丰富了薪酬的内涵,过去的那种单一的、僵死的薪酬制度已经越来越少,取而代之的是与个人绩效和团队绩效紧密挂钩的灵活的薪酬体系。

3. **宽带型薪酬结构** 工资的等级减少,而各种职位等级的工资之间可以交叉。宽带的薪酬结构可以说是为配合组织扁平化而量身定做的,它打破了传统薪酬结构所维护的等级制度,有利于企业引导员工将注意力从职位晋升或薪酬等级的晋升转移到个人发展和能力的提高方面,给予了绩效优秀者比较大的薪酬上升空间。

4. **薪酬股权化** 薪酬股权化是一种长期的员工激励计划,长期激励的薪酬股权化是相对短期激励计划而言的,它是指企业通过一些政策和措施引导员工在一个比较长的时期内自觉地关心企业的利益,而不是只关心一时一事。目的是为了留住关键的人才和技术,稳定员工队伍。其方式主要有:员工股票选择计划(ESOP)、股票增值权、虚拟股票计划、股票期权等。

5. **薪酬制度的透明化** 关于薪酬的支付方式到底应该公开还是透明,这个问题一直存在比较大的争议。从最近的资料来看,支持透明化的呼声越来越高,因为毕竟保密的薪酬制度使薪酬应有的激励作用大打折扣。而且,实行保密薪酬制的企业经常出现这样的现象:强烈的好奇心理使得员工通过各种渠道打听同事的工资额,使得刚制订的保密薪酬很快就变成透明的了,即使制定严格的保密制度也很难防止这种现象。既然保密薪酬起不到保密作用,不如直接使用透明薪酬。

第二节 基本薪资方案

口腔医师的薪酬是根据他们为诊所做出的贡献大小决定的,薪酬的考核标准要根据他们的参与意识、做出的社会效益、内部员工相处关系如何以及他们是否每天都在进步等方面而决定。经济效益只占很少指标,要让他们知道如何衡量自己,如何去努力。这样口腔医师之间不存在因收入高低或提成多少而抢患者的情况,避免不必要的矛盾以及互相排斥,影响口腔医疗质量。

口腔医师不再是人力成本的载体,而应该成为口腔诊所人力资源的核心部分。所以,口腔诊所在进行利润和成本分析的同时,需要在人力投入上做一定的财务调整。聘用口腔医师基本工资应由以下几部分构成:学历工资,职称工资,技能工资,担任口腔诊所管理职务的,同时按照不同级别,给予职务补贴。其中学历工资占基本工资的 15% 左右,职称工资占基本工资的 20%~25%,技能工资由口腔诊所内部和外部在专科领域中具有较高资历的专家组成小组,给予综合评定,占基本工资的 60% 左右。

基本工资的标准,按照比在国有公立医院相同级别或职称的基数,在 1.5~3 倍的基础上确定。其中的关键是技能工资的评定。月度奖金根据该口腔医生所在科室当月的任务完成情况和口腔医生本人当月的医疗收入总量确定。根据口腔医生的不同技术和医疗级别,从 10%~50% 按不同的比例提成。年终奖金则根据口腔诊所当年的经营状况,在确定奖金总额的基础上,进行年度考核,并综合考评成绩,决定口腔医生的年终奖金数额。对口腔医师能够较好履行个人职责,甚至在其他方面有优秀表现,可以在口腔诊所条件许可的情况下,在月度和年终奖金中,高于双方的约定,支付更客观的薪酬。

在口腔医师对口腔诊所了解不充分的条件下,可以采取灵活措施,对新进口腔医师实行保底工资制或年度总薪制,确定口腔医师在完成本年度业务的基础上,按照其在国有公立医院的年总收入标准,给予 1.5 倍以上的年度总报酬。若口腔医师本年度未能完成约定的任务,或因口腔医师个人原因,导致医疗业务开展受挫,或发生口腔医疗事故,需承担一定责任。薪资方式必须以合同形式给予明确规定,并严格依照合同执行。

按照上述标准,口腔诊所口腔医师在完成同样医疗收入任务时,收入已远远高于其在国有口腔医疗机构的实际收入。要根据实际情况尽可能逐步提高口腔医师的劳动报酬,特别是若要在当地同行做得最好,他们的劳动报酬也应当是在当地最高。这样可以留住优秀口腔医师,他们会把口腔诊所当成自己家一样精心呵护,维护口腔诊所名誉。

例如:厦门有一家公司老总多次强调,只要公司内的单身员工在年内找到另一半,年终奖加领 500 元。理由很简单,幸福就是生产力。"有了另一半工作就会更有动力,更能安心工作,更有责任感"。公司员工对老板的良苦用心领悟得很到位,"尤其是男性员工,有了女朋友后压力就会比较大,要赚钱要买房,自然渴望薪水多奖金多,那就要靠认真努力工作了"。

第三节 福利薪资方案

越来越多的口腔诊所开始关注员工的福利,因为日渐高涨的工资已使口腔诊所不堪重负,而且,单靠涨工资这一短期(甚至是瞬间)效应已无法让员工感受到口腔诊所的长远计划和关怀。对口腔诊所来说,通过提供各种福利来增加员工地位的稳定性,让员工感受到口腔诊所凝聚力,增强员工的向心力,最终提高劳动生产率。员工的福利一般不须纳税,缘于此,相对于等量薪资现金支付,福利在某种意义上对于员工就更具价值。客观地说,薪酬福利方案在吸引和稳定员工、提高口腔诊所在员工心目中的地位以及员工对职务的满意度方面,确实大有裨益。

福利通常可分为强制性福利和自愿性福利。前者即根据政府的政策法规要求,所有在国内注册的口腔诊所都必须向员工提供的福利,如养老保险、医疗保险、失业保险、公积金(即"四金"),病假、产假、丧假、婚假、探亲假等政府明文规定的福利制度,还有安全保障福利、独生子女奖励等。后者则是口腔诊所根据自身特点有目的、有针对性地设置的一些符合口腔诊所实际发展情况的福利。

在福利的设计上,特别是人才流动率高的口腔诊所,自愿性福利方案更是成为阻止员工跳槽极为有效的"杀手锏"。口腔诊所可在休假、培训、退休等方面采取更为周全的福利措施,例如:提供口腔医师住房贷款利息给付方案,医疗保险可以支持到口腔医师的家庭成员;例如:提供口腔医师医疗责任保险、带薪休假、带薪旅行、在职消费、利润分享、学术交流、员工生日、子女教育等福利方案;例如:在口腔医师自进入口腔诊所的第二年开始,口腔诊所每年可以根据利润情况向口腔医师账户存入一定资金,口腔医师退休或离职后可以支取。

福利方案应针对不同层次的口腔医师需求,例如:年轻口腔医师对参加各项技能培训、外出考察、继续教育等方面有较大需求,给予口腔医师针对性较强的职业规划和就业指导等。除此之外,口腔诊所还可以实行员工股权所有权计划,诱导员工为保住股权持有权甚至拒绝其他口腔诊所的高薪诱惑。

弹性福利方案可以包括福利或者说补贴的各种要素,允许员工在他们补贴的整体费用的范围内选择自己喜欢的薪资与福利的比例。在一个弹性福利方案中,业主决定花多少,而由员工决定在各种福利之间,各种补贴之间,以及现金和福利之间"报酬"如何分配,以更有效的方式发放福利,鼓励员工建立一种整体补贴的观念。口腔诊所应该把福利方案转化为一种招聘、留住和整合人才的强有力的工具。

第四节　薪资实施注意问题

从国内口腔医疗发展的趋势来看,优秀的口腔医师的地位和价值在不断得到提升,鸟择良木而栖,才择优境而为。优秀的口腔医师已经成为各口腔诊所竞相抢购的热门人才,成为口腔医疗人力资源领域中处于优势地位的稀缺资源。

口腔诊所薪酬福利实施需要注意以下几个方面的问题:

1. 实施薪酬福利标准必须看市场　薪酬福利实施需首先要看口腔卫生人

力市场,其次看竞争对手,再次要看本诊所的效益水平。薪酬福利水平具有竞争力,但有竞争力不等于最高。因为一个口腔诊所的人力成本不可能一味地提高,太高,对口腔诊所和口腔诊所的核心竞争力会造成影响。对于口腔诊所相对来讲,它的薪酬福利费用高,成本就高。成本太高,口腔诊所可能会丧失竞争力,成本太低,口腔诊所又招不到需要的人。所以,薪酬福利的实施必须看市场,市场上的薪酬福利水准是影响口腔诊所薪酬福利水准的重要因素。假如一个口腔诊所自身的薪酬福利水准低于市场水准,同时又没有与之相配合的措施如便利的工作条件、有吸引力的培训机会等,就很难避免口腔医师流失,直接或间接地影响口腔诊所的经济效益和发展目标。

在薪酬福利实施的过程中,口腔诊所的管理人员要注意一定要克服人为因素的干扰,不能以个人好恶作为评定口腔医师能力和贡献的标准,而应该充分利用现代人力资源的各项管理工具,并建立标准体系来进行口腔诊所人员的薪酬分配。人性化管理并非人情化管理,有制度就必须好好执行,否则,即使有再好的薪酬制度,也难以保证分配的合理性与公平性。

切勿"望梅止渴"利诱。"望梅止渴"是典型的"利诱"手段,只不过其中的"利"是虚幻的,虽然能够达到效果,但只可用一次。不能实现的"利",员工是不会相信的,也就不能产生效果。如果实在需要用"墙上画大饼"来激励员工,别忘了在兜里揣几块糖。看得见摸得着的东西才能让员工心里踏实。

2. 实行"试用期"制建立灵活调整机制　所有新进口腔医师均由具有口腔医学专业背景的专家进行初步考核,以确定其基本素质。要注意某些具有较高学历以及较高职称的口腔医师,可能实际上有个别人员的动手能力或业务能力都很差。对所有口腔医师均应实行"试用期"制,因为口腔诊所光凭口腔医师的自我表述和外围调查,以及初步鉴定,是很难判断其真实水平的。如果没有试用期即匆忙签订聘用合同,把薪酬福利都统统确定下来,不仅不能充分体现该口腔医师的实际价值,而且必将对原来已经进行了"按质定价"的口腔医师造成不公平,进而挫伤到原来口腔医师的工作积极性,最终形成口腔医师之间的隔膜,影响口腔诊所的发展。

与所有新进口腔医师进行事前的有关薪酬福利政策的沟通是至关重要的一环。一方面,主动对口腔医师介绍口腔诊所的薪酬福利制度,解释薪酬福利制度制定的依据与合理性;另一方面,充分听取口腔医师对薪酬福利方案的意见。在初步的讨价还价过程中,要注意从整体考虑而非个体差异,来进行薪酬价格和福利方式谈判,只要认为口腔诊所的薪酬福利制度是比较合理的,就不能在薪酬福利的原则上做退让,更不能因为一个口腔医师而使整个薪酬福利制度变成一张废纸。

对新进口腔医师,在试用期内的薪酬福利只是一个初定的标准(按照工资体系内标准核给),试用期满后,及时组织相关专家进行综合的技能评定,然后按照评定的分数,对照技能等级标准确定其技能工资。因为技能评定的标准是一致的,薪酬福利体系的结构也是一致的,基本上可以保证处于相近档次口腔医师的薪酬福利具有一定的公平性。要注意毫无根据地随意调薪,或绩效评估不公正,都会导致口腔医师对口腔诊所的薪酬福利系统产生怀疑,甚至不满。

对待员工一定要厚道。精明的最高境界是厚道。你和别人合作,假如你拿七分合理,八分也可以,那我们拿六分就可以了,对待员工一定要厚道。让员工多赚2分,员工都知道到这工作会赚到便宜,所以员工的工作积极性就高。

3. 建立口腔医疗质量评估体系分配提成奖金 建立口腔医疗质量评估体系并与薪酬福利制度挂钩。将口腔医师的提成奖金与其门诊医疗质量和工作收入挂钩是现在口腔诊所通常的做法。这虽然有助于调动口腔医师的积极性,要注意将门诊工作收入作为唯一考评指标会导致一味追求经济效益。所以有必要建立质量考评体系并将其与提成奖金挂钩。例如:正畸治疗可结合完成病例的资料是否完整、完成的质量(面形改善程度、牙列整齐程度、牙齿咬合关系、下颌功能运动等客观的量化指标)、病例难易程度、患者满意度进行考评;牙体根管治疗可结合 X 线影像对根尖充填情况进行考评;修复治疗可根据其修复体设计是否合理,预备体外形边缘是否符合标准,修复体咬合关系是否协调,修复体边缘是否密合进行考评;是否有医患纠纷和医疗投诉等也应考虑在内。口腔诊所在提成奖金计算办法、数字统计、计奖比例等方面均尽量采用透明做法,口腔医疗质量评估体系考核指标尽量全部量化。假如一家口腔诊所中,有的口腔医师一天到晚忙得连喘息的机会都没有,有的口腔医师却无事可做,喝茶聊天,其薪酬治理系统肯定存在问题。长此以往,该口腔诊所将造成口腔医师内部不团结。

4. 薪酬福利实施以绩效为引导 薪酬福利与绩效挂钩有多种方式,通常所见的有绩效工资、一次性奖金、绩效调薪等。口腔诊所要制订好各岗位的绩效奖励计划,并将它们落实下去,然后再通过程序将其体现在员工的薪酬上。口腔诊所薪酬福利实施以绩效为引导,不管年龄大小。年轻人靠自己的知识结构作贡献,年老的人靠丰富的经验出业绩。

对于口腔诊所的学科骨干,甚至业务专家类人才,可以考虑采取年薪制的做法。年薪制口腔医师的范围尽量缩小,这一类人才,应该是医术功底深厚,医德高尚的青年专家,能够自动把口腔诊所的建设和发展作为个人的使命,在报酬上可以给予适当倾斜。但也要注意同一岗位的基本工资因人而异,比如相同的医疗岗位,一个大专毕业生,和一个有丰富经验的硕士毕业生,假如基本工资一样,就等于对硕士毕业生不公平。同工同酬在微观表现应该是同工不同酬,这样才公平。假如出现硕士毕业生医师基本工资远远高于大专毕业生医师这种情况,就等于对大专毕业生不公平,口腔诊所的高级医师与普通医师的关系疏远甚至僵化,整个口腔诊所将会出现死气沉沉的局面。

　　人力因素是变动的,某些口腔医师通过技术培训、临床实践和理论学习等,医疗技能在一定的程度上将有所提升,在口腔诊所的薪酬体系设计方案中,要注意必须充分考虑到口腔医师技能提升后的上升空间。需要建立定期的口腔医师技能评定制度,使这一工作制度化、规范化、流程化和标准化。这样也将有效的鼓励口腔医师专业技能的提升,最终导致口腔诊所医疗业务水平的提高。

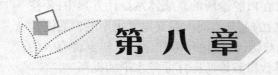

第 八 章

口腔医师满意度调查

在现代社会,人的发展已被视为目的,而不单纯是手段。诊所能否给员工提供一个适合人的发展的良好环境,能否给人的发展创造一切可能的条件,这是衡量口腔诊所优劣的根本标志。在一条完整的口腔医疗服务链上,服务产生的价值是通过人,也就是口腔医师在提供服务的过程中才体现出来的,口腔医师的态度和言行也融入到每项服务中,对顾客的满意度产生重要的影响。而口腔医师是否能用快乐的态度、礼貌的言行对待顾客,则与他们对口腔诊所提供给自己的各个方面的软硬条件的满意程度息息相关。例如:美国西斯科公司调查分析揭示出,员工满意度高的经营单位收入更高,成本更低,员工留用率更高,客户忠实度也更高。剖析员工"喜新厌旧"和"见异思迁"的深层原因比挖空心思设计富有竞争力的薪酬体系更加具有决定性的意义。因此,加大对服务价值链前端——"口腔医师满意度"的关注,是提升口腔诊所服务水平的有效措施。

第一节 满 意 度

现在很多口腔诊所都以"实现客户满意"作为工作的重心,并为此千方百计地变换着提升和改进服务的新招式,但是不论通过什么样的工作,最后口腔诊所都普遍感觉到,这些方式起到的效果并非总是那么明显。于是,测评客户满意度成为企业一个新的热点话题。然而,被口腔诊所普遍忽视的一个问题是,外部客户的满意是由口腔诊所的员工创造的,口腔诊所是否想过自己的员工是不是满意呢? 试想,如果员工一肚子的怨气,能为客户提供令人满意的服务吗? 如果员工心态不稳定,来一批、走一批,能保持优质的服务水准吗? 假如口腔诊所的口腔医师不满意,那么口腔医师就很难让患者满意。患者的满意程度取决于口腔诊所提供服务的价值,口腔诊所提供服务的价值取决于口腔医师对口腔诊所的忠诚度,忠诚度取决于口腔医师的满意度,满意度取决于口腔诊所为口腔医师提供的价值,而口腔诊所为口腔医师提供的价值取决于内部管理、机制、体制等一系列深层次的问题。

这为口腔诊所提出了新的课题——需要密切关注员工满意度,因为对于口腔诊所来说,员工的感受就像个黑箱,如果不及时了解员工的需求以及对口腔诊所的看法,等到一切问题都尖锐地暴露出来,想挽回就困难了。

国内外的很多研究显示,只有员工满意,才能带来客户满意,才能使口腔诊所产生持续的利润增长,而不满意的员工则会以不同的方式导致口腔诊所的各项工作事倍功半,带来的结果是"较高的员工流动率"、"较低的生产效率"以及"下属的不忠诚"。

与口腔诊所的外部客户相一致的是,员工对于口腔诊所的不满一般都不会主动向管理者表达,员工采取的行为是:要么埋藏心里,通过消极怠工来进行反击甚至离开,要么就在提供服务的过程中将不满的情绪向客户发泄。

因此,如何让员工有表达的机会,将心声全面反映出来,以便及时把握员工的心理状态就显得非常重要。现在很多口腔诊所设置了"意见箱",但是员工害怕暴露自己,同时觉得这种方式不真实,不愿意发表意见;一些口腔诊所的人力资源经理不定期向员工了解情况,即使将某些员工的情况反映到了管理层,管理层也会认为这个意见并不全面和客观,而并不及时采取措施;如果管理层直接来询问员工,却很少有人敢于真实地反映问题。以上这些情况使得员工与口腔诊所的管理层之间缺乏一个沟通的桥梁,导致了员工层面信息的缺失,使管理工作的改进不能沿着正确的方向进行。

因此,要实现提高口腔医师满意度的目标,必须首先弄清有哪些影响口腔医师满意度的因素,找出了问题再针对问题采取相应的措施。可以制度化地定期举行口腔医师满意度调查。根据口腔诊所的具体情况,每个方面的侧重可以有所不同,以便分门别类的了解不同层次、不同背景的口腔医师的需求,从而更有针对性地制订对策。

具体来说,口腔医师满意度调查对口腔诊所能起到下列四个重要作用:

(1) 预防和监控的手段:通过口腔医师满意度调查可以捕捉口腔医师思想动态和心理需求,从而采取针对性的应对措施。

(2) 管理诊断和改进的工具:了解口腔诊所内部在哪些方面亟待改进,口腔诊所变革的成效及其改革对口腔医师的影响,为口腔诊所人力资源管理决策提供重要依据。

(3) 广泛听取口腔医师意见和激发口腔医师参与的一种管理方式:通过口

腔医师满意度调查能够收集到口腔医师对改善口腔诊所经营管理的意见和要求，同时又激发口腔医师参与组织变革，提升口腔医师对组织的认同感和忠诚度。

（4）口腔诊所管理成效的扫描仪：口腔医师满意度调查可以提供口腔诊所管理绩效方面的数据，监控口腔诊所管理成效，掌握口腔诊所发展动态。

第二节　满意度调查

建立定期的口腔医师满意度调查制度是非常有必要的，因为人的需求层次是随环境的变化而不断地改变的，不同层次的口腔医师的需求也是不同的。要建立良好的激励机制，首先要了解口腔医师的不同需求。不少口腔诊所都很重视患者满意度的调查，却忽视了对员工，尤其是口腔医师满意度的调查。这怎么可能深入了解口腔医师的想法和需要，怎么能够有针对性地激励他们，激励的有效性又如何保证。

口腔医师满意度调查是口腔诊所管理的一项基础性工作，也是口腔诊所人力资源管理工作的重要组成部分。口腔医师满意是一个口腔医师通过对口腔诊所所感知的效果与他的期望值相比较后所形成的感觉状态，口腔医师满意度是口腔医师满意的量化。员工满意度受工作报酬、工作环境、个人发展、人际氛围、领导者等方面影响，这些方面就构成了口腔医师满意度调查的主要因素。一般来讲口腔医师满意度调查因素包含以下各项：工作回报、工作环境、工作群体、个人发展、企业管理、直属主管等。

工作回报重点调查口腔医师对自己获取的整体回报的满意程度。包括有形回报——收入、福利待遇、加班工资等，无形回报——假期、工作乐趣、成就感、尊重与关怀等。

工作环境用于测量口腔医师如何看待诸如他们的工作环境条件、口腔诊所管理环境等方面问题。包括工作生活环境——办公环境、食堂卫生、饭菜质量等，口腔诊所管理环境——劳动合同、劳保、上下班时间的安排、休息时间、加班制度、业余文化生活等。

工作群体主要考察口腔医师对于人际关系、沟通协作、员工士气团队合作等方面的看法。包括同事之间的人际关系、沟通与交流、工作的配合与协作、员工的士气、团队合作等。

个人发展主要考察口腔医师如何看待自己在口腔诊所的职业发展机会与空间。包括学习与培训、能力提升、职业规划与辅导、鼓励尝试、公开竞聘、调岗、晋升机会、个人发展空间等。

口腔诊所管理用于调查口腔医师如何看待组织设置、权责分工、组织运作情况和人力资源管理等。包括组织机构、权责分工、工作流程与标准、制度的制定与实施、内部宣传、对合理化建议的态度、用人机制等。

直属主管反映口腔医师对于他们的直接主管的感觉。口腔医师离开口腔诊所往往由于对业主的不满意而不是对口腔诊所不满意是这一因素设立的主要依据。包括管理人员的才能、工作安排与指导、沟通与交流等。

进行口腔医师满意度调查时不能照搬这些因素的构成，应该根据口腔诊所的实际情况，如业主最想了解的信息、口腔医师反映最突出的问题、口腔诊所文化等方面进行调整。同时以上构成元素也可以根据口腔诊所的侧重点进行分解与重构，如口腔诊所管理元素可以细化到人力资源管理、组织管理等元素。

表 8-1 口腔医师满意度调查表

调查内容	很满意	较满意	无所谓	不满意	很不满意
报酬制度					
信息沟通					
进修机会					
晋升机会					
工作兴趣					
工作主动性					
口腔诊所的效率					
口腔诊所的目标					
口腔诊所的结构					
关心员工					
员工参与管理					
合作关系					
人际环境					
工作条件					

注：每项调查内容只能选一个答案

口腔医师满意度调查对口腔诊所来说就成为了一个很好的沟通和交流工具。通过调查管理层能够有效地诊断公司潜在的问题，了解口腔诊所决策对口腔医师的影响，以对口腔诊所管理进行全面审核，保证口腔诊所工作效率和最佳经济效益，减少和纠正低生产率、高损耗率、高人员流动率等紧迫问题。

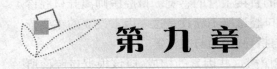

第 九 章

激励口腔医师

要让口腔医师觉得他是在跟业主一起创业,他们才有动力。常言道:"士为知己者死"。如何激励口腔医师,提高他们的满意度,让他们高兴起来呢? 从心理学的角度看,激励并不是一种来自外界的刺激,而是人对外界刺激的反应。人的行为发生的过程可以总结成以下这种模式:

这个模式说明了一个人的行为发生的全部过程,从中我们可以知道一个人产生某种行为的根源是某种需要。激励作为组织管理中的一项职能,是通过满足口腔医师生理的、心理的需要,激发口腔医师的行为动机,并使之朝向口腔诊所特定目标。因此,激励过程就可以简单地概括为:需要引起动机,动机决定行为。而激励是否对口腔医师产生作用,取决于激励政策是否能满足口腔医师的需要,所以说,激励来自于口腔医师的需求,也就是内因。

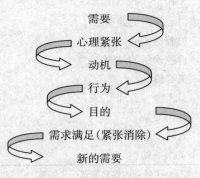

图 9-1　人的行为发生模式

通常情况下,一个人的某种需要如果没有能够获得满足,那么他就会处于一种紧张状态,进而会驱动他去采取某种行为或者付出某种努力,以实现某种能够满足其需要的目标,如果目标达到,其紧张程度就会降低。但是,在一个口腔诊所中,导致个人紧张程度减轻的行为只有在与口腔诊所目标保持一致的情况下才会对口腔诊所有利。所以激励就是一个如何确保口腔医师个人需要的实现及其努力程度与口腔诊所目标保持一致的过程,让我们首先来了解一下口腔医师都需要什么。

第一节　口腔医生的需要

需要层次理论：马斯洛把人的需要划分为五个层次，由最低的需要发展到高级的需要。即生理需要→安全需要→社会需要→尊重需要→自我实现需要。前二者主要指物质的需要，如工资、福利、职业、保障等；后三者主要指精神的需要，如友谊、地位、权力、责任、发展特长的环境等。虽然这种理论有其局限性，强调个人实现需要，但仍有一定的参考价值。

双因素理论：赫兹伯格认为工作的满足因素与工作内容有关，称为"激励因素"，如成就、认可、责任感等；工作的不满足因素与周围事物有关，称为"保健因素"，如行政管理、工作条件、工资、人际关系等。具备"激励因素"，能产生巨大的激励作用和满足感，缺乏时也不会使人产生强烈不满。具备"保健因素"，不会产生巨大的激励作用，但缺乏时却使人产生强烈不满。口腔诊所管理者应从工作本身调动人的内在积极性，如果只注意"保健因素"，单靠物质刺激，反而会影响工作热情。

成就需要论：麦克里兰认为人的成就需要能激发奋斗精神，勇于克服困难，希望取得成就并得到别人的承认。口腔诊所管理者对有成就需要的员工应及时肯定，经常关心他们的工作，宣扬他们的工作成绩，充分调动其积极性。

期望理论：伏隆认为，对人的积极性的激发力量取决于人们对通过努力取得成果的偏爱程度（效价）和人们对特定活动可能导致成效的信念（期望值），即激发力量 = 效价 × 期望值。效价或期望值越大，激发力量越强；效价或期望值有一方为 0，激励作用消失。

公平理论：亚当斯认为一个人被激励的程度，不仅受所得绝对报酬的影响，而且受相对报酬的影响。即把个人报酬与贡献的比例同他人相比较，若比例相等，则认为公平而心情舒畅；否则，就会因不公平而影响情绪。应引导员工全面衡量自己与别人的贡献与报酬，提倡奉献精神，防止盲目攀比报酬。

根据马斯洛（Abraham.H.Maslow）的需要层次理论，结合口腔医生的职业特点及当前的社会现状，可以归纳出以下五种主要的或者说迫切的需要：

1. **金钱财富与社会地位**　口腔医师职业的高风险性决定了口腔医师应当有很高的收入，在同一环境里，口腔医师应当过着较体面的生活。"高风险，高收益"不但是经济学原理，也为世界上大多数国家的实际情况所证明。而我国的现状却不太一样：尽管人们称赞医务人员为"白衣天使"，对医生职业大多充满了羡慕和向往，但这多半是因为医生职业本身的神圣性，而不是因为当前医生们本身的社会地位有多高。

"经济基础决定上层建筑"用在医生们身上也别有一番道理。他们的工作又苦又累,作息时间也很不规律,八小时工作制远远满足不了医疗工作需要。因为患者的病情是不会遵守八小时工作制的。由于疾病的突发性和随机性,为了患者第二天的治疗,口腔医师常常需要利用业余时间查阅大量的病案资料,思考寻找最佳解决方案。所以,口腔医师的时间付出决不会只是每天八小时。同时还承担着许多精神上的压力,而工资收入又没有真正体现出他们的工作价值,因此,心理基本上处于一种不同程度的扭曲状态。人不是机器,长期的疲劳和精神压力必然造成服务不到位。除此之外也有管理方面的因素。

我们看到,在发达国家 MBA 管理医院,是把医生和患者都当做服务人群。在管理时,口腔医师中午的用餐都被照顾的无微不至,口腔医师的话很有分量。所以"以人为本"的管理是口腔诊所实现"以患者为中心"服务承诺的基础。

2. 降低职业风险或风险转移　众所周知,坐飞机有风险,需要买航空意外险,出事了由保险公司赔偿。机动车驾驶有风险,需要上第三者责任险,出事了也由保险公司赔偿。那口腔医师的职业风险应由谁来承担呢,如果由口腔医师或口腔诊所来承担,就会存在推诿责任或责任不清的混乱情况,最终导致医疗纠纷不断,医患双方都不满意。一方面因为医患双方存在严重的信息不对称,其背后隐藏的是道德风险。口腔医师和口腔诊所在这方面占有绝对优势的地位,医方因此就有推卸责任的能力和可能性,而患者在信息不充分的情况下,会本能地产生不信任感。另一方面,医疗服务价值被严重低估,现在做一个普通牙科手术的手术费才数百元,而一赔就是几万、十几万,且有逐步提高的趋势,普通口腔医师或口腔诊所如何能承受得起? 他们能不想方设法隐瞒推诿吗,能不因此产生医疗纠纷吗? 要不就像前面所述消极行医,逃避风险。

如果将风险转移到保险公司上,保险公司就可以聘请专业人士对风险进行专业评估。医患双方信息不对称的状况就会得以纠正,医方承担风险的能力也会大大增强,上述混乱情况不就会避免或减少很多吗? 正如大众对航空意外交通意外的赔偿问题抱怨得并不多一样,所以就需要建立医师职业保险和全民医疗保险制度,不但解决医疗费用问题,还可以解决口腔医疗风险承担问题。

3. 工作自主权　作为掌握专业知识的口腔医师,都希望拥有足够的工作自主权,即以治疗为中心,在尊重患者知情同意权的同时,能在遵循专业技术规范的前提下,以自己的方式工作。口腔医学领域可以说是技术密集型行业,专业知识型人才占了大多数。专业人才和非专业人才相比,他们对自己的业务比他们的上级或同事更熟悉,是本领域的专家。因此,工作的自主性要求就很高,尤其是经验越丰富,专业技术水平越高的口腔医师,这种自主性要求就越强。

根据道格拉斯麦格雷戈(Douglas Mcgregor)的 Y 理论,外来的控制和惩罚并不是促使人们为实现组织目标而努力工作的唯一方法,人们在自我管理的情况下工作绩效最好。因此，对口腔医师的使用之道，不应是上下级关系，而应是伙伴关系。在他们各自的专业领域内，不能通过发号施令，指挥他们该干什么和怎么去干，而应该依靠他们的专业自律意识，给口腔医师一定的自主权，允许他们以自己认为有效的方式工作。通过沟通协商引导，为之创造一个有利于调动他们积极性的机制环境，从而增加他们对口腔诊所的认同感和忠诚度，才能充分发挥他们的主观能动性和专业特长。

4. **工作成就感**　工作成就感来源于工作本身，包括挑战性的工作和高质量地完成工作。口腔医师受到的教育水平较高，对自身能力的认识比较深刻，同时事业心较强，自主意识较高，这就决定了口腔医师有更强的成就动机，他们在工作面前会表现出更强的求胜心理。

口腔医师因其职业的特性高风险而充满许多不确定因素，工作本身就具有很大的挑战性，所以当口腔医师高质量地完成任务时，那种自我满足感、成就感对口腔医师就有很大的吸引力。救死扶伤乃口腔医师的天职，每当治好一个患者，这种职业成就感就会自然而然升起。如果能得到患者、同事、同行、领导及社会的认同，这种成就感就会更加强烈，激励的作用也会更大。

目前太多的医疗纠纷、太高的职业风险以及不太恰当的舆论导向，已将这种成就感冲得几乎消失殆尽。由于人们对口腔医师的期望值过高，不了解或者淡忘了口腔医学的高风险性，又没有相应的职业风险保障，使得口腔医师在沉重的压力面前，不得不放弃追求挑战性，转而追求平稳性，即不出事，其结果就是消极行医、逃避风险，又谈何成就感？更多的是暗自庆幸平安、无事逃过一劫等消极心理。

5. **自我发展**　口腔医师的职业成长过程需要不断进行学习、知识更新，才能提高专业技术水平和自身价值，求得自我发展和自我实现。如果说口腔诊所是个舞台，那口腔医师便是台柱子、名角儿。道理说来谁人都懂，但是如何培养专家，如何调动口腔医师的能力却往往不够重视。如果有了患者，没有好的口腔医师、高的医术，患者还是要跑。由此引出了这样一个问题，口腔诊所为什么现在少有名医？

在国外医生可以自由兼职。如在伯明翰等大学对教授等不同职称的医务人员的工作量做出了明确规定，每周必须工作若干小时，其余时间可以自由兼职。日本大学的情况也如此。美国口腔医生以州为单位注册，只要经过合法注册，就可以同时在本州内不同口腔诊所服务。因此许多国家的口腔医师另择口腔诊所兼职工作合理合法。当然这里的前提是在详尽的管理规定的约束下进行的，而且本职工作必须干好，否则会被老板炒掉。与此同时，国外相对完善的医疗与保险制度，能够从法律上堵住口腔医生利用兼职"走穴"或将掌握的患者转出等漏洞。

国外的口腔医师可以自由兼职,而国内的口腔医师只能偷偷"走穴",或是辞职另谋高就。就其实口腔医疗服务的扩大化是社会发展的必然趋势,属于人才资源的正常流动。人才应该用活而不是管死。一项先进技术只在一所医院应用,只能使少数患者收益,在某种意义上也是资源浪费,专家要找自己的发展空间,服务更多的患者。同时年轻口腔医师也需要不断的进修深造,不仅要掌握现有的已经成熟的技术,还要经常进行知识更新学习新的先进技术,有的还需要提供条件开展科学研究,这样才能提高专业水平和自身价值。

第二节　激励的原则

口腔诊所工作特点是服务于患者,专业技术性强。口腔诊所管理者除了应满足员工的物质需要外,还应关心他们的家庭及生活,解除他们的后顾之忧。医务人员更重视心理上的内在满足,如人际关系、政治进步、发挥才能、尊重和荣誉、发明和成就等。口腔诊所管理者应着重考虑员工精神上的需要,创造各种条件,使员工在业务上得到深造,工作上取得成就,人际关系上得到满足。

人的动力包括外部压力、内在动力和目标吸引力三个方面(图9-2)。外部压力是外界加于人的力量,带有一定的强制性,可推动人们向目标前进,如规章制度、职责、奖惩制度等。内在动力是指内心不同层次的动机,最高层次

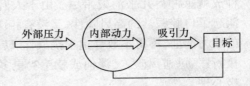

图9-2　人的动力产生模式

是信仰。具有科学的信仰和正确的世界观,就会产生巨大动力。目标吸引力指达到目标后可能得到报偿,与达到目标的可能性和对报偿价值的估量有关。上述三者之间,以内在动力最重要。外部压力和目标吸引力须通过内在动力才能持久,而内在动力也必须有外部压力和目标吸引力的激发,才能形成强大的推动力。

在了解了口腔医师的需要之后,管理者们就可以有针对性的采取各种措施,通过多种激励方法提高口腔医师满意度,调整口腔医师与患者、口腔医师与口腔诊所、口腔医师与政府机构之间的关系,相互尊重、相互制约,以便提供更高效、可靠的口腔医疗服务。对于口腔医师的激励,有着一般激励的很多共性,也有其特殊性。先来谈一谈激励口腔医师的一些原则:

1. 以人为本的原则　这是现代人力资源管理的核心,强调以人为核心,即管理的根本出发点是着眼于人,管理的目的是人与事的系统优化。它要求管理者在激励过程中,应把员工作为一个主动的人来对待,而不是把自己打扮成一个

施舍者,把员工看成是被动的人,将激励仅仅理解为利用管理者手中掌握的各种资源来满足员工的需要,使员工成为等待管理者满足的物质乞丐和精神乞丐。

例如:作为我国知名的成功齿科医院,郑州赛思齿科医院把以人为本、尊严至上作为整个齿科医院管理的出发点和基石,据此设立的一整套人力资源管理制度,对口腔医师不再是刻薄的监督,而是口腔医师成长的里程碑和加油站。齿科医院设立的人力资源部被视为服务支持部门,他们的主要服务对象是内部顾客——全体员工。他们认为,人力资源部门不是管人的,而是为齿科医院的员工和业务需要服务的。而我们不少的口腔诊所管理者虽然也不时高喊要以人为本,却大多只是流于形式,很少设身处地为口腔医师着想。

作为口腔诊所管理者必须要明白,对激励因素的认识和利用,并不是为了研究如何操纵驾驭口腔医师,而是为了满足口腔医师做某事的需要,激发他们的行为动机,并引导他们能够按照所要求的方式工作。

在现代社会中,以人为本的原则主要体现在对人的尊重上,管理者必须树立人是第一资本,人力资源的开发是一种投资而不是费用的观念,只有明确这点才会从内心尊重人才。尊重口腔医师,首先表现在尊重人的生命价值,提高人的生活质量,延长人的生命时间,这实际上也就是提高了人力资源质量,延长了人力资源的使用期。其次,尊重人的兴趣和生活方式,使兴趣成为人力资源开发的催化剂,同时尽量满足人们生活方式的自由,创造一种宽松的环境,有利于人的发展。再者,要尊重人的劳动成果,利用及时有效的反馈系统,正确评价口腔医师的劳动价值,增强他们的成就感和与人分享的快乐,对待不幸和失败则要尽快给予帮助,防止消极情绪的产生。

只有处处以人为中心,才能体现以人为本的思想和原则。口腔诊所管理者应帮助口腔医师进行自我激励,调整管理角色,扮演好帮助者、指导者和调节者三种角色,把自己的激励目标定位在帮助别人实现自我激励目标上。

想要留住员工的心当然就要激发员工的斗志,让员工觉得满足,他们就会努力工作,力求有所表现,这时老板如果顺势再补句话:"今天辛苦了,要好好爱惜自己的身体,不要太劳累了"。便可以让员工更加卖力。

2. 目标结合的原则　在激励体系中,设置激励的目标是一个关键的环节。人们选择了什么样的目标,就会有什么样的行为动机。归根结底,人的行为目标是为了实现人的价值,而人的价值又大体分为自我价值和社会价值。前者是指个人在财富、情操、知识、技能和健康等个体方面的追求,后者是指个人的知识、技能有着能为他人或社会创造财富的作用,并为他人或社会所承认。

任何人的价值都是自我价值和社会价值的统一。激励要达到预想的目的,目标设置就要满足以下两点要求:

(1)目标设置必须能满足口腔医师的需求:激励目标必须与口腔诊所目标

一致。因此,在人力资源的激励过程中,首先,要尊重口腔医师的自我价值和作为自我价值体现的个人目标,使口腔医师的目标设置能满足口腔医师个人的需要,提高口腔医师对目标的认同感。

(2) 口腔医师的目标设置还应被纳入到口腔诊所目标的设置中来:使其体现口腔诊所目标的要求,把口腔诊所目标同口腔医师个人的目标结合起来。让口腔诊所的目标包含更多的个人目标,使个人目标的实现离不开为实现口腔诊所目标所做的努力。因为口腔医师个人目标与口腔诊所目标的一致,对口腔诊所来说有着重要的意义,如果二者之间存在分歧,将会相互制约形成内耗,不利于口腔诊所的发展,也不利于个人目标的实现。

自我价值和社会价值的统一,才是保证良好激励效果的关键。这需要管理者有较高的素质与管理能力,努力从人本管理的核心思想出发,以人为本,协调口腔医师的个人目标与口腔诊所目标的统一。

3. 物质激励和精神激励相结合的原则 奖励可分为物质奖励和精神奖励。没有适当的物质奖励,难以保持人的积极性,但精神奖励在一定条件下可胜过物质奖励,二者应配合得当。例如:在口腔诊所的门诊大厅,做一面玻璃幕墙,上面铭刻着每一位曾经在此工作过的口腔医师的名字。面对这堵墙,口腔诊所每一位员工心中肯定都会有感动,会有无法言表的自豪。

奖励应注意分寸,轻易给奖,受奖者得不到成就感的激励;奖励过频,起不到积极作用,一旦缺少,反而引起抱怨。要注意通过正强化激发其期望的行为,通过负强化否定和消除不良倾向。注意从不同对象的不同心理特点出发,采取不同工作方法,提高强化效果。

物质利益是人们从事一切社会活动的物质动因,物质激励就是通过满足或限制个人的物质利益的需求,来激发人们的积极性和创造性。物质需要是人类最基本的需要,它是精神需要的基础,因此满足员工的需要应先从最基本的物质激励开始,没有一定的物质激励的基础,空谈精神激励就没什么意义。

随着人民生活水平的不断提高,物质激励有了一定的基础,就要结合精神激励,并逐渐将激励的重点过渡到精神激励上,尤其是对于口腔医师这样的高素质群体来说。从我国的实际情况看,目前人们的生活水平普遍还不高,因此物质激励在口腔医师激励中还占主要地位,但要避免走极端,要结合口腔诊所实际发展水平和口腔医师的需要综合应用。

同样是 1000 元的奖金,但在不同的人看来,激励效果是不一样的。有人觉得,对于自己所付出的劳动,这样的激励显然太少。有人则觉得,这已经算是一笔相当不错的收入。这需要管理者首先应重视口腔医师的满足感,善于分析、沟通、引导使口腔医师在物质需要和精神需要之间取得平衡。

4. 公平原则 公平性是员工激励中一个很重要的原则。根据斯达西亚当(J

Stacey Adams）的公平理论，个体要求公正评价、公正对待。每个人不仅关心由于自己的工作努力所得到的绝对报酬，而且还关心自己的报酬与他人报酬之间的关系。他们对自己的付出与所得和他人的付出与所得之间的关系做出评价和判断。以对工作的付出，如努力程度、工作知识、经验培训及教育程度、技能水平等为根据，比较其所得，如薪金、晋升、认可等因素。如果发现自己的付出与所得和其他人相比不平衡，就会产生紧张感。任何不公平的待遇都会影响口腔医师的工作效率和工作情绪，影响激励的效果。

奖励过重会使口腔医师产生骄傲和自满的情绪，失去进一步提高自己的愿望；奖励过轻会起不到激励效果，或者让口腔医师产生不被重视的感觉。惩罚过重会让口腔医师感到不公，或者对口腔诊所失去信心，甚至产生怠工或破坏的情绪；惩罚过轻会让口腔医师轻视错误的严重性，从而可能再次犯同样的错误。所以，激励要公正合理，奖励的标准不能因口腔医师的背景、职务地位、与领导的关系亲疏等而有所不同。

在绩效评估时，既要准确测评出口腔医师直接取得的工作实绩，同时也不要忽视其他口腔医师间接取得的各种实绩，这样才能做到公正合理的对口腔医师进行适当的激励。但是，在公平性问题上，存在众多的付出和所得的分项目，不同口腔医师对其重要性或价值的认识也存在差异。有关研究表明，口腔医师将工作质量、知识技能列在付出因素的首位。在所得方面也同样存在差异，只不过差异不太明显。这些差异意味着对某人有公平感的事情不一定对其他人也有公平感，所以需要进行个性化评估和奖励，也就是说，公平不是平均化、同质化。

公平原则的主要内容包括：

第一，激励的措施要适度，即奖励的程度与被激励口腔医师的功过相一致，该奖则奖、大功大奖、无功不奖、有过则罚。

第二，评估标准要一致，即绩效评估的标准不能因人而定或带有主观随意性。取得同等成绩的口腔医师，一定要获得同等层次的奖励。犯同等错误的口腔医师，也应受到同等层次的处罚。如果不能做到，管理者宁可不奖励或者不处罚。

第三，平等竞争，机会均等。也就是说，管理者要创造一个平等竞争的环境，使大家都有均等的参与机会。例如：某经营陷入困境的口腔医院，为了安定人心，给10名坚守岗位的员工千元奖金，结果一位虽偶然脱岗但忠诚度极高、业绩不错的核心员工愤然离职。俗语说，种瓜得瓜，种豆得豆。奖励得当，种瓜得瓜；奖励不当，种瓜得豆。上述案例中的经营者的奖励初衷与结果显然存在不小的差距，甚至背道而驰。

第四，民主参与、公开评议，即评比的过程要公开化、民主化。

5. 共性和个性想结合的原则 正常情况下，每个人都受人性规律的约束，因此有关人的问题,也就能够找到共同之处,找到带有普遍意义的规律。有了共同之处,就可以据此制定与口腔诊所目标相联系的标准或制度。

每个口腔诊所的目标是统一的,对口腔医师进行激励的目标是要和口腔诊所目标协调一致的,所以激励有其共性的一面,主要体现在激励的制度、政策、标准等方面。但在具体实施时,要考虑口腔医师个性的一面。因为口腔医师的需要存在个体的差异性和动态性,不可能千人一律,即便同一个人在不同时期的需要也会有所变化。所以激励必须因人而异、因时而异,才能取得最好的效果。

激励要有针对性,要具体情况具体分析,从口腔医师实际需要出发;激励要具有动态性,要对不同口腔医师选择激励的合适时机,了解口腔医师不同阶段的需求层次和需求结构的变化,按需激励。这就要求管理者在制订和实施激励措施时,首先要调查了解口腔医师真正需要的是什么,然后再制订相应的激励措施。

6. 正激励和负激励相结合的原则   根据激励的强化理论,可以把激励分为正激励和负激励(正强化和负强化)。当口腔医师完成的行为受到奖励后,会产生继续重复该行为的需求期望,正激励强化了下一行为的动机。适时奖励是口腔医师工作过程的加油站,起到持续不断激励口腔医师工积极性的作用,同时也是口腔医师行为方向的路标。奖励表明口腔医师的行为得到承认和肯定,使其清楚行为的价值以及实现需求的可能性,从而激发更大的工作热情。

同样,负激励通过对口腔医师违背口腔诊所目标的非期望行为进行惩罚,使得这种行为不再发生。但是,负激励具有一定的消极作用,容易使口腔医师产生挫折心理和抵触情绪,应该慎用。故而口腔诊所管理者在激励时应该把正激励和负激励巧妙地结合起来,坚持以正激励为主,负激励为辅。

以上六项原则在实际应用中,必须和各个口腔诊所、各个地区的发展水平结合起来,针对不同对象甚至同一对象不同时期的特点,采用不同的方式。

第三节　激励的方法

根据赫茨伯格的双因素理论,引起员工不满与消极情绪的保健因素主要为外部因素,包括政策、管理、薪酬、工作条件、人际关系、社会地位及安全保障等;能够使员工获得高度满意感的激励因素主要是内部因素,包括成就感、工作本身责任感、荣誉感、晋升与自我发展等。由于职业的特殊性和历史遗留造成的一些原因,要想提高医生们的满意度,进而提高口腔医疗服务质量,就必须首先消除或改进导致口腔医师不高兴的保健因素,然后改进或满足他们对激励因素的需求,主要可以采取下列激励方法:

1. 薪酬福利激励法 虽然在知识经济时代的今天,人们生活水平已显著提高,金钱与激励之间的关系渐呈弱化趋势,然而物质需要始终是人类的第一需要,是人们从事一切社会活动的基本动因。经济学理论认为,人们的基本活动是受经济性刺激物激励的,金钱及个人奖酬是使人努力工作的重要激励。要提高口腔医师工作的积极性,重要的方法是通过经济性报酬激励。对于我国当前大多数口腔诊所而言,薪酬水平及结构已成为影响口腔医师满意度的首要因素。只有组织薪酬水平及结构都合理时,口腔医师满意度才会高。

斯蒂芬 P 罗宾斯(Stephen P.Robbins)在他的管理学著作中,提醒人们不要忽视钱的因素,并引用了一篇综述报告的观点(该报告概括了 80 项评价激励方式及其对员工生产率影响的研究):当仅仅根据生产情况来设定目标时,生产率平均提高了 16%;重新设计激励机制以使工作更为丰富化,生产率水平提高了8%~16%;让员工参与决策的做法,使生产率水平提高了不到 1%;然而,以金钱作为刺激物却使生产率水平提高了 30%。这并不是说金钱是万能的,也不是让管理者仅仅注重金钱因素,而只是提供客观证据请管理者注意:在专心考虑目标设定、参与决策、情感尊重等激励措施时,别忘了金钱是大多数人从事工作的主要原因。

口腔医师职业的高风险性决定了口腔医师应当有很高的收入,高风险,高收益不但是经济学原理,也为世界上大多数国家口腔医师的实际情况所证明。而我国目前口腔医师的经济现状却并不让人乐观,由于历史和体制方面的原因,口腔医疗服务的市场化进程要远远滞后于其他行业。同时,由于社会保障制度尚不完善,还有一些群众仍以传统观念把口腔诊所看做是低收费、广服务的社会福利性和公益性机构,使口腔医师群体处于十分被动的地位。医生的劳动价值在正常途径上是被严重低估的,他们的正当物质需求没有得到很好的满足。所以还应从如何满足口腔医师正当合理的需求上着手,让口腔医师的劳动在物质上从正常渠道得到价值回归,才能从根本上减少或杜绝医疗腐败行为。

由此看来,提高口腔医师的物质待遇,使他们的劳动价值得到合理体现应是目前提高口腔医师满意度的前提和首要目标。具体的激励形式包括:提高工资、颁发奖金和奖品、提供住房及保险以及休假、疗养、旅游等福利待遇。针对口腔医师的职业特点,在应用此激励法时要注意以下几个方面:

(1)工资奖金激励:工资奖金要结合当地的经济发展水平和本单位本行业的实际情况,尤其要注意横向和纵向的对比。根据亚当斯的公平理论,口腔医师对他所得的报酬是否满意不是只看其绝对值,而是会与前后左右进行比较,通过相对的比较,判断自己是否受到了公平对待。这种判断会从根本上影响口腔医师的情绪和工作态度。当他认为公平时,一般不会特别兴奋或激动,而只是处于一种平静而坦然的心境。但如果判断自己受到了不公平的待遇时,就会产生强烈的不公平感和不满情绪,不仅把金钱看成是单纯的经济报酬,而且通过报酬评价领导、社会对自己的态度,甚至扩大到自己与群体或他人的关系。这种不公平、不合理的感觉会极大挫伤个人的自尊心,并且可能导致委屈、愤怒、焦虑、郁闷等强烈的情绪反应,严重影响口腔医师的工作态度和行为表现。管理者应对造成口腔医师不公平感觉的原因做出全面认真的分析,根据不同的原因,采取不同的对策,不但要重视分配的公平性,也要考虑程序的公平性。虽然研究表明分配公平比程序公平对口腔医师的满意感有更大的影响,但是程序公平更容易影响医生对组织、对领导的信任及其流动意向。通过增加程序公平感,口腔医师即使对分配方面不满意,也有可能以积极的态度看待口腔诊所。

(2) 职业保险激励:在口腔诊所提供的众多福利待遇中,有一个很重要的问题被忽视了,那就是口腔医师的职业保险问题。前面已述及口腔医师是一个高风险的职业,其风险程度不亚于、甚至超过航空运输业和汽车驾驶员。因为口腔医学的未知因素和不可控制因素更多,但对口腔医师却没有建立相应的类似于航空意外险、第三者责任险的职业保险制度。也许,正是因为口腔医师职业的高风险性,使得实际操作起来比较繁琐、复杂,但尽快建立完善的口腔医师职业保险制度已是刻不容缓了。根据马斯洛的需要层次理论和赫茨伯格的双因素理论,口腔医师职业保险方面的需求属于较低层次的、保健因素里的安全需要,连这种需要都没得到很好满足,如何能让口腔医师高兴起来? 当然,建立职业保险制度后,并不意味着口腔医师就可以无所顾忌、随心所欲,相反,保险公司可以通过对口腔医师的风险评估来调整保险费率,甚至对屡次出险的高风险人群拒保。使患者能根据保险公司的评级选择到放心口腔医师,也就迫使口腔医师更加注意提高医疗技术水平和改进服务质量。国外在这方面有很多成功的、值得借鉴的经验。

(3) 奖金激励:在当前口腔诊所既定人员结构、医疗任务、建设投入和薪资水平暂时不可能出现很大转变的情况下,奖金激励是比较容易做到的一种具体方式,它的分配方式对口腔医师的满意度有直接的影响。为了最大限度地发挥奖金的激励作用,奖金分配的差距要拉大,要与工作量挂钩、与风险挂钩、与责任挂钩、与劳务的知识含量挂钩。体现倾向知识、倾向风险、倾向第一线的原则。值得指出的是,在执行奖金分配时要注意:个人的金钱价值观不一。相同的金钱,对不同收入的口腔医师有不同的价值,对不同需求层次的口腔医师,其含金量也不同。这就要求医院领导者必须了解不同口腔医师的不同金钱价值观。奖金激励必须公正。口腔医师会通过社会横向比较或医院历史纵向比较,判断自己是否受到了公平对待。奖金激励必须反对平均主义,平等分配等于无激励。

2. 目标激励法 目标激励,就是确定适当的目标,激发口腔医师的动机和行为,达到调动口腔医师积极性的目的。根据佛鲁姆(V.H.Vroom)的期望理论,一种行为倾向的强度取决于个体对于这种行为可能带来的结果的期望强度以及这种结果对行为者的吸引力，也就是说对人的激励力大小取决于要达到目标的感知价值（效价）和期望几率（期望值）两个因素，即：激励力＝效价期望值。

目标作为一种指引，具有引发导、向和激励的作用，人的各种需求期望都是在某项具体目标的诱导作用激励下产生的。目标激励可以帮助定位口腔医师角色，明确绩效标准，建立活动规范，决定组织结构。如果对口腔医师没有明确的期望值，将阻碍口腔医师实现自我激励。对口腔医师而言，口腔诊所划分为营利性诊所和非营利性诊所将有助于口腔医师和口腔诊所明确自己的目标定位，在物质追求和精神追求之间找到各自的、恰当的平衡点，可以避免在思想上、精神上造成的许多紊乱、模糊现象。同时，口腔诊所管理者还要不断启发口腔医师对更高目标的追求，才能启发其奋发向上的内在动力。每个口腔医师除了薪酬福利目标外，还有如责任目标或成就目标等。口腔诊所管理者就是要将每个人内心深处的这种或隐或现的目标挖掘出来，带动口腔医师工作潜能的发挥。

口腔医师这种职业自古以来就是非常崇高、神圣的，所以，工作本身就具有很大的激励力量。但要更好地激发他们的积极性，就必须进行明确的、具体的目标管理。要让年轻口腔医师懂得，口腔诊所对口腔医师的使用，本身就是一种培养，为了更好地发挥口腔医师工作的积极性，口腔诊所管理者要考虑如何才能使工作本身更具有内在意义和挑战性，给口腔医师一种自我实现感。

为达此目的，进行目标管理就必须注意目标的具体性、口腔医师的参与决策、明确的时间规定与绩效反馈，通过运用系统的方法，将口腔诊所的整体目标转化为口腔医师个人的具体目标，为口腔医师个人提供他们所能接受的明确的个人绩效要求，从而激发他们的积极性，充分发挥他们的主观能动性，增强他们的责任感，进一步提高工作效率，为口腔诊所做出明确而具体的贡献。这样，当口腔医师个人目标都得以实现后，那么口腔诊所的整体目标也就自然实现了。

应用此种激励方法，要注意：

（1）按照口腔医师的实际情况制订工作目标，也就是口腔诊所的激发力要符合口腔医师的实际需要和实际承受能力。口腔医师的专业分工非常精细，各自有不同的特性，而每个人又具有不同的个性、风格、专业水平，以及对外在条件的不同反应和接受能力等，这些都要求目标的制订要符合被激励者的具体情况。其中，兴趣与适合是目标激励中最能调动口腔医师工作积极性的关键，人只有在做他喜欢做的事情时，才会有最大的主观能动性，工作适合他的个性素质时才可能最充分地发挥出他所具有的能力。因此，必须重视口腔医师对工作目标的兴趣、愿望和适应性。

（2）要注意目标激励的激发时机、条件的选择。不到应激状态，往往是激而不发，激发量过高或过低，也不能起到激发的效果。一个口腔医师从刚毕业进入临床到成为某领域的专家,需要很长的时间,影响其能否成才和成长快慢的因素很多,这些因素的影响力也是动态变化的。因此,要达到激发的效果,必须先创造激发的有利条件,寻找激发的有利时机,通过对口腔医师思想、工作、情绪上的引导和支持,将满足需要转化为口腔医师的主观意识、自觉与组织目标的实现相结合。只有在口腔医师与口腔诊所目标相协调一致的情况下,目标激励才会收到最佳效果。

(3)要处理好目标激励中口腔医师努力与其所获得的最终奖励之间的关系。根据期望理论的三种关系模型:努力-绩效关系、绩效-奖励关系、奖励-个人目标关系,可以看出,要想有效激励口腔医师,口腔诊所管理者一方面应当让口腔医师充分了解所定目标的吸引力,并尽可能加大这种吸引力,以激发他们的努力程度;另一方面,应当采取措施,帮助其实现目标,让口腔医师相信只要努力产生了绩效就会获得相应的明确的、奖励并且这种奖励正是他们所需要的。

只有这样才能提高他们的期望值,从而提高他们的工作能力,并最终促进口腔诊所整体目标的实现。

3. 参与激励法 是指通过鼓励口腔医师参与口腔诊所的管理来影响口腔诊所的决策,从而增强口腔医师的工作自主性,和对自己工作生活的控制力,提高他们的积极性和对组织的忠诚度,进而提高工作满意度及工作效率,改善口腔医疗服务质量。口腔医学本身专业性就极强,当前口腔医学的分科又越来越精细工作,变得来越复杂,管理者不可能精通所有分科、所有口腔医师的工作,所做的决策大多是盲目的,没有针对性或抓不住重点。在这种情况下让最精通本专业的口腔医师参与管理,就可以提高管理的效率和决策的质量。

现代人力资源管理的实践经验和研究表明,现代的口腔医师都有参与管理的要求和愿望,创造和提供一切机会让口腔医师参与管理是调动他们积极性的有效方法,让口腔医师参与管理是人本管理思想的具体体现,也是人力资源管理的具体管理方法之一。虽然口腔医师是知识工作者,更愿专注于本职工作,但是毫无疑问很少有人对参与商讨与自己有关的口腔诊所事务不感兴趣的,相反让口腔医师恰当地参与管理,既能激励他们提高士气,又能为口腔诊所的长远发展获得有价值的建议。

通过参与形成口腔医师对口腔诊所的归属感、认同感,提高他们对组织的忠诚度,并能进一步满足尊重和自我实现的需要。通过参与加强了口腔医师与口腔诊所管理层之间的沟通和了解,可以形成口腔诊所上下级之间的互相尊重的强大精神力量,有助于口腔诊所内部建立和谐融洽的关系,有助于口腔诊所团队精神和凝聚力的形成。

需要注意的一点是应用参与激励法要想取得良好效果,必须在口腔诊所内部建立完善的参与管理制度,口腔医师的参与程度和参与热情很大程度上取决于制度的完善性。否则一任领导一个样,虽然强调鼓励参与却忽视冷落口腔医师的热情,政策飘忽不定,久而久之口腔医师变得麻木了,参与意识淡化了,也就很难达到参与激励的效果。

4. 尊重激励法　尊重激励也是一种基本激励方式,尊重是人的基本情感需要,强化以尊重人的价值需求和尊严为核心的人本管理,是管理者对人的管理从自然人过渡到经济人,再到社会人的最高境界。就口腔医师这样的高素质知识工作者而言,对于尊重的需要则更为强烈,作为口腔诊所中的口腔医师和管理者都在其中扮演各自的角色,所有人员应该在公平、平等和相互尊重的人际关系中共事。

我们经常可以听到口腔诊所的成绩是全体口腔医师努力的结果之类的话,表面看起来口腔诊所管理者非常尊重口腔医师,但当口腔医师的利益以个体状态出现时,或者就涉及自身利益的问题提出一些管理方面的要求或建议时,口腔诊所管理者会以口腔医师全体职工的整体利益加以拒绝。他们会说口腔诊所不能仅顾及你的利益,甚至你不想干就走,想来这儿的人多着呢,口腔诊所不愁找不到人之类的话。这时口腔医师就会觉得重视口腔医师的价值和主人翁地位只不过是口号。显然如果口腔诊所管理者不重视口腔医师的感受,不尊重口腔医师,不让他们参与口腔诊所的管理和决策,就会大大打击口腔医师的积极性,使他们觉得自己只是打工者,工作仅仅是为了获取工作报酬,而不会以主人翁的姿态投入到口腔诊所的建设中去。这时临床上口腔医师的各种不负责任、敷衍了事、生冷硬推的情况将有可能随之发生。

口腔医师职业本身是神圣的、值得尊重的,在当前强调顾客导向、患者第一的大环境中,医患关系又比较紧张、社会舆论也很不利的情况下,如果在口腔诊所内部口腔医师也得不到应有的尊重,那他们的工作积极性又从何说起?可以说尊重是加速口腔医师积极性爆发的催化剂,只要口腔诊所真正重视口腔医师的作用,尊重他们发扬民主,鼓励他们积极参与口腔诊所的决策和管理,认真听取他们的意见和建议,就能极大地调动口腔医师的工作积极性,从而以更好的工作状态投入到口腔医疗服务中去。

5. 荣誉激励法　这是一种高层次的激励方式,是运用社会公德职业道德的一般规范造成舆论氛围,使激励对象产生一种光荣感,获得精神上的满足。荣辱毁誉人皆重之。对于医生而言,因为职业本身具有治病救人救死扶伤的神圣使命,所以内心深处口腔医师对所从事的职业都是引以为豪的。但当前的行医环境和社会舆论对口腔医师却是大大的不利,严重损害了口腔医师的荣誉感。但就口腔诊所内部的人力资源管理来讲,用社会道德行为规范为标准评价口腔医师的行为,褒扬成绩是激励口腔医师的重要手段。

实践中荣誉激励在口腔诊所里应用比较普遍,而且种类很多,主要是通过会议、文件、报刊、墙报、广播、电视等形式对口腔医师先进感人事迹进行表扬,授予集体或个人荣誉称号,表明组织承认其为全体成员的学习榜样,也标志着其某一方面追求的成功和价值的实现。对于被褒扬的对象,这是一种较高层次的满足,将会对其产生一种巨大而持久的激励作用。不过荣誉激励在实际应用中,有应用过滥的倾向。为了树立典型增强效果,有时对被表彰对象进行了夸大宣传,如果过高评估某个人的成绩,人为地树立榜样,会使受赞扬的人产生盲目的自我膨胀心理;同时名不副实的表扬,不但会造成其他员工的逆反心理,而且助长了图虚名浮夸造假等不良风气。所以,切忌任意拔高。

6. 负激励法 激励并不全是正面的鼓励措施,一味地正激励会使口腔医师有吃腻的感觉,久而久之就会忽视它们的珍贵,同时对于口腔医师的缺陷和错误姑息迁就,不仅不利于口腔诊所目标的实现,而且是对口腔医师本人不负责任的表现,也会影响其他人的行为感受。因此,激励也包括许多负面的惩罚性措施,如降级、罚款、降薪、转岗和开除等方法,以惩罚那些违背口腔诊所目标的非期望行为,目的是为了从反面强化正激励措施的作用和效果。

由于口腔医学的专业性极强,在口腔医疗服务过程中医患双方处于严重的信息不对称地位。所谓信息不对称是指市场上的两个交易主体所拥有的信息不对等。信息不对称现象的存在使得交易中总有一方会因为获取信息的不完整,而对交易缺乏信心。由信息不对称导致的各种问题和风险,在发展中国家向市场经济的转型中,尤为突出和严重。而信息不对称的背后,隐藏的其实又是道德风险。在我国信息化飞速发展的时候,市场经济所要求的人的素质却没能紧紧跟上,股市、广告等领域中信息不实和欺诈行为比比皆是。这说明科技可以解决技术问题,但它对道德或个人偏好无能为力。在医患关系中,这种不对称主要表现在,作为需方的患者缺乏对口腔医学信息管理,信息相关制度和法律信息等的了解,而口腔医师掌握着专业知识和相关信息。在当前的口腔医疗服务体制下,如口腔医疗服务支付制度是按项目收费,且医生收入与收费多少挂钩的制度下,就存在口腔医师为追求自身经济利益,而提供不必要的口腔医疗服务的可能性,如果没有严格规范的措施予以制约的话,必然会诱发种种口腔医疗腐败现象和不负责任的行为。

除了相关的法律法规外,口腔诊所也必须制定相应的规章制度,以防患于未然和惩前毖后。提高口腔医师的满意度,必然要倡导以人为本、以德治院,但并不意味着姑息养奸。从公平理论角度分析,保护落后就是打击先进,赏罚不明就是鼓励平庸,也就不可能从根本上提高口腔医师的满意度。因此,是口腔诊所管理的大忌。

按照激励机制中的强化理论,激励可采用处罚方式,即利用带有强制性和威胁性的控制手段,如批评、降级、罚款、降薪、转岗、开除等,来创造一种令人紧张或带有压力的环境,以否定某些不符合要求的行为。必须指出的是在针对口腔医师的多种激励措施中,正面的激励作用远大于负面的激励作用。尽管降级、罚款、降薪、开除等惩罚性措施,对于消除不良行为来说见效较快,但他的效果经常只是暂时的,并且可能会在以后产生不愉快的消极影响。人力资源管理经验表明越是素质较高的人员负激励对其产生的负面作用就越大。

如果应用不当,甚至滥用,其负面作用将很难消除负激励作为一种惩罚性控制手段。一般采用单一考核指标,容易给口腔医师造成挫折感、不安定感和不公平感,同时也难让口腔医师有总结经验教训的机会,同时还会使口腔诊所同事之间关系复杂,很难有一个长期的工作打算,从而更加降低对组织的认同感和忠诚度,故一般不作为口腔诊所管理制度的首选,即便应用也要力求能被心服口服地接受,将其负面作用降至最小。

口腔诊所管理者应多强调鼓励,增强正强化,不轻易使用负强化。首先,鼓励员工可以培养员工,提高员工的自信心。一个人的成长、成功,离不开鼓励,鼓励就是给员工机会锻炼及证明自己的能力。在员工每天的工作、生活中,一个温暖的言行,一束期待的目光,一句激励的评语会激发员工的上进心,可能会改变一个员工对工作的态度、对人生的态度。在鼓励的作用下,员工可以认识到自己的潜力,不断发展各种能力,成为生活中的成功者。

第四节　激励的导向

人们似乎已经习惯于这样的模糊理论,满足口腔医师的需求就能够产生激励作用,真是这样吗? 人的欲望是无止境的,口腔医师也肯定需要更多的奖金和福利,难道不断增加奖金和福利,拿了奖金又享受了福利,工作就必然更有绩效了吗? 未必。嫉妒不断、摩擦丛生,这在奖金、福利机制优厚的许多行业里是常见的现象。事实上我们要的是有效的工作,这种行为会不会重复出现,并不完全直接决定于他的需求是否得到满足。人们由需要而产生动机,由动机而产生行为,由行为而产生效果,有效果不一定产生激励,必须有好的评价才会产生激励。评价是激励问题的关键所在,这样才能构成一个完整的价值链激励体系。这里的评价包括两类:

第一类是他人的评价,如口腔医师解决了患者的痛苦,治好了困扰患者已久的疾病,得到患者及家属的感谢和表扬,于是他工作愈加努力,对患者更加热情。他人的评价产生了激励作用。在管理上如对员工工作的认可、首肯、鼓励、奖励都是来自他人的评价,会产生激励作用。管理人员应当善加利用,不要吝惜适当的评价就能够产生很好的激励口腔医师,不见得要给口腔医师很多的奖金和福利,才能够产生激励作用,因为两者并不成正比。

第二类是自我评价,如口腔医师完成了一例高难度的手术,自我感觉特好,于是他的自信心增强了,工作积极性更高了。自我评价起了激励作用。在管理上,管理者与口腔医师共同确定了目标,口腔医师实现此目标后,自我评价很好就能起激励作用。

其他情形下,口腔医师所确立的工作期望、追求实现之后都起激励作用。管理者都可以善加利用。需要注意的是,素质越高的人对待激励和评价就越理性,作为高素质群体的口腔医师,就更是如此,他们会进行分析和比较。因为人不是孤立的,而是社会化的,在个体自我发展的过程中,要受到各种外部环境的影响,包括和自己直接或间接进行交往的其他一切人的发展,所以激励也并不是孤立的事件。不要以为口腔诊所管理者一对一地对口腔医师进行了正确的激励工作,口腔医师就都会受到有效的激励。

就单单是评价本身也是相互影响的。两个口腔医师做好了相类似的工作,管理者给甲评价说不错,给乙评价说好极了,相互比较的结果,给甲的评价不错就成为较差的评价,而起不了激励作用。显然评价受口腔诊所整体状态的直接影响,激励在口腔诊所系统中就不可能是孤立事件,对口腔医师的激励是否有效,激励的导向是否有利于组织的发展,口腔诊所的整体激励机制就会起到决定性的作用。

因此,存在更重要的问题,如何构建口腔诊所的整体激励机制。比如在传统口腔诊所中往往视口腔医师对上司的忠诚度,远重要于口腔医师的工作能力和效果,观念必然体现为现实的行为准则。而现代口腔诊所则相反,重口腔医师的工作能力和效果,无视口腔医师对其上司的忠诚度和所谓的群众反映,本质上是拉关系、结帮派的反映,交相称赞以求得逞。那样,重口腔医师的工作能力和效果的观念一旦真正体现为现实的行为准则,有工作能力和效果者不断受到重视、嘉奖、晋升,口腔医师实干而有成效的局面就能形成。

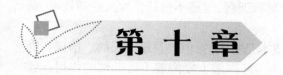

第 十 章

医护人员培训管理

　　人才是要靠自己培养的，现成的人才少之又少，通过招聘得到的成熟医生简直是凤毛麟角。面对激烈的竞争，我们首先要完善自己，才能战胜别人，立于不败之地。因此，我们要不断学习，善于通过和同行比较发现自己的不足。医学是一门典型的需要终身学习的学科，而培训教育则是提高临床技能和理论水平的有效途径和必由之路。

　　一般比较优秀的口腔诊所都会建立一套自己的培训机制，更有健全独特的人才培养机制，因为在以人为本的口腔诊所里提高员工的素质，使之能更好地适应工作需要是十分重要的。即便对员工本人来说，往往也会十分看重口腔诊所的培训，经过培训的员工身价会大大增加。

　　口腔诊所要发挥专家作用，通过多种途径，采取多种形式，举办学习班、专题讲座、交流会等各种有效形式开展教育活动。开展培训教育要体现"按需施教，讲求实效"原则，突出"四新"（新理论、新知识、新技术、新方法）和"三性"（先进性、针对性、实用性），不断改革教育方法，既有理论知识讲座，也有技术操作演示，使培训教育学习能获得实效。

　　缺乏培训最轻微的后果是导致临床医生没有明确的目的性，而更常见的是患者不满意。临床工作效率低下，增加压力和发生许多意外情况。业主对新员工期望值很高，当看到这个员工不称职的时候会感到非常失望。同样，这位新员工对这个工作职位充满期望，但是当她/他总是得不到明确的指示后也会有受挫感。雇佣双方对这个职位安排都感到不满意，但是，如果口腔诊所安排了培训新员工的项目，那么雇佣双方就会建立和谐的工作关系，双方也都会受益于这种良好的关系。

　　我们把大学阶段的教育称为学历教育（academic education）。把工作以后所接受的教育称为职业教育,这包括继续教育、执业教育、创业培训、岗位培训等,这些教育直接地影响我们的工作,同时也就影响我们的人生。在美国,开业牙医每年要接受长达 100 小时的继续教育培训课程,这还不包括参加某些新技术、新产品方面的培训。

管理学家杰克韦尔奇说:培训的成本是有限的,但效益是无限的。培训在提高医疗技术水平、管理、人员储备、解决实际问题上发挥着不可低估的作用。要方方面面提高,专业技能的、职业素质的等,达到培训的综合效果,培训工作就应该围绕这些方面进行。培训是一种潜移默化的东西,需要反复的、常年积月给大家灌输,需要大家反复去学习和执行,同时也要求我们拓宽培训的方式,采取多种多样的培训课程,如双向交流、开放行动、外派培训、外聘培训、岗位轮换等。

例如:爱康健连锁齿科采取"走出去,请进来"的方式,定期邀请国内外口腔学术界的专家教授授课,并与北京大学口腔医院建立了密切的合作交流关系。2007 年初,爱康健连锁齿科正式成立了培训中心,由专人负责组织安排培训工作,新员工上岗前要进行岗前培训,培训内容则涵盖专业学习、探讨、企业文化、服务理念灌输等多个方面。爱康健连锁齿科还多次与香港大学、首都医科大学、中山大学光华口腔医院、广东省口腔医院的专家们进行技术交流。同时,在口腔科新材料、新设备及新技术的临床应用上,爱康健连锁齿科也得到了各大供应商(如 3M 公司、诺保科、登士柏、福斯科、松风等)提供的技术支持,对医护人员的专业操作方面给予详细的跟踪培训。通过不断组织专业培训,提高和完善员工的口腔医疗专业技能,确保为患者提供高质量的服务。另外,针对团队精神和企业文化方面,爱康健连锁齿科还引入了一名专业的企业培训师定期针对不同层面的员工组织各种拓展培训,形式新颖,不仅能吸引更多员工自愿参与,还从中强化了对公司的归属感和集体主义精神,切实让员工们融入爱康健的企业文化之中,更多为集体利益着想。

第一节　岗　位　培　训

从学习与提高需要的角度来分析,建立一个学习型团队是现代口腔诊所管理的需要,也是新入职员工提高技能与水平的需要,只有这样才能在激烈的竞争中永立不败之地,这也是保持员工稳定性的源泉与动力。更为重要的是,设定每个员工在不同阶段的学习与提高的目标,让每个员工自主的去学习与提高,提供学习的机会,例如:定期参加培训机构举办的学习会议,最终形成一股学习的热潮。同时高薪聘请各大口腔医院的专家教授作为医疗指导,定期讲课,介绍国办外口腔技术的新进展,进行疑难病例的分析指导,使医务人员的专业知识和技术水平在日常工作中不断得到充实和提高。

　　要在口腔诊所营造良好的专业学习氛围,为所有员工创造在专业上学习和进取的条件。诊所要有定期进行专业学习、病例讨论的制度,建立一个医师交流学习心得、切磋临床体会的平台。口腔诊所受规模和经济条件限制,难以像口腔医学院校一样拥有各方面顶尖的专业人才,所以拨出一定经费,有计划地派员工外出学习和进修是很必要的。而且要建立制度,外出学习员工的收获能与所有员工分享。另外,结合诊所开展的口腔医疗项目,还可针对性地请一些口腔医学院校临床专家来指导培训(图 10-1、图 10-2)。

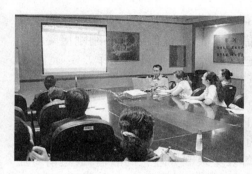 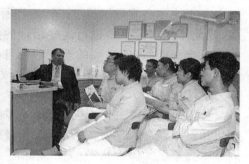

图 10-1　不断的员工教育训练(成都市金琴牙科供稿)　　图 10-2　不断的员工教育训练(天津欣爱齿口腔门诊部供稿)

　　在现代牙科技术中为患者创造价值也正逐步成熟,并且通过我们自己来实现。牙科界是在不断变化的,然而牙科工作接受变化也是非常缓慢的。我们要使自己成为出色的临床工作者,在这个领域脱颖而出。

　　大连市口腔医院的口号是:"全过程的优质服务是培训出来的"。培训主要包括:语言的培训、肢体的培训、操作的培训,流程的培训,制度规定的培训等。

　　【案例】　**训练牙科助理**

　　1. 一切应该由口腔医师带头做起,成为医疗团队的榜样。口腔医师应该了解每一位牙科助理的个性与背景,充分地尊重与关心每一位医疗团队的成员,并且彼此信赖。

　　2. 训练每一位牙科助理,当与患者交谈时,就要像口腔医师一样有礼貌、并专业地对待患者。试图把自己当成"助理医师",而非"医师助理"。这样做的同时,口腔医师也会明白自己责任重大,而能够更专心、更具爱心地对待患者。

　　3. 训练牙科助理,上班时当谈到患者时,永远只能讲他正面的部分,就算患者没出现、不在身边,也不可以讲患者的坏话。有些患者确实很"难伺候"(尤其在电话里),但是,是他花了钱在付我们的薪水,是我们的衣食父母。饮水思源,每一个患者出现在诊所都是一种难得的缘分,我们应该很尊敬地对待他(不管他是否值得)。

第二节 职 业 教 育

口腔医师的自身发展,需要口腔诊所为其提供舞台,而口腔诊所的发展,则需要有素养的口腔医师。这种素养不仅仅体现在专业方面,还体现在职业道德上,这就需要花大力气强化员工的培训与教育学习。因此,对于所有口腔诊所的经营者来讲,培养对社会有贡献的人才,让员工充分发现自己的生命价值所在,这是很重要的。

业主往往会假设给员工进行培训所需要花费的金钱太多,花费的时间也太多,以此作为自己不要进行这些培训的借口。而且,他们还担心刚刚接受培训的员工会辞职,带着学到的新技巧到自己的竞争对手那里去工作。实际上,那些有机会提高自己的工作技术的员工更愿意为这个肯为自己投资的口腔诊所努力工作。

员工上岗前要进行岗前培训。培训内容中既有专业学习和探讨,又有企业文化和服务理念的灌输。例如:"如何使患者消除紧张或恐惧心理"、"有效沟通的基本要素"、"服务行业的礼仪规范"等。星级服务理念的灌输,通过请专业宾馆礼仪培训人员,上门教授有关知识,这是现代管理服务行业的模式。通过全员岗前培训,不断强化员工的服务理念,提高医护人员的专业技能,确保给患者提供高质量的服务。

每日繁忙的工作,首先需有良好的心态和心情。成功的管理者要学会观察,发现员工情绪的变化,及时和他们沟通,帮助员工逐步树立起积极向上的人生观、健康观,让员工感受到生活的美好,把管理者当成自己的良师益友。从社会角度来讲,这也正是口腔诊所的一个作用。口腔诊所是一个整体、一个团队,不能因个人的利益而影响全员。现代商业竞争激烈,不进则退,应让员工有危机感和紧迫感。口腔诊所发展到一定规模后,在当地就会有一定的知名度,员工会有一种成就感,为能在这样的口腔诊所工作而感到自豪。

科学技术的飞速发展和由此带来的知识更新速度的加快向我们提出了严峻的挑战,在口腔医学领域,新技术、新材料层出不穷,粘结技术和材料的不断更新、微创牙体修复技术、数字化显影、口腔内摄像、电子计算机辅助诊断与设计、互联网和远程会诊,诊所电脑化管理等,要想了解和掌握这些新技术、适应时代的发展,就必须不断的学习。口腔诊所应经常组织一些专业学习、经营学习、素质培训等(见图10-3、图10-4)。

当然仅仅是理论上的学习而不进行临床经验的积累是远远不够的,患者的病情千变万化,需要医生扎实的理论功底和丰富的临床经验以及娴熟的操作技

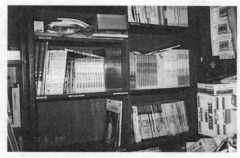
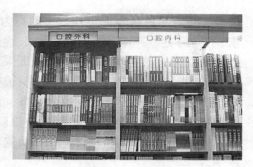

图 10-3　日本高知县齿科商店口腔医学新书栏　　图 10-4　西安图书大厦口腔医学新书栏

术,只有将理论和实践进行有机的结合,才有可能达到精益求精和熟能生巧,才能有效地解除患者的痛苦,满足不同层次患者的不同需求。口腔疾病患者有一个明显的特点就是病程长、需要复诊的次数多,这就需要医生合理地安排患者的复诊时间,给自己留出一定的时间来学习和充电。

　　口腔医学是个技术含量很高的学科,没有人想在学术上止步不前,所以口腔诊所要很注重提高口腔医师的自身水平。学习的途径有很多种,除了看书,多看患者之外,还有很多途径可以获取新知识和信息,例如:保持与教学机构的联系、抽出时间阅读专业书刊和杂志、参加学习班和专业学术会议、向同道们请教、加强和技工加工所的沟通、密切与牙科供应商的来往等。比如每年的国内口腔医学学术年会,口腔诊所都应组团参加。在这样高水平的学术会议上,口腔医师可以了解口腔医学最新国际动态,可以和国外同行交流。参加这种会议不要论资排辈,条件允许人人都可以参加。总而言之,要利用一切可以利用的途径来获取信息、丰富知识、打牢基础。除此之外要合理安排学习时间。

　　口腔诊所的医护人员除参加晋升职称所需的一些基本的继续教育课程,以取得学分以外,还要求学习掌握许多新技术、新材料,进行沟通技巧、服务理念的培训,这些都是提供合格口腔医疗服务的基础课程。

第三节　建立学习型口腔诊所

　　很多口腔诊所都有培训计划,建立学习型口腔诊所与诊所现有的培训计划有何区分?培训是学习的一种形式,但不是全部。以前传统的组织培训一般由诊所的内训或派出医生参加短期的学习班。而事实上,传统的培训与学习存在三大本质区别。一是培训一般以课堂授课的方式为主,而学习却可以在诊所每时每刻的工作中以多样的形式进行。二是学习更具有针对性,是面向应用、为了使员工更好地胜任本职工作的主动行为。好的学习计划,会针对不同岗位的需求、不同的竞争环境、诊所运营模式、诊所技术条件、人员流动状况制订或选择不同的学习方式和内容,而传统培训采用相对固定的教案与课程,是被选择进行培训的员工在已有的课程中选择(或被选择)学习内容。三是传统的培训通常被口腔诊所按照费用、成本来处理,而新的学习模式是被作为口腔诊所的战略投资来对待的。四是学习型口腔诊所的最终目标是为了创新及更好地适应不断变化的行业环境。另外,它还包涵诊所文化的要素,强调知识的分享和广泛学习。

例如:在瑞尔齿科,每个口腔医生都有一个很好的培训平台。每个星期瑞尔齿科都有口腔医生来做一个专题:把每个口腔医生最拿手的、或者是这一段时间做得最好的、或者是有问题有疑问的病例,拿出来与其他口腔医生交流分享,这是瑞尔齿科坚持下来的一个非常好的学习传统。

例如:美国 Harris Dental 诊所对继续教育也非常重视,业主牙医每人每年用在继续教育方面的时间都不少于 200 学时。在他们看来,每次学习一种新技术或新材料,前进一小步,效果显著;参加连续的系统学习课程则能够深入了解新概念的发展过程,获得更全面的知识,更扎实地掌握操作技能;网上继续教育的形式很好,潜力很大。除了业主自己学习以外,他们也花很多时间来培训 Harris Dental 诊所员工。

【案例】 提升牙医诊所服务质量的基石"5s 质量改善活动"

[来源:奇龙企业管理顾问有限公司资深顾问师王雅丽经理]

前　言

由于社会经济的成长,人民生活水平与教育程度的提高,使得民众对于医疗质量及医疗服务的要求也越来越高。为了争取到更多的商机,牙医诊所在医疗质量及服务上就必须投入更多的力量及管理技巧,让牙医诊所的服务水平随人心之所向而提升。

很多人都有到牙医诊所看诊的经验,对看诊的患者而言进到牙医诊所的第一印象就是从牙医诊所整体的环境规划、整洁及人员的服务态度来获得。所以对现今的就诊患者而言"舒适的看诊环境"及"贴心的人员服务"是除了看诊医师的口碑外,另一个能左右患者选择牙医诊所的项度指标。为了提供患者一个舒适的看诊环境,并提升诊所服务人员的服务质量,牙医所可以通过推行 ISO 9000 质量系统认证、品管圈(qcc)、标杆学习(benchmark)、5s(整理、整顿、清洁、清扫、教养)、质量标项目(qip)、提案制度(suggestion system)等相关的质量改善活动来达成。在本文中为各位介绍其中一项"5s 质量改善活动",希望牙医借着"5s 质量改善活动"的推行,进而达到塑造良好牙医诊所形象的目标,并秉持质量的理念继续投入诊所质量改善的工作。

"5s 质量改善活动"的涵义及做法

"5s"来自日文:

整理(seiri) organization

整顿(seiton) neatness
清扫(seiso) cleaning
清洁(seiketsu) standardization
素养(shitsuke) discipline and training

因为这5个单词在日文发音的第一个字母都是"s",所以统称为"5s"。"5s质量改善活动"起源于日本,并在日本企业中广泛推行。"5s质量改善活动"的对象是工作现场及诊间的"环境",它对于员工整体工作现场环境进行综合评估,并制订实际可行的程序与活动,进而使员工达到习惯性的管理,所以"5s质量改善活动"的核心和精髓是"素养"。如果组织员工的素养在活动推行中无法相对提高,5s活动就难以开展和坚持下去。5s活动不仅能够改善诊所工作环境,还能提高工作效率、服务质量、员工士气等,是其他品质改善管理活动有效展开的基石之一。

表 5s 的涵义、目的及做法

5s	基本含义	主要目的	建议做法整理
整理	首先将工作场所的任何物品区分为工作上需要与不需要,除了有必要的留下来以外,其他的都清除或放置在其他地方。将项目分类减到最少,并放在容易取得的地方	1. 重新整理,充分利用现有空间 2. 预防误用情况发生	将物品分为几类(如: 1. 不再使用的 2. 使用频率较低的 3. 经常使用的 将第1类物品处理掉,第2类物品放置在储存处,第3类物品留置工作场所
整顿	把留下来必须用的物品摆放在固定的点位置,使物品能快速取得,必要时加以标记。以提高工作效率	1. 物品放置场所一目了然 2. 降低找寻物品的时间 3. 整齐的工作环境	1. 对可供放置的空间进行规划 2. 将物品整齐摆放至定位,必要时应加以标识 3. 器械应区分使用及未使用者之放置位置,避免误用或污染
清扫	将个人权责范围内之工作场所及工作用的设备清扫干净,保持工作场所干净、亮丽,进而扩展到诊所以外的公共区域	1. 保持良好工作情绪 2. 维持工作场所及设备的稳定质量	1. 规划出个人负责清扫之区域及设备,并制订执行之频率、方法及要求 2. 医疗器具彻底的清理、消毒,杜绝感染源 3. 破损的物品修理
清洁	针对前三项活动的维持与深入,使工作环境中的人、事、物保持最佳状态,创造一个良好的工作环境	1. 维持并监督 2. 不仅维持工作环境上的清洁,更要维持工作精神的清洁,待人有礼貌、尊重及热诚	1. 反复不断保持前三个s,其中包含个人的清洁区域与诊所内外境的清洁 2. 使用视觉管理,选用白色或淡色的工作服,作为工作场所干净程度的指标 3. 制订监督评估之方法,例行查核并视需求提出有效之环境改善管理方案

5s	基本含义	主要目的	建议做法整理
素养	若人员素质无法提升,各项活动就不能顺利的展开,所以对于组织规范的事情,员工必须依照要求去执行,每位成员必须养成良好的工作习惯,并遵守规则做事,培养主动积极的精神	1. 培养好习惯、遵守规则的员工 2. 营造良好的团队默契	1. 应遵守出勤、作息时间 2. 服装整齐,戴好识别卡 3. 待人接物诚恳有礼貌 4. 爱护公物,用完归位 5. 随时保持环境清洁 6. 5s模范生之遴选表扬 7. 各工作区域环境维持之分组竞赛

落实"5s质量改善活动"的步骤

步骤一:收集相关数据及讯息

1. 了解其他组织的实施状况

可透过参观学习、参加演讲会、有关的杂志报道等方式,了解其他组织的5s实施状况。

2. 自我诊断

将自己所的实际状况与推行5s较为成功的其他组织相比较,以发现不足的地方。从而为制订5s运动推行计划提供参考。

3. 确定测定效果的办法

推行5s运动的目的并不在5s运动本身,而是为了改善诊所的服务质量。在推行5s运动的过程中,应时常掌握5s运动实施后改善效果,当出现改善效果不明确的情况时,应审核5s运动的实施方法。因此,应事先确定测定5s运动的效果的方法。

步骤二:制订"5s质量改善活动"推动计划

1. 长期计划:

计划导入期(第一年)——主要安排的项目的是:组成推行5s的组织、教育与倡导、开始运动宣言、同时进行大扫除、同时进行整理、列出改善项目清单、改善、巡回检查工作场所、表彰。

重点项目改善期(第二年)——主要安排的项目是:列出各工作场所重点改善的项目清单、工作所的安排、改善、巡回检查工作场所、表彰。

重点项目持续改善期(第三年)——主要安排的项目与第二年类似。

2. 短期计划:

短期计划是用来明确具体的改善目的和具体进程的。每个短期计划完成后,就在该计划上用记号划掉。

步骤三:倡导"5s质量改善活动"的方针和目标于诊所内部利用电子邮件、公告或标语的方式来表达"5s质量改善活动"的方针和目标。

步骤四:成立"5s质量改善活动"推动小组,确认工作场所的负责人组成,"5s质量改善活动"推动小组委任小组长。以推动小组为中心推动5s。

步骤五:员工教育训练与宣传

推动小组负责向全体员工进行5s知识的教育训练,进行宣传,号召全体员工"大家来进行5s运动"。教育中最好包含以下内容:

1. 5s运动的目的。

2. 整理、整顿、清扫、清洁和素养的正确含义。

3. 推进 5s 运动的方法。

4. 把握效果的方法等。

步骤六:"5s 质量改善活动"具体实施

1. 集体大扫除。

2. 集体整理。

3. 列出各个工作场所改善的清单,将清单上所对应现象拍下照片,贴在公布栏上向大家公布出来。

4. 实施改善,拍下照片,与改善前的照片比较。

5. 重复上述步骤 3 和 4。

步骤七:定期稽核评估与表彰

各部门针对内部 5s 执行状况制作并提供检核性的查检表交予推动小组,以利定期稽核工作的推行。5s 推动小组定期排定稽核活动,查核各部门推动 5s 运动之成果并拟定评估要项,用来评估推动计划执行的进度及成果,并适时表扬。

步骤八:标准化

推行 5s 运动的过程中形成的规定、基准等进行标准化,必要时予以宣传,以巩固改善的成果。

推动"5s 质量改善活动"的效益

1. 提升牙医诊所形象

整齐清洁的工作环境,使顾客有信心,由于口碑相传,会成为学习的对象。

2. 提升员工归属感

人人变得有素养,员工从身边小事的变化上获得成就感,对自己的工作易付出爱心与耐心。

3. 提升效率

物品摆放有序,不用花时间寻找,员工就有好的工作情绪,而且可以掌握整个工作楼层的情况,不只是员工的行为而已。

4. 保障服务质量

改善作业流程后,不但工作效率高,生产力也因此而提高,使员工的作业更容易,也更安全,当员工上下形成做事讲究的风气,服务质量自然有保障了。

5. 减少浪费,增加效益

与诊所的其他措施相辅相成,譬如全面的预防措施、污染防治、创造安全的环境与努力改善的风气等,并鼓励前瞻性的探讨,使问题浪费发生前,得以防范在先,以促使诊所的浪费减少,相对地增加营业利润。

结 论

牙医诊所要持续将这些改善的活动做好,的确考验着管理阶层的决心,我们经常会发现改善活动只能维持短暂的高标准,也就是说,一旦停止要求开始实施时的规定,员工在几个月后,就恢复以前的习惯。这时,诊所通常会积极的想要带领员工回到以前的标准,但是这些措施经常是无效的。

因此,最好是让每个员工都参与这项新的活动,使其变成诊所的常规,只要是异于常规就是不正常,换句话说,一旦员工接受整齐的观念,就不会允许杂乱的工作环境。

所以,如果没有持续的巡视管理,是无法使新的常规推广到整个诊所的,故要经常的走动巡视,不是偶尔想到才来看看。重要的是先建立共识,再鼓励员工自动自发的执行。

　　任何重整组织的计划都会牵涉"改变"。凡是改变,最好从最基础开始,先介绍基本的项目,让全体员工成功完成后,再逐步提高标准,这样才能真正影响员工的态度,也才能同时达到改善的目的。

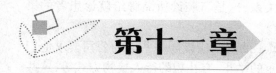

第十一章

医护人员职业礼仪

据美国社科机构一项调查显示：假如有升职机会,在资历都差不多的情况下,穿得更精致考究的那个人获得升职的机会比较多;同样打扮,个性比较明朗的那个,更容易赢得青睐。所以,一个人成功,说到点子上,就是怎么赢得喜欢与尊敬。口腔医护人员的美应该体现庄重,给病人一种值得信赖的印象。虽然口腔医护人员的工作比较忙碌,但要给病人的感觉总是面带微笑,精神焕发,忙而不乱,有礼有节。

有研究资料表明：我们面对病人的时候仪表和态度给对方带来的影响所占的比例为55%,声音和谈吐为38%,业务相关知识为7%。我们给病人第一印象的是我们的礼仪而非专业。口腔医生留给病人的第一印象非常重要,接诊的基础是口腔医生品德、知识、技术、能力、经验等高度浓缩的结果。接诊实际上是双方互相了解的过程,病人也在观察口腔医生的仪表举止,力求对口腔医生的本领和为人做出自己的结论。这些,又会在一定程度上影响对医生的信任度。

第一节　口腔诊所员工形象

患者一旦进入口腔诊所,就会对口腔诊所员工的服务留下印象。这种感觉便会变成一种潜意识,是好是坏,都将难以改变。

人都希望得到别人的尊重,处于求诊状态的患者对此更加敏感,对尊重有着更加强烈的要求。患者忍受着巨大的痛苦,怀着紧张而恐惧的心理来到口腔诊所就诊,希望得到的是良好的治疗和心理上的安慰,这就需要口腔诊所为就诊患者创造良好的就医环境。口腔医师在开始为患者诊治前的3分钟里,尽可能用亲切的话语为患者消除紧张的情绪,为患者创造一个轻松和谐的心理气氛,初步建立起医患之间的相互信任关系,这是口腔诊所品牌给就诊患者的第一印象。

口腔诊所员工形象非常重要,对员工的要求应该同一些大的公司要求他们的员工一样,有得体的穿着和打扮、稳重的举止、有礼貌的待人接物方式等,这些都是良好素养的体现。个人形象所产生的效果,有时是无法估量的。尽管我们都知道,不要仅仅以外表来作出判断,但似乎没有人能够真正做到这一点。虽然没有一个关于员工服饰好坏的评估标准,但应做到协调一致。

在保持口腔诊所员工的形象方面,要仔细认真地选择好一个底线。确定了方针,才好做出良好的计划。如果你没有把握,不妨征求行家里手,力图得到理想的效果。不要小看这一点,形象上的区别,会造成巨大的收入上的差别。

口腔诊所员工的形象,也必须与口腔诊所确定的方针相符。员工一旦进入口腔诊所,就应有相应的服饰。哪怕只有一个患者。在这个患者的心目中,员工的形象也是口腔诊所形象的代表。因此,对于维护口腔诊所的专业形象这一点来说,任何时候都不可掉以轻心。总而言之,我们应先确定好自己的方向,每天都沿着这个方向走,始终如一。

1. 统一的制服 统一的制服可以反映出一个团体的精神,固然重要,但并非非要不可。最简单的因素是统一的色调。确定了某一色调后,具体的服饰可以不同,但颜色应一致,包括接待员的首饰颜色也应与之相符。许多人对颜色都相当留意,他们会注意到这一点的。如果你喜欢休闲式的装束,那就不要脚蹬名牌的鞋子,不要在工作服里面穿上昂贵的白衬衫和丝领带。假如我们想吸引专业人士和高级管理人员,那就绝对不能穿运动鞋,牛仔裤,敞开衣领。

2. 员工的名牌 口腔诊所员工的名牌是维护诊所形象的一个重要的内容。患者可以根据名牌了解员工的名字和分工,以便对不同的人提出不同的要求。口腔诊所内的员工一旦佩戴上名牌,就应自觉为维护诊所的声誉而努力。所以,任何时候都应将名牌佩戴在醒目的地方。每名工作人员都应佩戴胸牌。

第二节 口腔诊所员工礼仪

仪表风度是一个人的文化素养和道德情操等内涵,通过谈吐举止自然流露出来的。要为绅士和淑女提供高尚的服务,首先自己就必须具备绅士和淑女的素养。就诊患者对牙科诊所的第一类不信任首先来源于对员工衣着、相貌、言谈、举止的失望,也就是期望值高于实际情况。也许见到就诊患者第一眼的时候,就可以在她的眼里读到失望或者读到满意。一个正派的医生不应该装腔作势,但又必须特别注意自己的形象态度、谈吐举止、仪表风度,这些在医疗工作中都可能发挥作用。接诊时实际上是双方都在互相了解。病人也在观察你的仪表举止,力求对你的本领和为人做出自己的结论。而这些,又会在一定程度上影响他的信心。换句话说,好的仪表风度能治病。

有的口腔诊所训练护士,微笑要露出八颗牙齿,嘴里夹着根筷子训练,这哪是笑啊,简直比哭还难受,那些僵硬的笑容,并不是发自内心的。激情 + 满足感 = 快乐,这两条都满足了,护士自然就会快乐,并把这种情绪带到工作之中。

诊室纪律,医护人员进入诊室必须将自己的手机调在振动档,防止诊疗中手机干扰。诊室内所有医护人员不得大声喧哗,空闲时不得聚众闲聊。患者就诊后,主诊医生除诊治外不得从事其他或复查任何无关事项,如有电话由助手或导医先负责接待,如无法解决的,必须等医生治疗间隙或治疗后才能接待。

1. **礼仪的亲和效应**　人们在与"自己人"的交往中,肯定式的心理定势发挥着一定的作用。这就是"亲和效应"。主要含义是:人们在交际应酬里,往往会因为彼此间存在某种共同之处或近似之处,从而感到相互之间更加容易接近。而这种相互接近,则通常又会使交往对象之间萌生亲切感,并且更加相互接近,相互体谅。交往对象由接近而亲密、由亲密而进一步接近的这种相互作用,有时被人们称为亲和力。人际交往和认知过程中,人们往往存在一种倾向,即对于自己较为亲近的对象,会更加乐于接近。较为亲近的对象俗称"自己人"。大体上是指那些与自己存在某些共同之处的人。这种共同之处,可以是血缘、姻缘、地缘、学缘、业缘关系。在现实生活里,人们往往更喜欢把与那些与自己志向相同、利益一致,或者同属于某一团体、组织的人,视为"自己人"。

艾柏特·梅瑞宾发现:在一条消息传播的效果中,7% 有赖于语言(只是词),38% 是语气(包括音调、变音和语速等其他声响),而 55% 的信号是无声的。对于口腔医疗服务,我们每个人都有自己的理解和做法,每个人都有自己的言语、行为特点和习惯。但要使我们的服务做到专业、诚信,让患者感觉到我们服务的标准、统一、可靠、满意,那我们就必须注意改变自己的观念,纠正自己的言行和仪表习惯,认真遵守服务要求和规范。

要求每位医护人员不论在何时、何地接诊患者时所说的第一句话都是"您好"。护士们在分诊、接听电话时,医师们在治疗前,都要说"您好"。这句"您好",不是生硬的词汇,而是要表达医护人员的爱心、耐心、同情心,让患者如沐春风。

2. **职业装扮**　医生应该讲究衣着,也可以讲究美,女医生也可化淡妆,但是女医护人员不宜浓妆艳抹、奇装异服，给人轻浮的感觉，像个歌星或时装模特，那就很不妥当（见图11-1）。

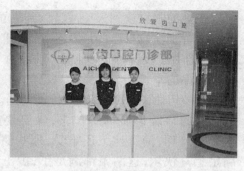

　　头发：头发最能表现出一个人的精神状态，口腔医师的头发需要精心的梳洗和处理。

　　耳朵：耳朵内须清洗干净。

　　眼睛：眼屎绝不可以留在眼角上。

　　鼻毛：鼻毛不可以露出鼻孔。

图11-1　牙科护士职业礼仪（天津欣爱齿口腔门诊部供稿）

　　嘴巴：牙齿要干净，口中不可留有异味。

　　胡子：胡子要刮干净或修整齐。

　　手部：指甲要修剪整齐，双手保持清洁；想象一下您握住别人一只脏手时感觉。口腔医师指甲会给人留下深刻印象。

　　衬衫领带：衬衫要及时更换，注意袖口及领口是否有污垢；衬衫、领带和工作服需要协调。

　　工作服：工作服给人一种庄重的感觉，工作服的第一纽扣需要扣住；上衣口袋不要插着太多笔，两侧口袋最好不要放东西，特别是容易鼓起来的东西如香烟和打火机等。记住工作服需要及时熨整齐。

　　鞋袜：鞋袜须搭配平衡，两者都不要太华丽，鞋子上不小心粘上的泥土要及时清理，否则当您进入牙科诊所时感觉不好，同样还会降低对您的好感。

　　笔记用具：准备商谈时会用到的各项文具，要能随手即可取得。避免用一张随意的纸张记录信息。

　　3. 职业礼仪　好的装扮，若能加上好的礼仪，将更能赢得好印象。礼仪是对患者的尊重，您尊重患者，患者也会尊重您。

　　问候：学会问候，除去必要的礼貌用语外，对于不同年龄、不同社会层次和职业、初复诊等情况在问候时要有区别，巧妙的问候会一下子拉近医生和患者的距离，为接诊奠定良好基础。

　　握手：迎上患者的同时伸出自己的手，身体略向前倾，眼神看着患者的眼睛。握手需要握实，摇动的幅度不要太大。时间以患者松手的感觉为准。

　　站立商谈的姿势：站着与患者商谈时，两脚平行打开，之间约10cm，这种姿势比较不易疲劳，同时头部前后摆动时比较能保持平衡，气氛也能较缓和。

　　站立等待的姿势：双脚微分，双手握于小腹前，视线可维持较水平略高的幅度，气度安详稳定，表现出自信的态度。

　　椅子的座位方法：多半从椅子的左侧入座，紧靠椅背，上身不要靠着椅背，微微前倾,双手轻握于腿上或两手分开放于膝上,双脚的脚后跟靠拢,膝盖可分开一个拳头宽,平行放置;若是坐在较软的沙发上,应坐在沙发的前端,如果往后仰则容易显得对患者不尊重。

商谈的距离:通常与较熟患者保持的距离是 70~80cm,与较不熟悉的患者的谈话距离是 100~120cm。站着商谈时,一般的距离为两个手臂长。一站一坐,则距离可以稍微拉近,约一个半手臂长。坐着时约为一个手臂长。同时保证避免自己的口气吹到对方。

视线的落点:平常面对面交谈,当双方对话时,视线落在对方的鼻间,偶尔可注视对方的双目;当诚心诚意想要恳请对方时,两眼可以注视对方的双目;虽然双目一直望着对方的眼睛能表现您的热心,但也会出现过于针锋相对的情景。

递交名片的方法:一般名片避免放在裤子的口袋。递交名片时注意将手指并拢,大拇指夹着名片以向上弧线的方式递送到对方胸前。拿取名片时要用双手去拿,拿到名片时轻轻念出对方的名字,以让对方确认无误。拿到名片后,仔细记下并放到名片夹的上端夹内。同时交换名片时,可以右手递交名片,左手接拿对方名片。

座位的入座方法:治疗室的入座一般没有一定的常规可循,因此,当患者进来时站立起来,遵循患者的指示入座。手的指示方法:当需要用手指引样品或者模型或接引客人指示方向时,示指以下靠拢,拇指向内侧轻轻弯曲,指示方向。

无论我们是在自己的口腔诊所内还是在外面,也代表了我们的完美与卓越。在口腔诊所里,男性口腔医师应该穿干净的衬衣并打领带,白色的口腔医师外套,熨烫过的长裤以及抛光过的皮鞋。面部的毛发应该剪去或剪短。头发要干净并剪短。眼镜要新颖而干净。对女性口腔医师而言,职业套装外加一件白色长口腔医师外套代表了完美和卓越。短发或是头发向后盘起,皮鞋要抛光,尽量少戴珠宝首饰。每个人都带有显示自己姓名的胸牌。员工的服饰也是展现完美与卓越的关键。司职前台的员工穿职业装而不是休闲装。司职治疗的员工穿可洗的实验室外套。

【案例】　徐州口腔医院举办"医务形象设计"讲座
［来源:中国徐州网．日期:2009-05-22］

日前,徐州市口腔医院团委举办了"医务形象设计"专题讲座。讲座邀请罗芳彩妆化妆师张老师主讲,近 80 名职工参加了这次讲座。

首先,张老师介绍了化妆在工作中的重要性,依据医院的工作性质,要根据自己的体形、面型选择适合自己的妆面,注意搭配要协调,不能太夸张。接着谈到了化妆的要领和技巧,并详细地介绍了化妆的工具和选择方法,以及上妆的各个步骤。介绍完后,为了使大家有更直观地了解,她现场为两位女职工进行化妆。在具体的上妆过程中,张老师一边操作一边对很多细节部分作了详细讲解。在提问环节中,大家提出了许多自己在化妆方面的问题。针对这些问题,张老师均给予耐心地回答。

讲座历时两个小时,讲到精彩之处掌声四起,台上台下互动交流,气氛非常活跃。不少职工表示通过本次讲座,更深切感受到了个人形象的重要性。

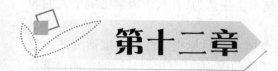

第十二章

员工职业发展规划

生涯"CAREER"从字源来看,CAREER 来自于罗马语 CAREERIA 及拉丁文 CARRUS,二者的含义均指古代的战车。后来引申为道路,即人生的发展道路,又可指人或者事物所经历的途径,或指个人一生的发展过程,也指一个人一生中所扮演的系列角色与职位。"生"是指活着的意思,"涯"泛指边际。从广义上来说,生涯即是指一个人的一生从始到终的整个经历。美国职业生涯管理大师 Super.D.E(萨珀)认为,生涯是个人终其一生所扮演角色的整个过程,生涯的发展是以人为中心的。

职业生涯规划非常重要,人生只有一辈子,人的一辈子是无法重新来过,因此,人生要彩色需要自己掌控。职业生涯设计就是指个人和组织相结合,在对个人职业生涯的主客观条件进行测定、分析、总结的基础上,确定其最佳的职业奋斗目标,并为实现这一目标而作出的行之有效的安排。职业生涯规划基本上可以分为确立目标、自我与环境的评估、职业的选择、职业生涯策略、评估与反馈等五个基本步骤。

第一节　影响职业发展的环境因素

影响个人职业发展的因素包括进取心与责任心、自信心、自我表现认识和自我表现调节、情绪稳定性、社会敏感性、社会接纳性、社会影响力等。职业生涯影响因素的关系可概括为:知己、知彼、抉择。

一、个人因素（内部因素）

北京市人才素质测评考试中心王拥军主任认为，有八个因素影响个人的职业生涯发展。

(1) 进取心与责任心：进取心是使个体具有目标指向性和适度活力的内部能源，认真而持久的工作是个体事业成功的前提，而具有进取特质的个体也就具有了事业成功的心理基石。责任心强的人常能够审时度势选择适度的目标，并持久地、自信地追求这个目标，责任心强的人容易事业成功。

(2) 自信心：自信为个体在逆境中开拓、创新提供了信心和勇气，也为怀疑和批评提供了信心和勇气，自信常常使自己的好梦成真。没有自信心的人会变得平庸、怯懦、顺从。喜欢挑战、战胜失败、突破逆境是自信心强的特点。

(3) 自我力量感：虽然人的能力存在差别，但只要个体具有中等程度的智力，再加上善于总结经验、教训，善于改进方法和策略，那么，经过主观努力之后，许多事情是能够完成的。因此，可以把成功和失败归因于努力程度的高低和工作方法的优劣。

(4) 自我认识和自我调节　俗话说："人贵有自知之明"。正确认识自我、评价自我是自我调节的关键，了解自己的优势和短处、与组织环境的关系，善于调节自己的生涯规划、学习时间等。

(5) 情绪稳定性：稳定的情绪对技术性工作有预测力。冷静、稳定的情绪状态为工作提供了适度的激活水平。焦虑和抑郁会使人无端紧张、烦恼或无力，恐惧和急躁易使人忙中出乱。

(6) 社会敏感性：对人际交往的性质和发展趋势有洞察力和预见力，善于把握人际交往间的逻辑关系。行动之前要思考行为的结果，设身处地的想一想他人处境，乐于与人交往，能设身处地体察他人的感受。

(7) 社会接纳性：在承认人人有差别和不足的前提下接纳他人，社会接纳性是建立深厚的个人关系的基础。真诚对他人，他人言语表达时，认真倾听并注视对方。

(8) 社会影响力：有以正直和公正为基础的说服力；有使他人发展和与他人合作的精神；有一致性和耐力；善于沟通和交流。具有自信心、幽默等对情感的感染力；有仔细、镇静、沉着等对行为的影响力；有仪表、身姿等对视觉的影响力；有忠诚和正直等对道德品德的感染力。

二、环境因素（外部因素）

1. 社会环境

(1) 经济发展水平：在经济发展水平高的地区，企业相对集中，优秀企业也比较多,个人职业选择的机会就比较多,因而就有利于个人职业发展;反之,在经济落后地区,个人职业发展也会受到限制。

(2) 社会文化环境:包括教育条件和水平、社会文化设施等。在良好的社会文化环境中,个人能受到良好的教育和熏陶,从而为职业发展打下更好的基础。

(3) 政治制度和氛围:政治和经济是相互影响的,政治不仅影响到一国的经济体制,而且影响着企业的组织体制,从而直接影响到个人的职业发展;政治制度和氛围还会潜移默化地影响个人的追求,从而对职业生涯产生影响。

(4) 价值观念:一个人生活在社会环境中,必然会受到社会价值观念的影响,大多数人的价值取向,甚至都是为社会主体价值取向所左右的。一个人的思想发展、成熟的过程,其实就是认可、接受社会主体价值观念的过程。社会价值观念正是通过影响个人价值观而影响个人的职业选择。

2. 组织环境

(1) 企业文化:企业文化决定了一个企业如何看待她的员工,所以,员工的职业生涯,是为企业文化所左右的。一个主张员工参与管理的企业显然比一个独裁的企业能为员工提供更多的发展机会;渴望发展、追求挑战的员工也很难在论资排辈的企业中受到重用。

(2) 管理制度:员工的职业发展,归根到底要靠管理制度来保障,包括合理的培训制度、晋升制度、考核制度、奖惩制度等。企业价值观、企业经营哲学也只有渗透到制度中,才能得到切实的贯彻执行。没有制度或者制度定得不合理、不到位,员工的职业发展就难以实现,甚至可能流于空谈。

(3) 领导者素质和价值观:一个企业的文化和管理风格与其领导者的素质和价值观有直接的关系,企业经营哲学往往就是企业家的经营哲学。如果企业领导者不重视员工的职业发展,这个企业的员工也就没有希望了。

第二节　员工职业生涯规划

马克思主义认为,人类社会发展的目的,就是要实现人的自由而全面的发展。著名经济学家阿玛蒂亚·森认为,发展的目的不仅仅是为了经济发展,更重要的是人的自由的发展,发展应当促进人们有能力去追求他们认为是有价值的生活,包括健康与长寿、教育水平,以及自尊等。进行职业规划主要是帮助员工了解自己的职业价值观、职业兴趣、职业能力,确立自己的职业目标,以及如何进行职业准备。职业价值观是人对待职业的一种信念和态度。职业兴趣是指个体对职业或具体工作的一种爱好的倾向。职业能力是指人从事职业的技能,职业目标是人们对职业和人生成功的一种期望,职业发展是指人重视职业目标的过程。

怎样定义成功的呢? 对有些人来说是以金钱来衡量。对另外一些人是以时间,以和家人、和朋友在一起的时间或是花费在个人兴趣爱好上的时间来衡量。而对另一些人来说,它是完美而专业地治疗了一个疑难的病例或是用优雅而充满善心的举动抚慰了一个难缠的病人。当然,成功是一个非常主观的词,仁者见仁,智者见智。无论我们怎么去阐释它,它几乎是我们所有人的渴望。帮助员工设计自己的职业生涯发展规划,也是口腔诊所实现战略目标的重要手段之一。两者是相辅相成、相互促进的。员工职业生涯规划一般由以下几个步骤组成:

(1) 确定员工志向:志向是事业成功的基本前提,没有志向,事业的成功也就无从谈起。在制订生涯规划时,首先要确立志向,这是制订职业生涯规划的关键,也是我们的职业生涯中最重要的一点。

(2) 自我评估:自我评估的目的,是认识自己、了解自己。因为只有认识了自己,才能对自己的职业作出正确的选择,才能选定适合自己发展的职业生涯路线,才能对自己的职业生涯目标作出最佳抉择。自我评估包括自己的兴趣、特长、性格、学识、技能、智商、情商、思维方式、思维方法、道德水准以及社会中的自我等。

(3) 职业生涯机会的评估:职业生涯机会的评估,主要是评估各种环境因素对自己职业生涯发展的影响。环境因素评估主要包括:组织环境、社会环境、政治环境和经济环境。

(4) 职业的选择:职业选择正确与否,直接关系到人生事业的成功与失败。职业选择至少应考虑以下几点:性格与职业的匹配;兴趣与职业的匹配;特长与职业的匹配;内外环境与职业相适应。

(5) 职业生涯路线的选择:在职业确定后,向哪一路线发展,此时要做出选择。通常职业生涯路线的选择须考虑以下三个问题:我想往哪一路线发展? 我能往哪一路线发展? 我可以往哪一路线发展? 对以上三个问题,进行综合分析,以此确定自己的最佳职业生涯路线。

(6) 设定职业生涯目标:职业生涯目标的设定,是职业生涯规划的核心。目标的设定,是在继职业选择、职业生涯路线选择后,对人生目标做出的抉择。其抉择是以自己的最佳才能、最优性格、最大兴趣、最有利的环境等信息为依据。

(7) 制订行动计划与措施:在确定了职业生涯目标后,行动便成了关键的环节。没有达成目标的行动,目标就难以实现,也就谈不上事业的成功。这里所指的行动,是指落实目标的具体措施,主要包括工作、训练、教育、轮岗等方面的措施。

(8) 评估与回馈：俗话说："计划赶不上变化"。是的，影响职业生涯规划的因素诸多。有的变化因素是可以预测的，而有的变化因素难以预测。在此状况下，要使职业生涯规划行之有效，就须不断地对职业生涯规划进行评估与修订。其修订的内容包括：职业的重新选择；职业生涯路线的选择；人生目标的修正；实施措施与计划的变更等。

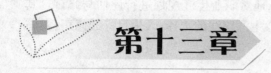

第十三章

口腔诊所团队建设

面对竞争激烈的口腔医疗市场，拥有一只专业技术过硬的团队是口腔诊所能否成功开疆扩土的基础。小成功靠个人，大成功靠团队，这是大家公认的事实。无论我们是多么擅长我们所选的职业，没有任何人可以在没有其他人的帮助下获得成功。没有员工，管理者就是孤家寡人，就不能攻城掠地，建立自己的口腔医疗事业。管理者要善于融入团队，调动团队，运筹帷幄，才能决胜千里。堡垒往往从内部被攻破，也可以从内部加固。

第一节　团队建设的内涵

"团队"是指每一个员工都为着同一个目标而努力工作的集体或团体，但集体或团体不同于团队。"团"的本义是相互之间具有黏性和吸附性的颗粒、个体的密切聚合。在一个团队里，每个人都了解自己的力量，都能够从其他成员那里学到许多自己所欠缺的东西，所以每个人都有当家做主的感觉，都有满足感。只有当员工对口腔诊所产生认同感和归属感，才会真正快乐地工作，用心去做事，然后再透过他们去传递口腔诊所的价值理念。团队协作就是指两名或以上的个人一起工作，为达到一个或一些共同的目标而努力。团队建设基本要素，如个人、团队与组织的共同目标、协作精神以及全员参与等，都可以从中国传统管理中蕴涵着朴素的人本哲学里得以考证。中国故有"一个篱笆三个桩，一个好汉三个帮"的说法，人们也崇尚"和为贵"。在中小学生的教科书里，就有"祖国的利益高于一切"的教诲。

1. **团队精神**　所谓团队精神，简单来说就是要有大局意识和协作精神，懂得牺牲与服从的关系。团队精神的基础是尊重个人的兴趣和成就。核心是协同合作,最高境界是全体成员的向心力、凝聚力,反映的是个体利益和整体利益的统一,并进而保证组织的高效率运转。团队精神的形成并不要求团队成员牺牲自我,相反,挥洒个性、表现特长保证了成员共同完成任务目标,而明确的协作意愿和协作方式则产生了真正的内心动力。

在雁群的飞行过程中,会发现每只大雁在拍动翅膀的同时会本能的成人字形队列;同时位于队形后方的大雁会不断发出鸣叫声;如果发现受伤的同伴队群会自发地出现两只大雁脱离队形,靠近这只遇到困难的同伴,协助它降落在地面上,直至它能够重回群体,或是不幸死亡;领雁并非一只贯穿飞行始终,当领雁疲倦时,便会自动退到队伍之中,另一只大雁马上替补领头的位置。从上述大雁飞行过程中所遵循的原则中,不难看出团队建设中的几点要素,这也恰是一些口腔诊所团队建设中所缺少的核心精神。

团队精神是组织文化的一部分,良好的管理可以通过合适的组织形态将每个人安排至合适的岗位,充分发挥集体的潜能。如果没有正确的医院管理文化,没有良好的从业心态和奉献精神,就不会有团队精神。诊所的管理者要学会观察,发现员工情绪的变化,及时和他们沟通,帮助他们逐步树立起积极向上的人生观、健康观。让他们感受到生活的美好,把管理者当成自己的良师益友。管理者要积极的帮助员工解决生活上的困难,打消他们思想上的后顾之忧。口腔诊所是一个整体,一支团队,不能因个人的利益而影响全员,就如打仗的部队,如内部不团结,很难打胜仗。所以良好的团队协作精神很重要。

有一个不争的事实:具有高层次员工忠诚度的口腔诊所一般同时也具有较高的客户忠诚度。如果一个口腔诊所的员工流动率非常高,该口腔诊所要想获得一个较高的患者忠诚度,那简直就是不可能的;因为患者所获得服务都是通过与员工接触来获得的。因此,患者忠诚的核心原则是:首先要服务好我们的员工,然后才有可能服务好我们的客户。没有人会拥有创立并运营口腔诊所所需的全部技能、经验、关系或者声誉。因此,从概念上来讲,如果我们想要成功,就必须组成一个核心团队。团队成员对我们来说将发挥不同作用:可能是非执行董事,或我们的合伙人,或者重要员工。但是,有了他们,我们就能够应付所有的基本问题。

2. **团队协作** 在人员配备规范中,我们认定只有医生才能下诊断。这在法律上是正确的。然而,工作人员可以在医生接见患者之前就与他们交谈。谈话的内容包括:询问患者对牙齿外观、使用寿命及稳定性的评价和标准。工作人员甚至可以在医生接见患者之前,就询问如何解决牙科治疗中可能出现的一些问题。打破了我们自己关于工作人员分工的规定,就可以共同努力,启发患者的认识,增加患者的选择。另一个有趣的老规矩就是:认为只有医生对诊所的效益负责。它不可避免地使工作人员只忙于工作,认为患者的数量无关紧要,而最终结果也只与诊所的所有者——医生有关。我们一直认为只有医生能真正做决定。而新的规范是:每个小组成员都有责任与患者积极交谈,为拥有新的笑容和机会共献热心,促使新患者络绎不绝;每个成员都应该分工合作,目标一致,并与诊所所有者一样,对诊所的结果负责。

那些希望成为牙科界最顶尖的医生,不仅是希望做到最好,他们还希望得到认同是最好的。对治疗品质的认同与收益率直接相关。点滴事情的积累都是构成对品质的认同,其中 20% 是服务,80% 是提供服务的方式。换句话说,口腔医师能成为出色的临床医师,但是患者对临床工作质量的认同却主要是依靠"团队"所提供的优质服务。例如:美国 Chandler Dental Health 诊所 Drs Giacobbi 认为团队成员恪守各项规章制度的维护和积极参与诊所工作,是诊所在当地取得良好声誉的重要保证。正是由于全体员工的努力,诊所才能够吸引了越来越多的病人,甚至连当地牙科器材代理商和邮递员都成了他们的病人。

3. **管理观念和风格转型** 值得注意的是由于很多业主缺乏对现代企业观念和管理文化的理解,在很多基本观念上都有问题,因此我们常可以看到以下一些关于企业文化的流行谬误,譬如在企业中强调家庭观念,要求员工将企业当成自己的家。企业主和员工的关系是家长和子女的关系。这是一种非常落后的管理思想,与现代企业管理格格不入。在企业里,大家通过合同走在一起,本质是一种经济活动,通过合作满足各自的经济需求而已,不存在什么向父母领导感恩的问题,这完全是一个平等的交换关系,不是什么"羊羔跪乳"的哺育与受养的关系。现代人格的特征就是摆脱人身依附,以独立的尊严姿态,以一种理性的契约精神,去看待各种社会关系。

世界各国企业在过去十年来都已逐步由父母型的管理风格,逐渐转型为强调建立团队、重视授权、员工参与管理的成人型管理风格。将各人的自我实现愿望有效地和整个集体融合在一起。为实现整个集体的共同理想和目标而努力,这个集体就是无坚不摧的,这个团队就有非同寻常的战斗力。团队的质量最终决定公司和业务的质量。员工间的良好交流对口腔诊所管理是非常重要的,但是很多口腔诊所都没有定期的员工会议。过去,口腔医生一个人就能自立门户,救治病人,为民解忧。到如今,科学技术和医疗体制已经发生了巨大变化,口腔医疗机构是以一个集体形式存在的,因此一个口腔医生的力量往往是有限的,新时代的口腔医生要有很好的团队意识。口腔医疗机构经营工作的好坏成败,归根结底是人力资源的团队建设问题。所以,团队建设是口腔医疗机构经营工作的重中之重。

第二节　团队建设的特点

口腔诊所员工必须将自己视为团队的一部分。必须以团队的利益为最高利益。大家团结起来，口腔诊所才是一个完整的团体，是一个活跃的组织，成为一个有战斗力的业务群体。彼此的互相鼓励、支持、学习、合作以及批评、建议。成功的领导不是因为你有什么高明的技巧，而是属下相信你会是一个好主管，也相信这个团队会为了共同目标而努力。

无论你的属下是否真的信任你或是对你有所质疑，你都必须先采取主动，信任自己的属下，信任对方意图是好的，信任对方愿意把工作做好，信任对方有能力达到你的要求。所以，担任主管的你必须放手让属下做事，给予他发挥的空间。口腔诊所中的经营管理队伍和临床队伍都应该认识到对方的重要性，共同协作、共同获益、共同面对挑战（图 13-1）。

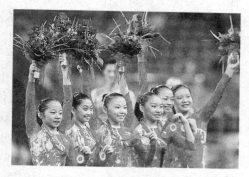

图 13-1　2008 年在北京奥运会上中国体操女队首获奥运会团体赛金牌（来源：中国网）

团队的健康状况，可以用团契度（solidarity）来衡量。它其实是一种内化在成员共识性中的权力，即无需特定的人发号施令就能实现的同步性。一个团队的形成有赖于这种团契度，如果一个"团队"是因为强制性权力或交易性权力而不是共识性权力而形成的，那它从一开始就不是一个团队。团队的总动力是成员间相互抵消后的剩余动力。如果外在的时机和资源相当优越，这种剩余动力也足以驱动团队的运行。

团队工作（teamwork）需从两方面来考虑。从宏观上来说，虽然口腔诊所是一独立的经济实体，但仍不排除它与社会的相容性。各自独立的诊所、技工制作所，或不同性质的口腔诊所应发挥相互协作的团队精神，以求共同发展，避免不正当的竞争和相互诋毁。应以患者为本，发挥各自的技术特长，建立正常的患者就诊循环体系，从而带动整个行业的技术发展。从个体来说，应避免狭隘的"家庭作坊式"，为保证基本的服务水准，私人口腔诊所必须配备基本的工作团队，包括主治医师、牙医助理、洁牙师和接待生，他们的团队工作是相辅相成的，缺一不可。

从前，有一个幸运的人被上帝带去参观天堂和地狱。他们首先来到地狱，只见一群人，围着一个大锅肉汤，但这些人看来都营养不良、绝望又饥饿。仔细一看,每个人都拿着一只可以够到锅子的汤匙,但汤匙的柄比他们的手臂长,所以没法把东西送进嘴里。他们看来非常悲苦。紧接着,上帝带他进入另一个地方。这个地方和先前的地方完全一样:一锅汤、一群人、一样的长柄汤匙。但每个人都很快乐,吃得也很愉快。上帝告诉他,这就是天堂。

这位参观者很迷惑:为什么情况相同的两个地方,结果却大不相同?最后,经过仔细观察,他终于看到了答案:原来,在地狱里的每个人都想着自己舀肉汤;而在天堂里的每一个人都在用汤匙喂对面的另一个人。结果,在地狱里的人都挨饿而且可怜,而在天堂的人却吃得很好。这个寓言有助于说明什么是团队工作。人类要生存就离不开物质财富的生产。但是不同的社会组织方式,不同的人际关系安排,生产财富的效率是非常不同的。经济学就是研究人类社会如何组织,实现高效地生产财富的一门学问。

1. 强化群体意识 没有明确目的口腔医生不会主动提高临床技能和增加自身知识储备。其结果是这种乏味的团队不可能有优秀的临床工作和很高的工作效率。必须做到:①教育员工具有集体主义思想,把个人和口腔诊所利益有机结合起来,做到个人需要、期望与口腔诊所成就相融合;②确定口腔诊所奋斗目标。只有使员工从奋斗目标中看到共同利益,才能成为一个有活力的集体;③坚持改革创新,提高医疗质量,取得良好的群体绩效,以激励士气。和员工们的沟通应该单独进行,一个一个地和他们聊,重要的是在理念上达成共识,这种单独沟通的方式常常能够比较开诚布公,达到理想的效果。口腔诊所内应该禁止员工之间搬弄是非,挑拨离间,拉帮结派。务必要让全体员工认清口腔诊所的核心价值,知道口腔诊所大有潜力,但需要大家同心协力。

口腔医师是团队的核心,他的主要任务是实施治疗,他的主要精力也应着重于整个团队的治疗质量上,同时口腔医师应定期为团队制订工作计划及经营目标,监督、协调团队按此计划前进。洁牙师与牙医助理必须帮助口腔医师摆脱繁琐的临床辅助步骤,让口腔医师有更多的时间实施重要的治疗步骤,接待更多的患者。接待生应承担日常的病历档案管理、接待患者、制订患者就诊表、回答患者的基本咨询、调节口腔诊所工作节奏、协调队员工作时间以及承担部分出纳工作。规范、协作和富有活力是团队的基本特征。口腔诊所工作,不仅与各个员工有关,而且与口腔诊所的群体行为有关,口腔诊所管理者只有重视群体心理,才能搞好口腔诊所管理。

2. 提高凝聚力 口腔诊所取得成功的前提之一,是群体凝聚力。凝聚力大,其员工的归属感强。口腔诊所凝聚力与以下因素有关:①口腔诊所员工的主人翁精神:把口腔诊所目标化为个人自觉行动;②口腔诊所员工的群体归属感:口腔诊所管理者应关心员工,使他们得到集体的关怀与温暖;③管理者的威信:应依靠品格、知识、才能和感情来实施领导。例如:不定期带领员工参观

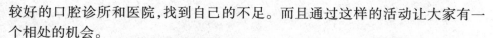

较好的口腔诊所和医院,找到自己的不足。而且通过这样的活动让大家有一个相处的机会。

员工首先要尊重管理者,然后要变成管理者的朋友。当某位员工无法胜任其工作时,管理者就必须辞退他。例如,有的口腔诊所在易主后辞退了将近一半的员工。在员工队伍整顿结束后,新业主邀请全体员工一起外出度假用餐,在轻松的气氛中商讨口腔诊所的目标。对那些在转接过程中承担了额外和重要工作的员工,应该酌情发放了一些奖金,以示感谢和鼓励,增加团队的凝聚力。

3. 加强民主管理 让口腔诊所员工参与口腔诊所管理,是调动员工积极性的有效途径,能形成人人关心口腔诊所、献计献策的局面,使口腔诊所的决策更为准确。注重团队精神的培养,可以使口腔诊所的员工齐心协力,拧成一股绳,朝着一个目标努力,对单个员工来说,团队要达到的目标即是自己所努力的方向,团队整体的目标顺势分解成各个小目标,在每个员工身上得到落实。 团队精神则通过对群体意识的培养,通过员工在长期的实践中形成的习惯、信仰、动机、兴趣等文化心理,来沟通人们的思想,引导人们产生共同的使命感、归属感和认同感,反过来逐渐强化团队精神,产生一种强大的凝聚力。

员工的个体行为需要控制,群体行为也需要协调。团队精神所产生的控制功能,是通过团队内部所形成的一种观念的力量、氛围的影响,去约束规范,控制员工的个体行为。这种控制不是自上而下的硬性强制力量,而是由硬性控制向软性内化控制;由控制员工行为,转向控制员工的意识;由控制员工的短期行为,转向对其价值观和长期目标的控制。因此,必须建立起一整套能够引起员工共鸣和拥护的规整制度,加强民主管理,是保持团队精神的组织保证。

4. 用人所长 美国 University Dental Professional(UDP)诊所 Dr. Graham 认为,团队建设是一件永无止境的工作,其终极目标是协助每一位成员找到自己在团队中的适当位置,并为此而不断努力。简单地说,就是各得其所。许多诊所的团队建设出问题,往往不是出在人身上,而是出在位置上,即人是对的,位置却错了。

要想用人所长,必须先了解下属的优点和缺点。而了解别人并不是一件容易的事情,这需要业主从员工的点滴表现总结,需要掌握最基本的心理学知识。了解下属的优缺点之后,把合适的人放到合适的位置上,发挥每个人的优点,才能使团队发挥最大的效率。

第三节　团队建设的环节

要建设一个好的团队,首先要有一个被大家所认同和接受的目标,即统一的文化价值观。对一个口腔诊所来说,就是要让所有工作人员都了解,并认同诊所的定位、前进方向、奋斗目标、当前的形势和所采取的具体措施。在团队建设上,主要的环节是沟通、合作、激励、授权、领导。团队不是自然而然地形成的,是要付出艰苦劳动的。没有长期的磨炼,不可能形成统一的价值观;人的培养过程也是一个动态的、不断实践和成长的过程,只有经过时间的历练,团队才有可能形成。口腔诊所无论大小,建立一支有强大战斗力的团队的使命是共同的。要成功地经营口腔诊所的话,一个和谐的团队是必不可少的,成员们愿意一起征服挑战,并不断找到新方法,以便处于未来变革的前沿。

1. **沟通**　首先要进行有效的沟通,沟通就应该遵循三个"S"。简单、直率、真诚。真诚是最重要的。我们的先辈留下不少至理名言作为我们的座右铭,如"以诚待人"、"以诚相见"。缺乏真诚,总想着个人私利,除了从自身找原因、自我检讨、改造自己外,别无出路。对待分歧和争议,应该要分清它们是属于价值观层面上的还是具体工作方法上的。对于前者,必须达成一致,不能含糊。诊所领导人有责任对全体工作人员反复进行耐心细致的宣传,以求达到统一。"沉默"在我国的文化传统中有很强的表现力,所以不要在听不到不同意见的时候误认为已经统一了。这些抽象的、无形的东西会反映在非常具体的事情上,只要看看表现出来的反应是积极、热情、参与,还是消极、冷漠、抵制,就能够知道大家对价值观的态度了。如果分歧和争议是属于具体步骤和方式方法层面上的,则应该允许讨论、试验甚至抗争。

要确立了全面良好沟通的管理理念。在口腔诊所,沟通有三个层面:一是口腔医师与就诊患者之间的沟通;二是全体员工与就诊患者之间的沟通;三是全体员工之间的沟通。这三个层面都重要,但更重视的是全体工作人员之间的沟通,特别是管理者与员工之间的沟通。这是因为:只有全体员工有着相同的服务理念和工作目标、服务规范,并相互了解、互相配合,才可能为就诊患者营造一个和谐、舒适的服务氛围,才能保证口腔医师以及全体员工与就诊患者之间的沟通顺利、高效。

管理者与员工之间的良好沟通及对员工的爱护、尊重,以焕发出员工极大的工作热情,使员工既没有"铁饭碗"的感觉,也没有"临时打工"的感觉。使员工认可并习惯于口腔诊所的做事方式和思维方式,口腔诊所的长远发展的投资理念与员工长远发展的人生目标是一致的。

　　例如:每天开诊前的早会,让大家简短交流后精神饱满地开始一天的工作;最好每周开一次全体员工会议,反复向大家灌输你的理念。还要逐一和员工沟通,在理念上取得共识,让他们知道自己的优点和不足,以及你对他们的期望、他们需要在那些方面改进等。每次开会都应该留下文字记录。不定期的业务学习、案例探讨,使大家相互取长补短;而时常组织的登山、打球、沙滩烧烤等集体活动,更是融洽了全体员工的关系。全面良好的沟通,使员工对口腔诊所更有归属感,而就诊患者对口腔诊所也更具认同感。

　　改善你的人际能力,要善于与员工交流沟通,让你的团队更具凝聚力。制止内部竞争,营造真诚、团结的工作氛围。管理心理学认为,需要是一切行为的最基本的动力,由需要产生动机,由动机激励行为,因此,需要是产生积极性的基础,也是开展科室思想政治工作的一个前提。

　　2. 合作　合作是保持一支队伍团结的重要条件。任何一个集体都犹如一部机器,部门是大齿轮,人是小齿轮,齿轮与齿轮如果不能很好地咬合,这部机器就不可能很好地运转。在一个团体内,每个人都应该把自己的位置摆正。有的人不是通过整体利益来实现个人的利益,而是首先实现自己的目标和利益,然后才有集体。他有上进心,但没有事业心。做事能力强但不善于进行集团合作的人,在需要为集体承担责任或者自己需要做出些许牺牲的时候,会退而不前。团队合作中,要警惕表面的大一统。那些一味地说"是"的员工,并非一个积极的合作者。如果诊所工作人员怀着"诊所是老板的,与我无关"的想法,这个诊所是没有前途的。但是,被领导者没有责任感又往往是领导者对团队建设不重视的直接后果。每个人都有不同的技术水平、受教育经历和性格特点,"老子天下第一"这种想法在工作环境中会带来极坏的影响。

　　团队精神可以通过各种形式进行倡导,但以制度形式将其固定或者在制度中体现团队精神的要义则必不可少,以达到二者之间的良性互动。医院制度的形成应当是一个科学、民主的决策过程,是一个集思广益、发挥众人智慧和力量的过程,是综合指挥员的经验和众多战斗员的丰富实践的过程,医院的发展必须合理配置人、财、物,而调动人的积极性和创造性是资源配置的核心,团队精神就是将人的智慧、力量、经验等资源进行合理的调动,使之产生最大的规模效益,用经济学的公式表述即为:1+1>2 模式(图 13-2)。我们要把在新形势下团队精神的具体内涵反映到制度上来,不断进行充实、修正,要重新检讨奖惩机制、分配机制,确定是不是真正做到了权、责、利相统一。

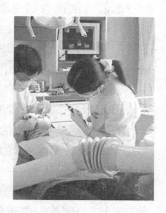

图 13-2　牙科助理和口腔医生的合作(北京华景齿科诊所)

在口腔医疗服务中,起主导作用的是口腔医生,牙科护士主要是配合口腔医生的工作。但"四手操作"毕竟是两人合作的事,不能只强调牙科护士的配合,也需要口腔医生的关照。口腔医生应做好以下几个方面:

(1) 首先,口腔医生自己要规范。包括治疗程序要规范、口腔医生体位要规范、感控要规范。口腔医生治疗程序混乱,使牙科护士配合时无所适从。口腔医生体位不标准、坐姿别扭,使牙科护士无从下手,配合体位也跟着别扭。尤其无菌观念不强的口腔医生,有时令牙科护士难以启齿为其指出。

(2) 尊重牙科护士的工作,理解护士的难处。口腔医生与牙科护士分工虽不同,责任虽有轻重,地位虽有高低,但都是同事,要和谐相处,共同配合,才能使口腔医疗服务质量达到最佳效果。

(3) 技术上多指导。牙科护士几乎都是普通护士专业毕业,缺乏口腔专科知识,口腔医生应多指导牙科护士进行系统的专业学习。当然,学习是牙科护士自己的事情,自身的主动是主要的,但口腔医生的指点和辅导也很重要。

3. 激励 激励包含三个内容:一是给做事的人充分和更多的权力;二是给做事的人提供成就感满足的机会;三是给有功者提供必要的物质满足。最终就是一个道理:让每一个人当家做主。必须清楚,激励的目的决不是激励某个人,而是激励某种行为,激励整个团队。

物质激励固然是一个重要的手段,但它不是唯一的。在物质生活还不丰裕的情况下,物质激励是有一定作用的,但随着生活状况的改善,物质激励的作用正在逐渐势微,人们关注的重点逐渐向精神的方面倾斜。所以,物质激励的手段不可不用,但不可滥用,不要忽略了人在精神方面的追求。

4. 授权 作为一个团体的领导人,他应该尊重每个人的个人尊严和价值、鼓励他们的创造力和主动性、激发他们的个人潜力、提供均等机会、完善培训计划。具体来说,他应该让大家参与决策过程,给予他们足够的权力,提供适当的支持和帮助,保证他们具有去完成任务的能力和热情,充分发挥团队的精神,尽量建设个人的决定性作用。还应该给诊所的工作人员以充分的权力。诊所面对的是患者,每个患者都会有其独特之处。如果诊所工作人员做任何事情都要事先请示,就无法顾及患者的感受,而且会失去最佳的处理时机。授权不等于不管,所有的授权都是和严密的考核联系在一起的。

5. 领导 美国管理大师德鲁克用了近 100 万字来论述"管理就是责任"这句话的内涵。他认为:一个领军人物更多承担的是一种责任和义务,而不是特权和利益。他指出:我们面对的是一个市场、是一个客户;所以在处理任何一件事情的时候,经理首先要想到权力在用户手上、在市场手上,而不是在自己的手上。我们所有的资源、决策、行为都是围绕着他们进行组织的,所以在任何一个环节上,我们只有责任和义务。

　　由于大部分口腔诊所都很繁忙,从来都没有足够的时间让大家沟通,因此最好定期安排一次会议或休闲活动,讨论如何改善团队协作。工作之余,鼓励员工的业余爱好、组织活动、提供休假(也可以将休假和继续教育结合在一起)。

第四节　创造工作氛围

　　管理也需要服务思维,创造工作氛围,把对员工的服务做好了,员工就会透过他们的愉悦和服务把口腔诊所的价值理念传递给顾客。一个令人愉快的工作氛围是口腔诊所高效率工作的一个很重要的影响因素,快乐而尊重的气氛对提高员工工作积极性起着不可忽视的作用。良好的工作氛围是自由、真诚和平等的工作氛围,就是在员工对自身工作满意的基础上,与同事、上司之间关系相处融洽,互相认可,有集体认同感、充分发挥团队合作,共同达成工作目标、在工作中共同实现人生价值的氛围。在这种氛围里,每个员工在得到他人承认的同时,都能积极地贡献自己的力量,并且全身心地朝着组织的方向努力,在工作中能够随时灵活方便地调整工作方式,使之具有更高的效率。管理者如果能够掌握创造良好工作氛围的技巧,那么管理者将会能够识别那些没有效率和降低效率的行为。

　　工作氛围是一个看不见、摸不到的东西,但我们可以确定的是,工作氛围是在员工之间的不断交流和互动中逐渐形成的,没有人与人之间的互动,氛围也就无从谈起。人是环境中最重要的因素,好的工作氛围是由人创造的。中国台湾 ABC 牙科联盟就是一个快乐的团队(图 13-3)。

　　在中国,虽然人们在思想观念上已经发生了翻天覆地的变化,但传统文化对人的影响还是不可忽视的,不

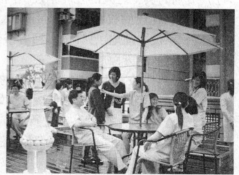

图 13-3　快乐的团队(中国台湾 ABC 牙科联盟供稿)

断在潜移默化的对口腔诊所管理者和员工的行为产生影响,大部分口腔诊所的文化中都可以折射出传统文化的影子。这一点从我国绝大部分私营口腔诊所采取的都是家族式管理,在这种社会文化的影响下,管理者处于绝对突出的位置,是工作中的核心人物,工作氛围在很大程度上受到管理者个人领导风格的影响,这就决定了良好的工作氛围的创造取决于管理者的管理风格。

经常举办形式多样、丰富多彩的文化活动,激发大家工作热情与兴趣,增强集体凝聚力与荣誉感。如:举办读书报告会,研讨会,知识竞赛,技术练兵,文艺联欢,趣味运动会,有奖竞猜,乒乓球联赛,职工摄影作品展,义务咨询,义务门诊,扶贫帮困,义务植树,组织运动俱乐部等活动。努力营造一种积极、健康、和谐的文化与人际环境。在潜移默化中影响着职工的行为意识,提高着职工的综合素质,激发出职工的潜能,让职工感知身处的环境,找到精神和情感的依托,形成一种合力,达到人心汇聚的效果,以加深职工对医院的信任,提高工作效率,同时也改善了医院的整体气氛。十几年来门诊部的发展靠的就是这种团队精神。

首先,要从制度层面确定口腔诊所各个工作职位之间的明确分工。岗位之间的合作是否顺利是工作氛围好坏与否的一个重要标志,明确的分工才能有良好的合作。各岗位职责明确,权力明确,并不意味着互不相关,所有的事都是口腔诊所的事,都是大家的事,岗位分工仅仅是说工作程序是由谁来具体执行的,如此才不会发生互相推诿、推卸责任等影响工作氛围的情况发生。

其次,从口腔诊所文化建设着手。提高员工工作激情,营造一个相互帮助、相互理解、相互激励、相互关心的工作氛围,从而稳定工作情绪,激发工作热情,形成一个共同的工作价值观,进而产生合力,达成组织目标。

再次,真诚、平等的内部沟通是创造和谐的工作氛围的基础。应该鼓励不同资历、级别的员工之间的互相信任、互相帮助和互相尊重。每一个员工都有充分表达创意和建议的权利,能够对任何人提出他的想法,主动地进行沟通,被沟通方也应该积极主动地予以配合、回答或解释。但沟通的原则应是就事论事,绝不可以牵扯到其他方面。

最后,还应该重视口腔诊所团队的建设,努力尝试构建学习型组织,营造宽松的工作氛围。口腔诊所内应该有良好的学习风气,要鼓励和带领团队成员加强学习先进的技术和经验,在进行工作总结的时候应该同时进行广泛而有针对性的沟通和交流,共同分享经验,不断总结教训。

第五节　培训超级团队

无论口腔医生本身在临床上如何高效率,如何追求完美,或智商如何的高,要获得真正的成功往往要依靠团队中每一个成员的成功。口腔医疗技术在不断发展变化,保持团队成员紧跟形势发展、提高临床工作效率的唯一方法就是不断通过培训提升他们的技能,培训超级团队。

许多固定和可靠的团队成员所受教育对他们所承担的工作职责来说常常

是不足的。这会带来巨大压力和受挫感,常导致人员变动。缺乏培训最轻微的后果是导致口腔医生没有明确的目的性,而更常见的是患者不满意,增加压力和发生许多意外情况。如果团队成员对患者提出的专业问题给予了过时的答案,如果患者从医生那里获得的信息不能在其他团队成员那里得到有力的证实和补充,最轻微的后果是导致口腔诊所临床工作效率低下。

培训的作用是双重的。首先,工作人员掌握更多知识能明显提高工作效率。其次,如果团队成员在其特殊专业领域接受了更好的教育,则可以从临床医生手中接管更多的工作和责任。要知道一个表现不佳的工作人员可以通过培训成为出色的雇员。这种转变需要的只是有效的培训。

通过培训提高团队水平。需要针对每个团队成员确定个性化的持续培训计划,确保每个人得到适当的培训。不同的雇员有不同的需要,应该有所区分并确定不同的培养发展道路。前台工作人员去参加高级临床研讨会是没有意义的,同理,口腔助理医师对保险编码或其他和他们无关的问题也没有兴趣。不要让你的团队成员接受不适合个人特殊技能和责任的培训。要为团队成员确定个性化的职业发展道路并制订出增进技能的三年计划。

省钱省时的培训方法是让团队成员参加专业课程或研讨会去学习提高。更省钱省时的培训方法是让团队成员相互交流经验和病案研讨共同学习提高。使每一名同事既是学员、又是讲师,既是员工、又是管理者。交流经验和病案研讨不仅使诊所全体团队成员每天都能轻松交流工作安排和学习心得,还能够帮助新手采用高科技视听设备观摩和学习复杂的临床操作。

有效的培训能够达到:

- 改进患者医疗护理和满意度。
- 激励团队。
- 提高团队凝聚力。
- 增进知识和技能。
- 提高工作效率。

口腔诊所为培训团队成员花费的每一分钱最少可以获得三倍的回报。而且一个经过良好训练的团队可以很容易的对新加入团队的成员进行培训。

有效的培训能够实现:

口腔诊所不会因为某个工作人员离开而混乱。

新成员更快成长。

执业团队的文化和体系保持完整。

患者和转诊临床医生对你的临床医疗机构忠诚。

每位业主都可以把一个不错的团队变成非常出色的超级团队。事实上,已经非常出色的团队也可以变得更好。在当今经济形式下,不断教育、增进技能和知识对口腔诊所业主和团队成员来说至关重要。

第六节　团队建设的要素

任何一个口腔诊所,要想发展壮大,都不可能靠一个人的力量,而必须要靠组织的力量,团队的力量,高效而有执行力的团队组织成了未来口腔诊所参与市场竞争和可持续发展的重要筹码。

1. 优秀的组织领导　大到一个口腔医院,小到刚成立的口腔诊所,要想组织有力,使团队成员拥有较高的忠诚度,那么,优选一个大家都认可的团队领导人至关重要。这个组织领导一般应具有如下素养:

(1) 品德高:品德即人才,一个优秀的人才拥有良好的品格,可以让组织成员众望所归,可以成为组织的精神领袖,可以带领大家克服困难,迎来一个又一个成功。例如:历史小说中的三国刘备以及水泊梁山"及时雨"宋江都是因为具备了较高的人格魅力,而吸引一大批英雄人才相伴左右的。

(2) 能力强:要想保证组织团队的同心同德,让大家心平气和地工作战斗在一个有效的平台上,这个口腔诊所负责人,一定要具备某一专长,也就是要有突出的能力,突出的能力必然带来突出的业绩,只有在能力、业绩上,而不是学历上超越属下,大家才能心服口服,才能避免出现内讧或者内耗,让下属能够安心地工作与处事,这个负责人也许是技术型的,也可能是管理型的,甚至有可能是从低到高发展起来而属于实干型的。

(3) 多领导,少管理:作为一个口腔诊所领导,如何仅仅依靠组织职权来去管理下属,这个是治标不治本的,通过组织授权是团队建设与管理的基础,但通过"领导"的方式,也就是通过个人内在涵养提升,展现自己的严于律己、率先垂范等人格魅力,才能摈弃由于通过组织授权而采取"高压管理"带来的缺乏人性化的弊端。

2. 共同的团队信念　所谓团队就应该志同道合,这样大家才可能走得更远,那么在行进过程中,团队信念同时也在决定着团队的每个人的命运。一个口腔诊所能否一起走得更远、更久,归结于这个口腔诊所是否有共同的远景,也就是团队信念,团队信念是让团队成员排除万难,风雨同舟,以及上下同欲的前提。例如:共产党为何能够在"白色恐怖"下立场坚定,甚至抛头颅、洒热血,归根结底,是因为大家都有一个为人民大众"谋福祉",实现共产主义的信念,这种信念促使大家一往无前而无所畏惧。

人过留名,雁过留声,人走在世上一遭,总会留下点什么,一个找不到活着理由的人,注定犹如行尸走肉,而空虚度过一生。因此,组织的成员要想同仇敌忾,就一定要给大家展示未来的前景,即要在阶段时间内,给组织、给社会、给世界留下什么,比如,北京爱雅仕口腔诊所始终坚持"尽职尽责、尽善尽美"的职业信念;上海徐正红口腔诊所坚持"生活可以更美好"的信念;北京周梅晓口腔诊所以"星级诊所,星级质量,星级服务"为信念等。

为了达成企业的事业远景或者使命,团队成员要有各自的组织分工,要明晰自己承担的事业责任,明确了各自的职责,大家齐心协力,才能更好地达成组织的长远规划。

3. 清晰的团队目标 团队制订了明确的愿景或者使命后,要想更好地去实现,作为口腔诊所负责人,还要进一步规划与落实口腔诊所的目标。包括制订口腔诊所的发展目标和口腔诊所员工个人的利益目标。

制订组织的发展目标,比如,就诊病人数量目标、开展医疗技术目标、地区行业地位目标、诊所品牌建设目标、甚至年度利润目标等,这个目标应该包括口腔诊所的长、中、短目标,包括更小组织单位的阶段目标,例如:三年、五年、十年目标,包括每一部门、每个工作小组、每个人的目标。

口腔诊所员工个人的利益目标。组织目标是个人目标的根本,但为了更好地实现组织的目标,团队成员的利益目标,也就是团队成员的"动力"目标也不可缺少,它是组织目标实现的保障。因此,组织要为团队成员规划未来的职业规划,要为属下描绘未来的"前景"和"钱景",让大家心有目标,身有行动。

注意员工对目标审美疲劳。一支团队合作的时间长了,激情就会慢慢地减弱,成员的创新能力也会下降,出错的几率就会升高。这就是"审美疲劳"。天天冲刺,天天加油,天天挑战自我,天天实现人生价值,他不疲劳,你也疲劳了。为了调动"审美"积极性,应制订阶段性的定性考核指标,调节团队的注意力。例如:制订一个季度的牙科护士服务态度竞赛;制订一个季度的口腔医师病历书写规范大比武等。

4. 互补的成员类型 要想保证口腔诊所团队的有效有力,口腔诊所员工的组成非常关键,很难想象,一个组织都是性格暴躁,或者性格柔弱,或者都是某一块面的高手,他们组合在一起能够给团队带来什么,因此,互补型的成员类型,才是"粘合"组织的基础。包括如下两点:

(1) 团队成员的个性互补:就像这个世界有男有女,方为和谐一样,一个组织的成员个性类型,一定是互补型的,性格都较强、或者都较弱,会让团队成为"争吵"的平台,或者让团队成为"绵羊",而缺乏活力或者柔性,因此,团队的性格类型应该强、弱、柔互补的。

(2) 专业能力互补:一个口腔诊所,一定要有各类能力的人才组合在一起,才能更有力量。例如,有的人善管理,有的人懂拓展市场,有的善社区公关,有的偏外科技术,有的精修复技术等,只有因人制宜,团队才能产生 1+1 大于 2 的效果。

5. 合理的激励考核   一个口腔诊所要想保持持久的动力与活力,就必须要引入竞争机制,同时,一个口腔诊所在从不稳定到稳定、从小到大、从弱到强的发展过程中,必须通过激励考核,来优胜劣汰,来奖优罚劣,包括如下方面:

(1) 建立合理而有挑战性的薪酬考核体系:在具备竞争力的前提下,按贡献大小予以合理分配,只有建立一套公平、公正、公开的薪酬体系,大家才能在同一套制度下,施展才华,建功立业。

(2) 口腔诊所建立阶段,要多奖励,少惩治:奖励是激扬人性,惩治是压抑个性,因此,为了避免大家离心离德,甚至分崩离析,就必须采取多正面激励,比如,多奖励,要不断地树立榜样和标杆,让口腔诊所形成一种学、赶、帮、超的氛围,少处罚,即使处罚,也要采取人性化的处罚,例如:联想的柳传志对于开会迟到者,不罚钱,但"罚站"的做法,效果就很不错。

(3) 口腔诊所成长、成熟阶段,要多规范,要用制度来管理与约束:"林子大了,什么鸟都有"。组织的快速成长、成熟,促使口腔诊所必须要摈弃"人治"而走向"法治",必须要靠流程、组织、制度来做管理,要做到有法可依,违法必究,执法必严,真正地做到法治化。建立一套适合本团队的制度,并在实际工作中逐渐修改完善。口腔诊所建立之初,每季度修改完善一次,必须让制度变得奖罚适当,约束到工作的每个细节。业主建立制度的初稿可以由团队自己形成,这样的制度比较有约束力。执行制度必须有连贯性,每月都要依据制度整理制度执行的报告。整理报告的主要目的不是惩罚和奖励,而是逐渐约束和规范销售团队的行为。

6. 系统的学习提升   人最大的敌人就是自己,一个口腔诊所最大的敌人也是自己。当一个口腔诊所以经验作为工作的依靠时,这个口腔诊所就有可能陷入"经验主义的"的怪圈,就有可能会陷入"僵化",就有可能"死在自己手里"。一个口腔诊所要想保持基业常青,要想永葆青春活力,就必须要依靠系统的学习提升。包括:

(1) 创建学习型口腔诊所:知识改变命运,学习决定未来。只有打造学习型组织,保持决策的先进性、前瞻性,企业的流程才不会"僵死",这种学习型组织,一定是自上而下的,口腔诊所员工每一个人要有一种学习的动力与渴望,确保让学习成为口腔诊所的"驱动力"。例如,海尔为了创建学习型组织,而成立了"海尔大学",让大家都积极学习,从而提升技能,增强口腔诊所与组织的核心竞争力。

(2) 打造学习型个人:作为口腔诊所要想方设法,为团队个人提供学习和成长的平台,打造学习的良好氛围。例如,每年给员工报销专业书籍、专业培训费用,每年送员工外出进修,免费给优秀个人提供高级专业技术研修班等,从而营造一个人人学习的好风尚。

总之,团队建设是一个系统工程,口腔诊所组织必须要有一个大家信得过的团队领导,在其指引下,制订口腔诊所未来发展的远景与使命,为组织制订清晰而可行性的奋斗目标,选聘具有互补类型的团队成员,通过合理的激励考核,系统的学习提升,全面提升口腔诊所组织的核心战斗力,口腔诊所才能战无不胜,才能产生核聚效应,才能获得更大的市场份额。

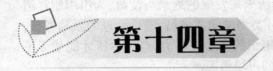

医护人员离职处理

在各种形式和规模的口腔医疗机构不断出现的同时，受聘口腔医师的离职现象越来越普遍，由此而发生的问题也越来越多。人才的自由流动是促进口腔医疗服务的重要保证，但如果受聘口腔医师与口腔医疗机构的关系处理不好，又会严重影响口腔医疗服务市场的健康发展，最终会伤害口腔医疗专业的价值，会降低口腔医疗服务的服务质量。美国 University Dental Professional（UDP）诊所 Dr. Graham 认为，为了避免可能引起的麻烦，他在解聘员工的时候更加小心，只有在确认员工不认同诊所的价值观和经营理念，不愿意遵守诊所的伦理学规范时，他才会解除和员工的劳动合约。

在没有聘用合同的情况下，受聘医师是可以完全没有约束地择业的。但为了不对医疗机构的工作发生大的影响，医师在离职前应该提前通知医疗机构，让医疗机构有足够的时间安排好工作。而且，离职的医师也有责任做好自己手上的患者的诊疗收尾工作，尽可能避免离职后发生的麻烦。签署了聘用合同的受聘医师依然可以自由择业，但必须遵守合同的规定。国外的口腔医疗机构聘用合同除了有工作期限的规定外，还有受聘医师离职后不能在医疗机构一定范围内工作或开业的限制，这是为了防止出现恶性竞争患者的情况。

第一节　生涯承诺与组织承诺

我们所谈的职业生涯规划实际上包含两个层面：一是基于组织发展的个人职业生涯规划；二是基于个人生涯发展的职业生涯规划。任何一份切实可行的职业规划，肯定都要充分考虑这两个方面。只是对于不同的人两者考虑的比重不同,其差异由生涯承诺和组织承诺这两个纬度来平衡。

生涯承诺(career commitment)可定义为"某人指向其选定职业的态度",或"某人在选定职业内的工作动机",通常情况下,生涯承诺包括个人生涯目标的确立以及对这些目标的认同和投入。个人情愿投入精力并持续追求个人生涯目标可以被看做是高水平的生涯承诺。其核心是职业承诺,对所选定职业的"痴迷"。组织承诺(organizational commitment)是指个体对组织的投入与认同程度,它由三部分组成:①对组织目标有强烈的信念和接受;②渴望为组织发挥作用;③强烈地维持组织成员资格的欲望。生涯承诺与组织承诺两者相互作用对个人职业生涯规划的影响情况如图 14-1 表示。

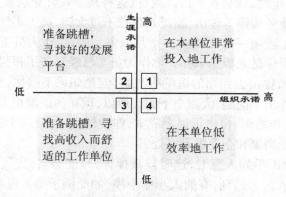

图 14-1　生涯承诺与组织承诺两者相互作用

组织承诺度较高者,会更愿意在同一个组织内发展自己的职业生涯;而生涯承诺度较高者,则会把企业看做是一个阶段的跳板。通常,从阶段性的便于操作的角度来看,或者从企业的视角来处理的话,这里我们更愿意以基于组织发展的个人职业生涯规划为主要内容来谈,但不管怎么说,每个职业个体,都应该有一份基于个人生涯发展的职业生涯规划。谈基于组织发展的个人职业生涯规划,本质上是基于组织与个人共同发展的视角来谈的。辞职和离职是基于个人对组织目标强烈的不信任和不接受;不渴望为组织发挥作用;不维持组织成员资格的欲望。

第二节　辞职和离职

口腔医务人员离职区分:自请辞职、职务调动离职、退休离职、解雇离职、其他原因离职。

1. 离职 口腔医务人员离职也是很有技巧的。现代口腔医疗机构绝大部分还是有培养员工发展的意识的,首先不说有没有实施,但是这种恨铁不成钢的感觉还是有的。所以对于员工的培养都是竭尽全力,虽然有时候不想花钱,但那是没有好的人力资源工作者设计好的方案,业主不知道这钱花了起不起效,有时候,没有保证就不敢花,所以拖拖拉拉、不了了之。很多人说,私立口腔医疗机构不重视培训。

当口腔医疗机构发展运作到一定阶段,因为每年的调薪使老员工的薪水达到一定程度时,这个程度指用这个熟练工需要的薪水是一位新进员工的 2 倍以上甚至达到 3~4 倍时,而其实用老员工的技术用不了那么多,完全可以用一个新进员工就可以搞定时,就会找个借口裁员(这种现象在外企居多)。部门合并,必须裁员了,或者业务萎缩等理由,胳膊永远拧不过大腿,员工不知道是什么原因。但是员工有补偿金,有一年工龄补一个月工资。所以,作为员工就要想开些,换位思考一下,如果你是老板怎么办。你作为员工已经具备了很强的能力,这与医院的培训分不开,你出去到别的医院很吃香,但是如果不裁你,整个医院的运作怎么办,医院运作出了问题,大家全下岗。所以,现在的医院把人当资本,任何医院都在想方设法作培训,付出了很多成本,即使你走了,但这个社会的整体人力素质提高了,这于国家和企业都有好处。

当工作绩效不尽如人意时,这时候裁掉你,只能怨自己了。当你违反了劳工合同时,有的人天天迟到,有的人小偷小摸,如此例子举不胜举。作为一个医院职员,员工首先要符合社会准则,其次要符合医院的要求,否则,就做个自由人吧,别做组织人了。

员工找到了更好的职业,需要离开医院了。这种情况属于员工主动,离职处理相对简单。

2. 辞职 根据辞职原因:可将辞职员工分为以下几种。

(1)趋利型:即对现工作岗位也不是不满意,而是有别的"诱惑",如高工资、职务、工作环境、培训机会等。此类人员占辞职员工中的绝大多数。

(2)改换环境型:此类人员变换单位是因为不愿意长久地呆在一个环境中,喜欢从新的环境中寻求新的感觉。

(3)负气型:此类人员不太成熟,可能会为上级一句批评的话或同事的一点"冒犯"而负气离开。

(4)厌恶型:此类人员讨厌现有的或医院整体、或某个人、或上级、或管理方式,为了摆脱,只有辞职。

(5)试探型:此类人员心计比较多,有时工作不顺利或工作不令上级满意,但又自我看重,于是就以辞职来投石问路,如果业主挽留,那么就少不了安慰,会对其更加重视;如果业主同意,则印证了自己的感觉:业主确实对其本人很不满意,那么就没必要抱有幻想了。

(6) 外力型:即迫于外力,没有办法才辞职。如有的人搬家了,离医院较远;有的人因长期加班,家人不满。为了家庭,需要寻找一个能有更多时间同家人相处的工作。

(7)"自我不满型":这类人员对自己估价较低,在工作不顺利时,就有逃避的想法。

以上人员中最复杂的是趋利型的人。趋利型的人一般都有更高的成就欲望。

正式辞职,一定要求其提前一个月通知医院。典型的做法是,当月工资一发,就提出辞职,然后就要求快速办理手续。

3. 辞职申请 辞职申请通常由五部分构成。

(1) 标题:在申请书第一行正中写上申请书的名称。一般辞职申请书由事由和文种名共同构成,即以"辞职申请书"为标题。标题要醒目,字体稍大。

(2) 称呼:要求在标题下一行顶格处写出接受辞职申请的组织或业主的名称或姓名称呼,并在称呼后加冒号。

(3) 正文:正文是申请书的主要部分,正文内容一般包括首先要提出申请辞职的内容,开门见山让人一看便知;其次申述提出申请的具体理由,该项内容要求将自己有关辞职的详细情况——一列举出来,但要注意内容的单一性和完整性,条分缕析使人一看便知;最后要提出自己提出辞职申请的决心和个人的具体要求、希望领导解决的问题等。

(4) 结尾:结尾要求写上表示敬意的话。如"此致——敬礼"等。

(5) 落款:辞职申请的落款要求写上辞职人的姓名及提出辞职申请的具体日期。

4. 移交手续 办理离职手续,意味着双方已就辞职、辞退问题达成一致。因此,离职手续要务求快、稳、并愉快,不应再心存芥蒂。

(1) 工作移交:原有职务上保管及处理中的患者、文件(包括医院病历)等均应列入移交清册并移交指定的接替人员,并应将已开始疗程而未完成治疗的患者交代清楚。

(2) 事务移交:①原领的印有组织标志的工作服交还(一年以上的免);②原来领的口腔医疗器械、材料(消耗性的免)交还护士长或有关单位;③上项交还物品不必列入移交清册,由接收医院护士长在离职单上签字即可。

第三节　告诉患者离职去向

如果患者提出要知道离职口腔医师的去向,口腔医疗机构就有责任将所掌握的情况如实告诉患者。当然,如果口腔医疗机构确实不知道,就应该向患者耐心解释。所以,当口腔医疗机构口腔医师离职时,应该把自己的去向和联系方式留在原工作的单位,便于口腔医疗机构处理可能发生的遗留问题。如果口腔医师是高高兴兴、依依不舍地离开单位的,他(她)会很乐意留下自己的去向。但如果分手时的气氛不大友好,口腔医师即使愿意与口腔医疗机构其他员工保持私人联系,也不会愿意分担口腔医疗机构的任何工作。

如果受聘口腔医师是在友好的气氛下离开单位,散发由口腔医疗机构负责人与受聘口腔医师共同署名的通知会收到比较好的效果。通知书的内容可以包括:①某口腔医师离职的事实;②介绍新受聘的口腔医师,并说明新受聘的口腔医师将接手诊治原由离职口腔医师负责的患者;③介绍离职口腔医师的新工作地点和联系方式;④说明当由离职口腔医师诊治过的患者提出书面申请时,诊所将向他们提供过去的诊疗记录。

毫无疑问,离职的口腔医师不留下任何"尾巴"是最理想的。口腔医师有责任和义务做好患者的诊疗工作,不要遗留任何问题。患者对医疗后的"尾巴"是非常厌恶的,尤其是要他们承担这些费用,或造成比较巨大的创痛的时候。许多医疗纠纷,甚至诉讼,都由此而生。最好的解决办法是由原来负责治疗的口腔医师继续进行修补或重做,并由该口腔医师承担由此而发生的一切费用。这就需要把口腔医疗机构、离职的口腔医师和患者的关系协调好。

第四节　患者是诊所的资源

患者是口腔医疗机构的重要资源。受聘口腔医师在单位工作期间诊治的患者均属于聘用口腔医疗机构的宝贵资源,而不属于该口腔医师的个人资源。一般来说,在单位聘用口腔医师的时候,应该签署一份合同,保障口腔医疗机构患者在受聘医师离开时不会流失。受聘口腔医师在离开口腔诊所后,应有高度的职业道德,不主动"拉"原工作的口腔医疗机构的患者,更不能够私自盗用原工作口腔医疗机构的患者资料。受聘口腔医师在新口腔医疗机构工作后,可以散发关于自己的新工作地址的宣传资料,但资料所包含的内容应该仅限于介绍自己的新工作地址和工作内容,不适宜涉及原工作的口腔医疗机构,也不应该故意向自己在原工作的口腔医疗机构内治疗过的患者散发。采用打电话和通讯的方式与自己在原工作的口腔医疗机构内治疗过的患者联系,即使是仅通知自己的新工作地址,也明显带有"拉"患者的意思,是职业道德所不允许的。

在聘用口腔医师的时候,聘用合同中应该包括受聘口腔医师离职后经他(她)治疗过的患者索取诊疗记录时的解决方法。患者的诊疗记录属于口腔医疗机构的财产,但患者在任何时候都有权索取自己的诊疗记录,也有权要求将自己的诊疗记录的副本转到自己选定的口腔医师处。国际通用的做法是口腔医疗机构有责任保存患者的诊疗记录,对成年患者来说,保存时间是从最后就诊日起算起码10年;对儿童患者来说,保存时间是满18周岁后起码10年。复制诊疗记录的费用由口腔医疗机构负责人决定,可以由口腔医疗机构承担,也可以要求患者支付。

【案例】 北京市第二中级人民法院判决牙医跳槽侵犯商业秘密案
[来源:新华网.记者李煦,牛爱民.2002-07-05]

新加坡籍医生林富明在北京国际医疗中心有限公司工作了三年多后不辞而别,并带走了本属于国际医疗中心的患者资料。国际医疗中心日前将林富明及其现在所在的维世达诊所告上法庭。

国际医疗中心认为,新加坡籍牙医林富明自1998年以来一直在国际医疗中心口腔全科工作,2001年10月突然不辞而别到维世达诊所任职。此后,中心原来的患者不断打电话取消预约,国际医疗中心这才得知林富明带走了属于该中心的患者资料,且维世达诊所已按患者资料上的通讯方式通知了林富明所有的患者到其诊所就医。他们认为林富明和维世达诊所的行为违反了双方的约定,侵犯了该中心的商业秘密,给中心造成了重大经济损失。为此,请求依法判令维世达诊所、林富明在报纸上公开道歉并赔偿经济损失134.8万元。

庭审中,维世达诊所辩称,2001年10月5日,维世达诊所与曾在国际医疗中心任牙科医师职务的林富明签订聘任合同,并确认其已与国际医疗中心解除劳动合同关系。维世达诊所并未接触和使用国际医疗中心的任何患者资料,也未以任何方式通知过该中心的患者到维世达诊所就医。维世达诊所依法聘用林富明的行为并未侵犯该中心的商业秘密,不应承担赔偿责任。

林富明则认为,作为一位医生,他有选择服务单位与合理流动的权利,同时有为患者提供连续治疗的义务。他通知患者选择就医地点的行为并未违反国家法律、法规和规章,也未侵犯国际医疗中心的商业秘密,因此不应承担赔偿责任。

法院经审理认为,维世达诊所与国际医疗中心同为营利性医疗机构,两者之间已经形成市场竞争关系。林富明受聘担任国际医疗中心的牙科医师,对因工作关系所掌握的患者病历资料属于该中心的经营秘密应当明确知晓,林富明负有保守该商业秘密的义务。林富明离开国际医疗中心后,受聘担任维世达诊所的牙科医师,并利用其所掌握的患者资料中的客户名单逐一向患者发出迁址通知。该迁址通知中具有明显的要求患者跟随其到维世达诊所继续接受治疗的倾向,直接导致原在国际医疗中心接受林富明诊治的一百余位患者中的99人离开了国际医疗中心,使中心失去了应得的商业利益。而维世达诊所在明知林富明所掌握的客户系国际医疗中心正在诊治过程中的患者的情况下,仍与上述客户发生同种医疗服务关系,因此,应当认定林富明和维世达诊所的行为共同侵犯了国际医疗中心的商业秘密,属我国反不正当竞争法规定的不正当竞争行为,应承担连带法律责任。

2002年7月5日北京市第二中级人民法院一审判决林富明、维世达诊所在报纸上向国际医疗中心赔礼道歉,并赔偿经济损失50万元。

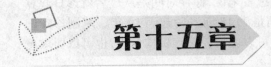

第十五章

口腔诊所学术交流

　　社会在进步,科学在发展。更新知识,学习新理论,是口腔诊所保持特色的必要手段。科学技术的飞速发展和由此带来的知识更新速度的加快向我们提出了严峻的挑战,在口腔医学领域,新技术、新材料层出不穷,粘结技术和材料的不断更新、微创牙体修复技术、数字化显影、口腔内摄像、电子计算机辅助诊断与设计、互联网和远程会诊、口腔诊所电脑化管理等,要想了解和掌握这些新技术、适应时代的发展,就必须不断的学习。对于普通口腔医师来说,要紧跟当前新的知识和技术确实是一个挑战。新技术的应用必须引进新设备、新材料,而新设备、新材料的使用需要新理论的支持。参加展会学习班学术交流,和同行多交流,站得高,看得远,口腔诊所就会跟上时代的步伐。

　　无论口腔诊所处于开业生涯的哪个阶段,总是可以继续上升的。口腔医疗技术水平是所有口腔诊所的生命线。现代科学知识的发展速度之快,有力地证明了"不进则退"这一真理。没有广博的医学知识和丰富的临床经验,"为患者服务"就是一句空话。没有高质量的专业诊治,是无法建设起一个优质口腔诊所的。对所有口腔诊所来说,必须有对专业技能强烈的求知欲望和精益求精的精神,掌握最先进、最可靠的诊治手段,为消除就诊患者的痛苦,维护社会大众的口腔健康而不懈地努力。口腔诊所只有不断学习,才能跟上时代发展的潮流而不至于被淘汰。

　　任何一种新技术的推广应用,都有相应的理论依据和广泛的实验基础,都有它们的优越性和局限性,这就要求我们自觉地学习,了解、熟悉和掌握它们,并决定是否把它们应用在自己的临床实际工作中。不同的口腔诊所有不同的经济能力和业务定位,我们不可能将每一项新技术、新材料都用到临床工作上,而必须进行认真的选择和审慎的决定。这也要求我们自觉地学习,根据口腔诊所的实际情况,对新技术作出科学而客观的分析和比较。

任何一家口腔诊所在经营活动中都必须了解市场的需要,口腔诊所必须围着市场转才有发展。医疗服务同样也应迎合患者的需要,医疗服务的对象是患者,只要患者的需求合理,应尽可能予以满足。口腔诊所在经营过程中应及时了解市场情况,学习和掌握新技术和新设备。要做到补的牙齿不酸痛、充填体不脱落、拔牙不疼痛、术后出血少、拔牙后没有并发症、义齿能够长久使用且外形和功能良好,并不是一件轻而易举的事情。不经过长期而艰苦的学习和摸索,是不可能在临床上得心应手地解决各种千变万化的问题。在临床门诊治疗操作中,造诣越深的口腔医师越是小心翼翼、如履薄冰,在口腔医疗工作中永远有学不完的东西。即使是现有的口腔技术,也存在熟练和提高的问题。只有在专业能力上精益求精,才能够有效地解除患者的痛苦,并满足患者日益增长的需求。

口腔诊所的业务比较单纯,没有繁重的教学、科研任务,口腔诊所专业水平的提高在很大程度上依靠医务人员的自觉性。所以,除了增强自己的临床操作外,还应该保持与教学机构的联系,尽可能抽出时间阅读专业书刊,参加学习班和专业学术会议,主动向同道们请教,加强与技工加工所的沟通,密切与牙科供应商的来往。总之,应该通过一切可以利用的渠道来更新知识,提升专业水平。

组织科室骨干到国内知名院校参观学习,以更新知识,学习新理论、新方法为目的,坚持开展读书报告、病例报告制度,营造良好的学术氛围。教学和科研对专业临床水平有巨大的促进作用。所以口腔诊所要创造条件开展适当的教学和科研任务。国外许多执业口腔医师在教学单位兼任教职,还有的口腔医师承担一定的科研任务。这不但对口腔医师本人有好处,对教学单位、科研机构、生产厂家也有益处。新技术应用取得良好的经济效益和社会效益,对年轻医师起到良好的鼓励作用,激发他们钻研临床技术的热情。

第一节　设备及材料展览会

口腔设备及材料也称齿科设备及材料,是修复和替代缺损牙齿和牙列、预防保健口腔以及矫治畸形牙所用的医用设备及材料。其设备门类繁多,大致可分为牙科综合治疗设备及家具、牙科影像设备、牙科技工设备、牙科消毒设备、牙科实验室设备等。其材料种类繁多,大致可分为牙体充填材料、义齿修复材料、根管内应用材料、正畸材料、口腔外材料以及口腔预防保健材料等。口腔设备及材料是一门综合的设备及材料工业。目前,国内有超过百家生产口腔设备及材料企业。

我国口腔器械设备及材料展览会发展迅速,每年展览会上国内外著名牙科厂商同台竞争,展示世界最新、最先进、最丰富的牙科产品及技术,使口腔器械设备及材料展览会成为我国口腔医学和牙科界专业人士每年一次不容错过的盛会。其中每年在我国北京、上海、广州举行的口腔器械设备及材料展览会已发展成为我国乃至亚洲规模最大、并颇具权威性的知名品牌口腔专业盛会。这对于促进我国口腔事业的发展,特别是促进口腔医学和牙科界同道之间的学术交流与合作发挥了积极的作用,也为中外口腔器械设备及材料生产厂家提供了展示先进产品、寻求商机的机会,受到中外各方的好评。

我国口腔器械设备及材料展览会展览内容包括牙科综合治疗设备及家具、牙科治疗所需材料、牙科影像设备、牙科技工设备、牙外科器械及材料、牙科设备零配件、牙科消毒设备、牙科用药品、清洁剂、消毒剂等、牙科实验室设备、家具及实验所需原材料、牙科协会、杂志、宣传刊物、挂图、教学用器具等,展览内容越来越广泛。在会议期间邀请国内外知名专家、学者举办高水平的技术交流及讲座,介绍中国口腔医疗事业、国际及国内有关机构在口腔领域的技术、相关高科技产品在口腔领域的应用;促进和帮助企业推广、发布新产品、新技术、促进与同行用户、经销商之间的交流。推出《会刊》,内含参展企业简介和各地经销商名录;除在大会期间广泛赠送给主管、指导、监督部门的领导、观展客商外,还将通过主办单位网络发至全国各地经销商、代理商及用户手中。成为一个宣传企业产品进入市场、抢占市场的极佳媒介。

为商家提供了介绍新产品、新技术,广交朋友的机会。邀请国内知名口腔医学专家,搭建起国内高水平学术交流平台,使与会者了解口腔医学最新技术、最新进展,紧跟前沿科学。创建对外宣传窗口,宣传我国医疗改革中,口腔医学领域所取得的重大突破和主要成就,以及研究和发展的方向。

目前,在我国已形成北京、广州、上海等地区三个大型口腔器械设备及材料展览会,以及华西、华中、东北等地区三个中型口腔器械设备及材料展览会,和陕西、山东、深圳、青岛、南京、福建、江西、安徽、厦门、贵阳等省市十个小型口腔器械设备及材料展览会。

口腔诊所应非常注重技术材料建设,积极参加每年在我国北京、上海、广州举行的口腔器械设备及材料展览会。

1. **中华口腔医学会学术年会暨国际口腔设备器材博览会** 中华口腔医学会学术年会暨国际口腔设备器材博览会由中华口腔医学会主办,年会涵盖了口腔整个行业链以及高端专业学术会议内容,是亚太地区首选口腔领域高层学术和技术交流、商务社交、产品采购、商业流通的国际化全方位交易和学习平台。展示了口腔医学领域最新成就,邀请顶尖专家开展了专题学术报告,并对全球最新口腔产品、生产技术和工艺进行了广泛的交流。同期博览会则组织牙科产品生产厂商、经销商、加工厂商共计500多家参展,规模将超过2万平方米。分别展示了各企业的新材料、新技术，真可谓是一次不出国门的商业流通国际化全方位交易和学习平台。主办单位为中华口腔医学会等。

2011年（南京）国际口腔设备器材博览会规模超过2万平方米，牙科产品生产厂商、经销商、加工厂商共计500多家参展。展会全面覆盖口腔产业链上下游各个重要环节，全面展示了口腔行业的发展状况。展会还设立了现场操作演示区，搭建卡瓦盛邦一体化诊室、卡瓦影像室、西诺口腔医疗机构整体消毒室、爱尔创义齿加工专区，由专家进行一系列的现场操作演示，让观众可以体验到更多先进产品、材料，了解更多的产品特性，解决实际工作中遇到的问题，提高自己的专业技能。本届展会为期四天，不但为当地企业的发展带来新的福音，传递业内最新的理念、趋势，以搭建企业跨国交流的新平台，促进行业以及省市经济的不断发展。同时也是中国口腔医疗器械工商企业和科研单位展示企业形象、交流信息和开拓国内外市场、促进贸易和产业进步的最有效的商务平台（图15-1）。

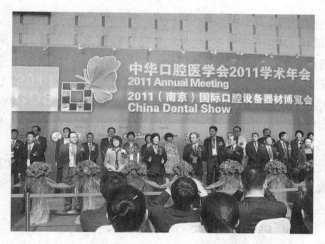

图15-1　中华口腔医学会学术年会暨（南京）国际口腔设备器材博览会隆重开幕

2. 上海中国国际口腔器材展览会　上海中国国际口腔器材展览会暨研究会创立于1996年，上海是我国发展最快的国际性大都市之一，分布于上海各区县有近600多所口腔诊所。其周边地区江、浙一带的生活水平大幅度提高后，在国家有关政策的鼓励下，具有专业资格的牙防诊所如雨后春笋般的涌现。据了解，华东地区口腔器材的需求量为全国之首。无疑，每年一届的集中外口腔器材、口腔专用材料和临床应用为一体的中国国际口腔器材展览会暨研究会，已成为海内外口腔医学行业瞩目的焦点，中外厂商依此作为谋取更大口腔器材市场份额和利益，显示势力和推见产品的绝佳契机（图15-2）。主办单位为中国国际科

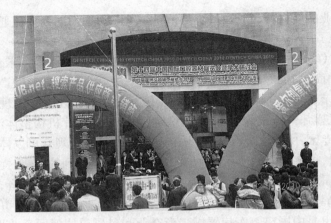

图 15-2　第 14 届上海中国国际口腔器材展览会在上海隆
重开幕

技会议中心、上海交通大学医学院附属第九人民医院等。

3. **华南国际口腔医疗设备及技术展览会暨技术交流会**　广州以及珠江三
角洲是华南政治和经济文化中心，更是改革开放的前沿，在观念上已经与国际接
轨。又受惠于高速发展的经济成长，民众的消费形态正在从粗犷型向精细型转
化，具有新型医疗服务理念同时拥有国际先进医疗设备和技术的现代化口腔诊
所已是一种实际需要。华南国际口腔医疗设备及技术展览会暨技术交流会展览
会在我国广州创立于 1995 年，不仅吸引来自华南地区的专业观众，来自华东、华
中、华北及港、澳、台、亚洲地区的观众也越来越多(图 15-3)。主办单位为广东国
际科技贸易展览公司等。

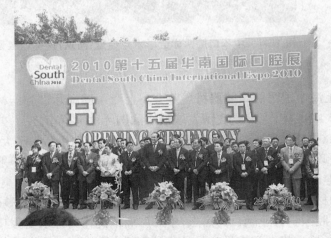

图 15-3　第 15 届华南口腔医疗器材展会在广州隆重开幕

第 16 届华南国际口腔展览会于 2011 年 3 月在广州中国进出口交易会琶洲馆举行。牙科博览及研讨会共设立了 1644 个展位,展会面积达 36 000 平方米,展示了来自 25 个国家和地区的 673 个参展厂商的材料和设备。有 30 593 位牙科专业人到会参观。会议期间共举办 75 场学术演讲,几乎涵盖了所有的牙科学分支。同时举行了一系列牙科研讨会和座谈会,包括中华口腔医学会第三次专业委员会(分会)工作会议、中国牙病防治基金会理事会会议、中国口腔医院发展论坛、中国中小型口腔医院论坛、中国民营口腔论坛。这些数据都表明华南国际口腔医疗设备及技术展览会暨技术交流会作为中国牙科产品销售、推广的中心区域重要地位。它的影响不单是中国南部,更是扩大到全中国以及东南亚地区。广东省——经济实力全国最强、人民消费能力全国最强,铸造了中国最强的牙科产品消费市场。广东省——"泛珠三角"及"大珠三角"的中心,经济发展后劲十足,经济、商业中心影响圈不断扩大。奠定了广东省对中国牙科市场的辐射中心地位。

4. 中国国际口腔器械设备及材料展览会暨技术交流会　中国国际口腔设备材料展览会暨技术交流会始于 1995 年,目前已经发展成为中国规模最大、业界知名的口腔专业盛会,在中国和亚洲地区口腔界享有盛誉。它对促进我国口腔事业的发展,特别是促进口腔医学同行之间的学术交流与合作发挥了积极的作用,也为中外口腔器械设备及材料生产厂家提供了展示先进产品、寻求商机的机会。主办单位为卫生部国际交流与合作中心、中华口腔医学会、北京大学口腔医学院等(图 15-4)。

2011 年来自中国、德国、日本、韩国、美国、巴西、新加坡、瑞士、瑞典、芬兰、列支敦士登、意大利、法国、英国、丹麦、奥地利、波兰、印度、阿联酋、中国香港、中

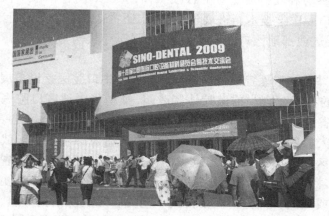

图 15-4　第 14 届中国国际口腔设备材料展览会在北京隆重开幕

国台湾等 21 个国家和地区的 660 余家企业参展,展出面积 34 000 平方米,来自 80 个国家和地区的 74 241 名专业人士参加了展会和学术活动。展会期间共组织形式多样的学术交流活动 30 多场,涉及专题 50 多个,并邀请多位国内外知名口腔专家讲学。已成为我国级别最高和规模最大、也是亚洲最大规模和最具国内外影响力的口腔器械设备及材料展览会。

该展会得到卫生部领导和口腔专业学会的高度重视和大力支持,每次展会部领导都前往参观,对展示的先进牙科技术和多种形式的学术交流活动给予充分肯定。该展会对促进口腔界同道之间的学术交流与合作、推动口腔医学发展和服务水平的提高发挥了积极的作用,也为中外口腔器械设备及材料生产厂家提供了展示与寻求商机的平台。

5. 中国西部(华西)国际口腔设备及材料学术技术交流会暨展示会　首届中国西部国际口腔设备及材料学术技术交流暨展览会于 2001 年在成都召开。为西部口腔专业人员创造一个良好的学习、交流和产品采购的机会,西部地区的用户无需花费大量的时间和费用,就可以在口腔展览会上看到各种最新的口腔产品,对各个品牌的外观及性能进行现场比较,可以方便地用优惠的价格购买到放心满意的产品。中国西部国际口腔设备及材料学术技术交流暨展览会已经发展成为整个西部地区最具规模的口腔专业展览会,也是四川大学华西口腔医学院每年举办的最大的传统专业活动。随着西部大开发的逐渐展开,连接西部地区的成都日益突现出经济、商贸的"桥头堡"作用,尤其是医疗医药市场的进一步开放,政府鼓励建立更多的私人医院及诊所,成为世贸成员后也将允许建立外资医院及诊所,使西部口腔医疗市场更加广阔。作为目前中国西部地区最具规模的展览及学术会议,中国西部口腔医学协作组的所有成员单位都将积极地参与和支持展览会的各项工作,会议期间各单位不仅将组团参加第四届西部口腔医学技术新进展学术会议,还将在展览会上进行考察、招标及选购产品,促进西部地区口腔商贸流通,加强医疗机构与国内外厂商的紧密联系与合作。

6. 中国华中口腔医疗设备展览会　首届华中口腔医疗设备展览会创立于 2001 年,目的在于配合当前医疗体制改革,推动华中地区口腔医疗事业的发展。华中五省是中国经济最繁荣活跃、人口密集度较强的地区之一,武汉是座拥有 700 万人口的特大中心城市,在华中地区有着强辐射力。武汉优越的地理位置和地区龙头城市,显示出巨大的医疗市场。近年来湖北省医疗卫生事业稳步发展,社区卫生网络建设步上新台阶,发展口腔医学事业更是建设医疗体系中不可或缺的一部分。展会得到了湖北省牙病防治指导组、武汉口腔医疗学会、湖北省口腔医院等大力支持,以及广州好博展览策划有限公司、武汉中部展览贸易有限公司共同组织,荟萃各口腔医疗卫生器械厂商、各地口腔医院、口腔医疗经销商、口腔医疗卫生行业科研院校、专业人士,共同推动华中口腔医疗市场的发展。每年一度的"华中口腔医疗设备展览会暨学术研讨会"已成为华中地区口腔医学工作者获取该领域最新动态与信息的机会,并为中外制造商、经销商与医疗卫生单位之间构筑了一个信息沟通、产品展示、交易合作的平台。

7. 中国东北国际口腔设备及材料展览会 中国东北国际口腔设备及材料展览会始于 1998 年。每年一届的东北国际口腔设备及材料展览会暨学术交流会凭借沈阳这个东北地区经济、文化中心的辐射效应,运作于我国北方地区口腔医学领域特有的网络之中,并以其独特而专业的办展风格赢得了国际口腔医学界专业人士的关注和认同。形成了"展示、交流、合作"的良性互动格局,成为中外口腔器材制造企业、口腔医学研究机构以及口腔专业人士资源共享、信息共享、增进交流的平台。展会的成功举办,对沈阳乃至东北、华北地区口腔医疗事业的发展起到了积极的推动作用。

第二节 国家继续教育项目

近年来对口腔医师的专业继续教育越来越受到重视。《中国医学教育改革和发展纲要》中指出"要进一步完善包括学校基础教育、毕业后教育、继续教育在内的连续统一的医学教育体系;完善住院医师规范化培训和继续医学教育制度"。英国牙医协会强调:"为了患者的最高利益,所有牙医师应强制性地接受专业继续教育,不断提高自身的临床工作水平"。

继续医学教育是继毕业后医学教育之后,以学习新理论、新知识、新技术、新方法为主的一种终身教育,目的是使卫生技术人员在整个职业生涯中,保持高尚的职业道德,不断提高专业工作能力和业务水平,提高服务质量,以适应医学科学技术和卫生事业的发展。为使口腔医科学生在完成口腔医学学历教育走上工作岗位后,能更好地为社会服务,成为 21 世纪合格的口腔科医师,有必要对口腔医师队伍进行继续教育乃至终身教育。这对提高口腔医师队伍的整体素质和提高基层医务人员的诊治水平很有必要。

定期参加有关职能部门、口腔医学院校及专业协会举办继续教育课程(continuing education,CE),继续口腔医学教育是继毕业后口腔医学教育之后,以学习新理论、新知识、新技术、新方法为主的一种终身教育,目的是使口腔卫生技术人员在整个职业生涯中,保持高尚的职业道德,不断提高专业工作能力和业务水平,提高服务质量,以适应口腔医学科学技术的发展。口腔医师每年须获得必需的新知教育学分以保证知识更新。保持同行间的业务交流及相互学习,善于和大胆应用新技术和新材料。

表 15-1　李刚教授负责举办的继续教育项目

年度	项目名称	项目类别	项目序号	主办单位
2008	口腔医疗机构管理高级培训	中华口腔医学会Ⅰ类项目	16	第四军医大学口腔医学医院
2008	口腔健康调查高级讲习班	国家Ⅰ类,	08-05-004	好医生医学教育中心
2008	口腔医疗感染控制	国家Ⅰ类	08-05-022	好医生医学教育中心
2009	口腔医学专业在事故灾难中的作用	国家Ⅰ类	08-05-021	好医生医学教育中心
2009	口腔疾病对全身健康的影响			好医生医学教育中心
2009	特定人群的口腔保健	国家Ⅰ类	08-05-005	北京大学医学网络教育学院
2010	口腔医学专业在事故灾难中的作用	国家Ⅰ类	08-05-002	好医生医学教育中心
2010	口腔医疗安全管理	国家Ⅰ类	08-05-011	北京大学医学网络教育学院
2010	特定人群的口腔保健	国家Ⅰ类	08-05-031	北京大学医学网络教育学院
2011	口腔医疗安全管理	国家Ⅰ类	08-05-003	北京大学医学网络教育学院
2011	口腔流行病学技术与方法	国家Ⅰ类	08-05-011	北京大学医学网络教育学院
2011	口腔医学专业在非战争军事行动中的作用和策略	全军继续医学教育Ⅰ类项目	11	第四军医大学口腔医学医院
2011	口腔医疗机构的经营与管理	中华口腔医学会Ⅰ类项目	20	陕西省口腔医学会
2012	口腔流行病学技术与方法	国家Ⅰ类	08-05-003	北京大学医学网络教育学院
2012	全科医生开展社区口腔保健的理论与方法	国家Ⅰ类	08-05-016	北京大学医学网络教育学院

目前,在将口腔医学继续教育作为终身教育中存在的问题主要是有些口腔医师是为了学分而学,真正获益不大,还没有将继续教育变成一种自觉行为。应该执行注册口腔医师必须接受继续教育的政策,还有更多的方法值得探索。强制性专业继续教育的提出,意味着任何一位口腔医师如果他不能完成专业继续教育的必修时数,他就无法获得和保持注册口腔医师的资格。

第三节 口腔医学学术交流

口腔医学专业是个传统的专业,它的服务对象十分宽泛,而随着国民生活水平的提高,要求改善牙齿美观、提高生活质量的愿望越来越强烈,口腔医疗就诊患者也日益增多,各种新技术、新材料不断涌现,对口腔医学专业工作者的要求也越来越高,学习新技术、与国际同行间的交流显得尤为重要。

口腔诊所应非常注重技术力量建设,口腔诊所要有定期进行专业学习、病例讨论的制度,定期举办所内的学术交流活动,建立一个医师交流学习心得、切磋临床体会的平台。口腔诊所受规模和经济条件限制,难以像院校一样拥有各方面顶尖的专业人才,所以拨出一定经费,有计划地派员工外出学习和进修是很必要的。鼓励口腔诊所中、高级医师参加各类不同的高层次学术活动和外出进修,派出业务骨干参加国内和国际重大学术交流活动,全方位、多渠道获取前沿科学的信息,而且要建立制度,外出学习员工的收获能与所有员工分享。

口腔诊所结合开展的医疗项目,还可针对性地请一些临床专家来指导培训。在"人无我有、人有我精"的口腔诊所经营思路指导下,将代表国际领先水准的口腔新技术、新材料不断引入临床推广使用,如:种植义齿修复技术、精密附着体义齿、套筒冠义齿、磁固位体义齿、铸瓷冠以及全系列烤瓷冠桥修复技术、直丝弓口腔正畸技术等。

【案例】 济南市口腔医生赴韩参观学习

[来源:济南市卫生局发布时间:2008-11-27]

应韩国仁川市牙医协会的邀请,通过韩国仁川国际交流中心和市外办的协调帮助,按照市卫生局的统一部署,济南市口腔医院副院长刘晓华、口腔内科主任杜毅,市立四院口腔科主任李绍来以及平阴中医院口腔科主任吕建民一行四人于今年11月份赴韩国仁川市进行口腔医学友好交流访问活动。

期间,主要参观了仁川市当地的Gil口腔医院、Kooalldam齿科病院、Ciiongwon齿科病院和Ye齿科病院等不同规模和档次的口腔医院,初步了解了韩国的口腔医学发展状况以及不同医院的管理模式,学习了各种高端的口腔临床治疗技术和在医患交流、人性化服务等方面的先进理念和具体措施,对韩国口腔医护人员的敬业精神、默契的医护配合和极高的工作效率给予了高度评价。

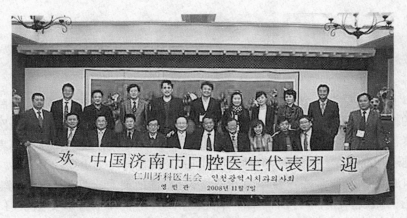

图 15-5　济南市口腔医生与韩国口腔医生合影

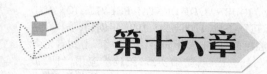

第十六章

国内口腔医学期刊

在丰富而纷繁的口腔医学信息资源中,口腔医学期刊因其载文量大、出版迅速及连续等优点而被公认为最重要的口腔医学学术信息交流的主渠道。订阅口腔医学期刊,对于提高口腔医学专业临床人员的学术水平、推动口腔医学的发展起到了很大的作用。我国现已有十几种口腔医学和牙科学专业刊物出版发行,按其内容性质可分为学术性期刊、技术性期刊和检索性期刊等。

第一节 学 术 期 刊

新中国成立以来,特别是近 30 年来,我国口腔医学学术期刊在规模数量、类别结构、质量效益以及对外影响等方面都有了很大的提高,为促进我国口腔医学专业科技进步、发展我国口腔医学事业发挥了积极的作用(表 16-1)。

表 16-1 我国国内口腔医学学术期刊简介

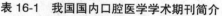

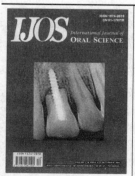

International Journal of Oral Science (IJOS) is an academic journal launched in March 2009, aiming to publish original, high quality, peer-reviewed papers. It provides comprehensive coverage on the foremost findings of basic investigations and clinical researches related to oral science. IJOS has already been indexed by several scientific databases such as Science Citation Index Expanded (SCI-E), MEDLINE/PubMed (NLM), Ulrich PD and etc. Its first impact factor, 0.815, has also been released by Thomson Reuters in August 2011. The journal's website is http://www.nature.com/ijos.

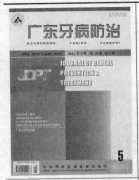

《广东牙病防治》JOURNAL OF DENTAL PREVENTION AND TREATMENT,国际刊号:ISSN 1006-5245,1993年创刊,季刊。主办单位:广东省口腔医院,广东省牙病防治指导组,本刊有论著及应用研究,预防与社会医学,防治实践,新技术应用,口腔护理,临床报告,专题论述,综述,讲座等专栏。地址:广州市江南大道南366号,邮政编码:510280,电话:020-84403311,传真:020-84445386,电子邮件:ybfzzz@public.guangzhou.gd.cn。

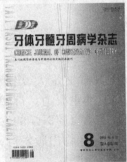

《牙体牙髓牙周病学杂志》Chinese Journal of Conservative Dentistry,国际刊号:ISSN 1005-2593,1991年创刊,月刊。主办单位:第四军医大学口腔医院,本刊实行普及与提高相、理论与实践、基础与临床相结合,以促进和提高我国龋病学、牙体修复学、牙髓病学、牙周病学的基础理论和临床技术水平。地址:西安康复路7号,邮政编码:710032,电话:029-3376082,传真:029-3224432,电子邮件:kqytbk@fmmu.edu.cn。

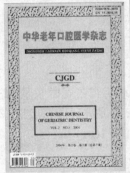

《中华老年口腔医学杂志》Chinese Journal of Geriatric Dentistry为老年口腔医学学科专业性学术期刊,是国内第一本关于老年口腔医学专业性学术期刊。由中国人民解放军总医院口腔医学教研室主办,2002年12月创刊,刊期为季刊,每季末月出版,公开发行。主编:刘洪臣,编辑部地址:北京复兴路28号解放军总医院口腔科,邮编:100853,电话:010-66936254,E-mail:cjgd@301dent.com。

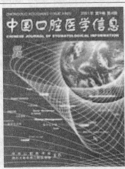

《中国口腔医学信息》杂志由中华口腔医学会、四川大学华西口腔医学院主办,是综合性口腔医学信息期刊。本刊以服务广大会员和医药卫生科技人员、促进国内外医学学术交流和医学科学发展、提高全民健康水平为宗旨,以全面反映我国医学科研成果、快速传递世界前沿信息、积极推广现代先进技术、及时交流防病治病经验、大力普及医学科技新知为己任。特具时效性和学术性的信息报道和研究类期刊。编辑部地址:成都市人民南路三段14号,邮政编码:610041,电话:028-5502414,电子邮件:hxkqbjs@mail.wcums.edu.cn。

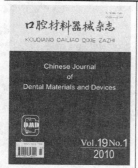

《口腔材料器械杂志》，国际刊号：ISSN1004-7565，1992年创刊，季刊。主办单位：浙江省人民医院，上海生物材料研究测试中心。通过介绍材料、器械、设备、药物的研究和开发及应用，来促进口腔医学事业的发展。地址：上海市斜土路716号，邮政编码：200023，电话：021-63034903，传真：021-63034903，电子邮件：chend-m@guomai.sh.cn。

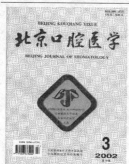

《北京口腔医学》，国际刊号：ISSN 1006-673X，年创刊，季刊。主办单位：首都医科大附属北京口腔医院。主要刊登有关临床应用、口腔基础及有关边缘学科方面的论著、经验总结、文献综述、短篇报道、病历讨论、教学科研工作经验、国内外动态等方面的作品。地址：北京天坛西里4号，邮政编码：100050，电话：010-67013675，传真：010-65113185。

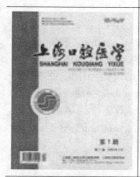

《上海口腔医学》Shanghai Journal of Stomatology，国际刊号：ISSN 1006-7248，1992年创刊，双月刊。主办单位：上海第二医科大学。主要刊载有关口腔医学基础和临床研究的论著、文献综述、临床总结、病例讨论、继续教育专题讲座、短篇报道、学术争鸣（包括述评）、国内外信息等稿件。地址：上海市制造局路639号，邮政编码：200011，电话：021-33083812，传真：021-63121780，电子邮件：shhkqyxzzh@online.sh.cn，网址：http://shkqyx periodicals.com.cn。

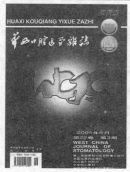

《华西口腔医学杂志》West China Journal of Stomatology，国际刊号：ISSN1000-1182，1983年创刊，双月刊。主办单位：四川大学，中华医学会四川分会。主要反映我国口腔医学工作者在防病治病、科学研究及教学等工作中取得的成果，发表口腔医学基础研究和临床研究方面的论文、调查报告、病例报告，报道研究动态。地址：成都市人民南路三段14号，邮政编码：610041，电话：028-5502414，传真：028-5503479，电子邮件：hxkqbjs@mail.wcums.edu.cn。

续表

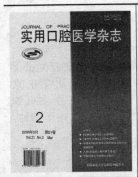

《实用口腔医学杂志》Journal of Practical Stomatology，国际刊号：ISSN1001-3733，1985 年创刊，双月刊。主办单位：第四军医大学口腔医学院。报道国内外口腔医学研究成果，辟有论著、短篇、病例报告、学习园地等栏目。地址：西安康复路 7 号，邮政编码：710032，电话：029-3224470，传真：029-3224470，电子邮件：j-pr-s@fmmu.edu.cn。

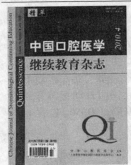

中华口腔医学会主办《中国口腔医学继续教育杂志》，具有继续教育性质，对在岗各级口腔医师实行继续教育；本刊将对圆满地完成继续教育项目者，授予Ⅱ类学分 4 分，并颁发中华口腔医学会学分证书。全文翻译、原版图片，突出其实用性、指导性；着力介绍刊登在 International Quintessence 等系列杂志上临床实用的新理论、新知识、新技术和新方法；根据读者的需要，请国内专家撰写临床讲座。北京海淀区中关村南大街 22 号中国中国口腔医学继续教育杂志编辑（邮编：100081）电话：010-62178646

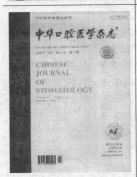

《中华口腔医学杂志》Chinese Journal of Stomatology，国际刊号：ISSN 1002-0098，1953 年创刊，月刊。主办单位：中华医学会。地址：北京四西大街 42 号，邮政编码：100710，电话：010-65257522，传真：010-65257522，电子邮件：cmakq@public. sti.ac.cn，网址：http://http://www.cmaph.com.cn。以报道口腔医学领域内国家重点科研成果、热点学术问题研究现状以及导向性的基础与临床研究成就作为中心任务。

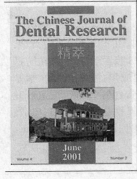

The Chinese Journal of Dental Research is the official journal of the Chinese Stomatological Association with the purpose of introducing research achievements of Chinese authors in the mainland of China, Hong Kong, Macao, and Taiwan. Manuscripts from overseas Chinese and foreign nationality Chinese are also welcome. The Journal will be published quarterly and distributed internationally. The volume 1 Number 1 of this journal is published on May 1998.

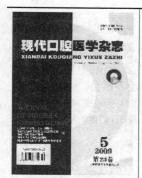

《现代口腔医学杂志》Journal of Modern Stomatology,国际刊号:ISSN1003-7632,1987年创刊,双月刊。主办单位:河北医科大学口腔医学院。除开辟基础研究、临床研究、专题报告、综述、讲座、经验介绍等栏目外,还设有流行病学调查报告、口腔预防保健、口腔医学美学等专栏。地址:河北省石家庄市中山东路383号,邮政编码:050017,电话:0311-6064410,传真:0311-6064410。

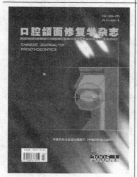

《口腔颌面修复学杂志》Chinese Journal of Prosthodontics,国际刊号:ISSN 1009-3761,1999年创刊,季刊。主办单位:首都医科大学口腔医院,解放军总医院。栏目包括颞下颌关节研究、口腔生物力学研究、种植义齿研究、烤瓷修复、固定义齿修复、总义齿修复、可摘局部义齿修复、修复前正畸、修复前外科、颌骨缺损修复、面部缺损修复、牙体缺损修复、修复技术、口腔修复心理、修复材料、专题讲座等。地址:北京复兴路28号,邮政编码:100853,电话:010-66936254,电子邮件:cnkqxf@301hospital.com.cn。

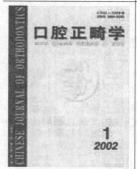

《口腔正畸学》Chinese Journal of Orthodontics,国际刊号:ISSN 1005-0191,1994年创刊,季刊。主办单位:北京大学医学部。广泛征集正畸学方面的临床研究或经验总结的论著、述评、讲座、论著摘要、短篇报道、技术革新、病例报告、书评、学术争鸣、学术动态、会务消息等。地址:北京海淀区中关村南大街22号,邮政编码:100081,电话:010-62179977-2350,传真:62173402,电子邮件:kqcjo@bjmu.edu.cn。

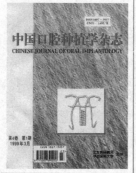

《中国口腔种植学杂志》Chinese Journal of Oral Implantology,国际刊号:ISSN1007-3957,1996年创刊,季刊。主办单位:卫生部口腔种植科技中心。反映我国口腔种植学领域的基础研究和临床研究的进展,推动口腔种植学的基础理论研究和临床应用技术的研究。地址:四川成都小天竺街75号,邮政编码:610041,电话:028-5590811,传真:028-5590811,电子邮件:cdic@mail.sc.chinfo.net,网址:http://www.cdic.com.cn。

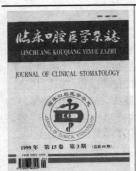

《临床口腔医学杂志》Journal of Clinical Stomatology，国际刊号：ISSN1003-1634，1985年创刊，双月刊。主办单位：中华医学会武汉分会，中华口腔医学会口腔黏膜病专业委员会。强调理论密切结合临床实践为特点，突出临床医学和口腔黏膜病两大特色。地址：武汉汉口解放大道1095号，邮政编码：430030，电话：027-83662018，电子邮件：lckqyx@tjh.tjmu.edu.cn。

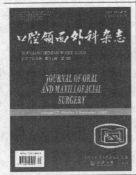

《口腔颌面外科杂志》Chinese Journal of Oral and Maxillofacial Surgery，国际刊号：ISSN1005-4979，1991年创刊，季刊。主办单位：上海铁道大学。主要介绍口腔颌面外科及相关学科的成果和经验，供口腔颌面外科、耳鼻咽喉科、整形外科、头颈外科的高、中级临床、教学和科研人员参阅。地址：上海新村路389号，邮政编码：200065，电话：021-56051080-2214，传真：021-56050502。

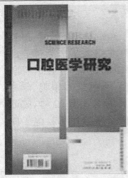

《口腔医学研究》Journal of Oral Science Research，国际刊号：ISSN1671-7651，1985年创刊，双月刊。主办单位：武汉大学口腔医学院。辟有焦点论著、论著、综述、讲座、专业英语、短篇报道等十多个栏目，反映国内外口腔医学的最新理论与技术，为口腔医学临床和基础研究及教学服务，为读者服务。地址：武汉市洪山区珞瑜路237号，邮政编码：430079，电话：027-87883851，传真：021-87873260，电子邮件：kqyxyj@163.com。

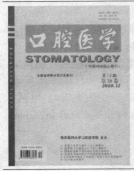

《口腔医学》杂志创刊于1981年9月，2002年起转由南京医科大学口腔医学院主办，在南京出版发行。现杂志主编：王林，编辑部主任：吴凤鸣。杂志为口腔医学综合类杂志，主要报道国内外口腔医学最新研究动态和技术进展，涉及药物学、药物临床验证、齿科化学材料研究、生物力学、口腔解剖学、生理学、组织病理学、齿科器械评价、牙病预防及诊断治疗新技术、新方法等各个方面，对全国广大口腔基层义务工作者有极大的指导作用，为国家科技部中国科技论文统计源期刊。

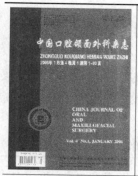

《中国口腔颌面外科杂志》由中华口腔医学会口腔颌面外科专业委员会主办，中国口腔医学界第一位工程院院士邱蔚六教授担任主编，国内外著名专家王大章、张震康、刘宝林、李金荣、张志愿、俞光岩教授担任副主编，郑家伟教授担任常务副主编。开设栏目有：述评、论著、综述和讲座、循证医学、经验交流（临床总结）、短篇报道、信息等。杂志为标准大 16 开、铜版纸、彩色印刷，季刊，64 页。联系地址：上海市制造局路 639 号《中国口腔颌面外科杂志》编辑部。电话：021-33183312。

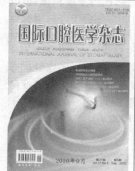

《国际口腔医学杂志》(Journal of International Stomatology) 是由中华人民共和国教育部主管，四川大学主办，介绍国内、外口腔医学及相关学科的新动态、新进展、新理论、新技术和新经验的专业性医学刊物。《国际口腔医学杂志》主要栏目为论著、综述、译文、文摘等。主要供从事口腔医学及相关学科的医疗、教学、科研工作者以及在校学生阅读。本刊的前身是《国外医学口腔医学分册》。地址：四川成都人民南路三段十四号。邮政编码：610041。电子邮件：gwyxkqyxfc@vip.163.com

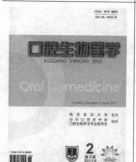

《口腔生物医学》(Journal of International Stomatology) 主要内容为介绍国内、外最新的口腔医学基础与临床研究成果和经验，注重论文的科学性、创新性、实用性，突出理论与临床相结合，普及与提高相结合。适合各级口腔科医生及教学、科研人员参阅。本刊的前身是 1986—1999 年，《中国医学文摘：口腔医学》；2010 年更名为《口腔生物医学》。主办单位：南京医科大学，主编：陈宁。

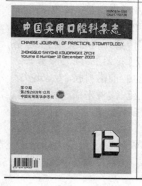

《中国实用口腔科杂志》(Chinese Journal of Practical Stomatology) 经中华人民共和国新闻出版总署批准，由中华人民共和国卫生部主管，中国医师协会、中国实用医学杂志社、中国医科大学附属口腔医院联合主办的国家级口腔技术类科技期刊，为月刊，国内外公开发行。 办刊宗旨：面向临床，突出实用，注重理论联系实际，提高口腔科临床医生诊治疾病的水平。主编：路振富。电子邮件：zgsykq@163.com。

第二节　直投期刊

　　自 2000 年之后,就开始有了我国现代口腔医学直投期刊交流,口腔医学专业信息等直投期刊相继创刊,标志着我国口腔医学的发展达到了又一个新的层次。

表 16-2　我国国内口腔医学直投期刊简介

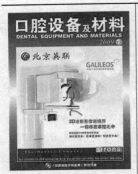	《口腔设备及材料》(季刊)创刊于 1998 年,执行主编霍松,由医讯医学科技发展中心出版。是由中华口腔医学会主办的口腔行业第一份专述口腔设备和材料的刊物。刊物旨在传播行业最新理念,指导对口腔设备、材料的正确选购与使用;介绍先进的牙科设备与技术,汇集口腔设备及材料市场信息;展示国内外优秀口腔产品的园地。已成为行业内具有很高声誉和影响的专业杂志。《口腔设备及材料》全年共出版四期,编辑部地址:北京朝阳门外大街佳汇中心 B 座 803 室(邮编:100020),服务热线:010-65539942 E-mail:cmic@263.net
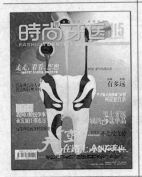	《时尚牙医》(季刊),创刊于 2006 年,执行主编魏世成,是全国首本时尚资讯类口腔医学杂志刊物。该杂志的内容涉及面广,以行业经营管理为主。由宁波时尚牙医齿科贸易公司出版。
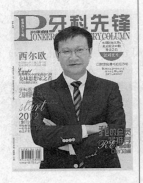	《牙科先锋》(月刊),创刊于 1999 年,总编胡桂荣,由个北京东创金诚国际医学科技中心主办。《牙科先锋》杂志是一本免费发放的牙科行业综合类杂志。杂志始创于 2002 年,其前身为《医界先锋》。自创刊以来,杂志始终坚持以"传播牙科行业信息.服务牙科行业大众"为目标,以"轻松拥有.精彩无限.用心服务每一位牙医"为宗旨。其中栏目板块主要包括:前沿科技、专家论坛、牙科时讯、人物访谈、先锋推荐、先锋文苑、读者来稿、特别报道、中外会展等,内容丰富多彩、形式新颖多样。是一本有内容、有深度、有思想的口腔行业"先锋刊物"。目前在国内,无论是内刊还是学术期刊,《牙科先锋》为牙科领域发放量最大的杂志,赢得了整个牙科行业的普遍赞赏。

续表

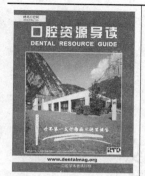

《口腔资源导读》(Dental Resource Guide)杂志是一本专注临床口腔学术前沿,报道世界牙科行业资讯,引导口腔医师临床实践的专业权威的学术资讯刊物。以倡导循证口腔医学(Evidence-Based Stomatology)为己任,全面提供以科学依据为基础的临床解决方案。全年四期,印刷版为大 16 开,全彩色印刷,同期出版网络电子版杂志。

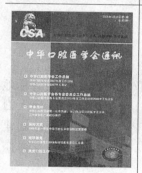

《中华口腔医学会通讯》2007 年创刊,季刊,主办单位为中华口腔医学会秘书处。通讯地址:北京市海淀区中关村南大街甲 18 号。北京国际 C 座 4 层杂志编辑部。邮政编码:100081。电子邮箱:huiyuancsa@sina.com。发行方式:内部刊物免费发送中华口腔医学会会员。

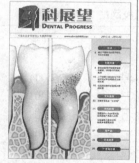

《牙科展望》(Dental Progress)(季刊),创刊于 1999 年,为 APDN 的权威附属刊物,每年四版四次,主要为中国这个极具潜力的市场内的专业人士提供有关牙科事项和趋势信息。免费赠阅给国内逾万位口腔护理专业人员。为遍布全国的口腔医学专业人士传递有关国内口腔医学事业的新闻和信息,如:介绍不同地区的口腔医学会、口腔医学院及政府有关单位。全书以简体中文刊印,并随同每期的 APDN 寄出,是与国内口腔医学信息沟通的主要桥梁。

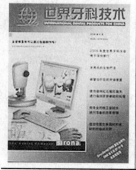

《世界牙科技术》(International Dental Products For China)这是一本近 3 年才进入中国的免费刊物,可能是月刊,主要关注材料设备在口腔医学临床及技工室方面的应用,也由德国罗泽出版国际有限公司出版。主要栏目有:综合报道、修复论坛、种植修复、修复材料、产品信息、口腔临床、技工天地、厂家集锦等。
http://www.roeser-online.de/

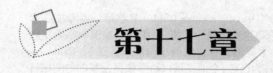

第十七章

国内口腔医学院校

　　国内口腔医学院校是我国口腔医学专业人才学历教育和技术培训的基地（表 17-1），口腔诊所应加强与当地的口腔医学院校联系，以获得口腔医疗人力专业技术的提高和招聘新的口腔医疗专业人员。例如：口腔诊所可有计划建立远程教育，通过网上资讯教育邀请资深有名的口腔医学院校教授和专家作临床指导。

表 17-1　我国高等院校口腔医学院、系、专业一览表（来源：院校网站 2012 年调查）

口腔医学院、系、专业	地址	邮编
口腔医学院		
四川大学华西口腔医学院	成都市人民南路三段 14 号	610041
第四军医大学口腔医学院	西安市长乐西路 145 号	710032
北京大学口腔医学院	北京市中关村南大街 22 号	100081
上海交通大学口腔医学院	上海制造局路 639 号	200011
武汉大学口腔医学院	武汉市珞瑜路 237 号	430070
首都医科大学口腔医学院	崇文区天坛西里 4 号	100050
吉林大学口腔医学院	长春朝阳区清华路 1500 号	130021
中山大学口腔医学院	广州市中山二路 74 号	510089
南京医科大学口腔医学院	江苏省南京市汉中路 138 号	210029
西安交通大学口腔医学院	西安市西五路 38 号	710004
中国医科大学口腔医学院	沈阳市和平区南京北街 143 号	110002
中南大学医学院口腔医院	长沙市湘雅路 88 号	410078
天津医科大学口腔医学院	天津市和平区气象台路 22 号	300070
山东大学医学院口腔医学院	济南市文化西路 44-1 号	250012

续表

口腔医学院、系、专业	地址	邮编
哈尔滨医科大学口腔医学院	哈尔滨市南岗区邮政街 23 号	150001
河北医科大学口腔医学院	石家庄市中山东路 383 号	050017
安徽医科大学口腔医学院	合肥市梅山格 81 号	230032
大连医科大学口腔医学院	大连市沙河口区中山路 465 号	116027
福建医科大学口腔医学院	福州市交通路 88 号	350004
同济大学口腔医学院	上海延长中路 399 号	200072
昆明医学院口腔医学院	昆明市人民西路 84 号	650031
佳木斯大学口腔医学院	佳木斯市永红区德祥路 740 号	154002
泸州医学院口腔医学院	泸州市忠山路	646000
温州医学院口腔医学院	温州市学院西路 82 号	325027
口腔医学系		
南方医科大学口腔医学系	广州市广州大道北 1838 号	510632
浙江大学医学院口腔医学系	杭州市延安路 353 号	310031
河南医科大学口腔医学系	郑州市南阳路北段	450052
暨南大学口腔医学系	广州市中山公路石牌	510632
广西医科大学口腔医学系	南宁市双拥路 10 号	530021
兰州医学院口腔医学系	兰州市东岗西路 103 号	730000
锦州医学院口腔医学系	锦州市古塔区上海路二段 49 号	121004
南昌大学医学院口腔医学系	南昌市福州路 9 号	330006
皖南医学院口腔医学系	芜湖市铁山 1 号	241001
遵义医学院口腔医学系	遵义市大连路 143 号	563003
滨州医学院口腔医学系	滨州市黄河 3 路 522 号	256603
川北医学院口腔医学系	南充市涪江路 234 号	637007
大连大学医学院口腔医学系	大连市开发区	116622
河北北方学院口腔医学系	张家口市长青路 14 号	075000
河北联合大学口腔医学系	唐山市建设南路 57 号	063000
新疆医科大学口腔医学系	乌鲁木齐市新医路 8 号	830054
重庆医科大学口腔医学系	重庆市渝中区医学院路 1 号	400015
山西医科大学口腔医学系	太原市新建南路 10 号	030001
口腔医学专业		
北华大学医学院口腔医学专业	吉林省吉林市江南西环路	132011
济宁医学院口腔医学专业	济宁市建设南路 45 号	272013
苏州大学口腔医学专业	苏州市人民路 48 号	215007
长治医学院口腔医学专业	长治市解放东路 161 号	046000
南通大学口腔医学专业	南通市青年东路 40 号	226001

续表

口腔医学院、系、专业	地址	邮编
海南医学院口腔医学专业	海口市城西学院路	571101
南华大学口腔医学专业	湖南省衡阳常胜西路	421001
佛山科学技术学院口腔医学专业	佛山市河滨路五号	528000
青岛大学口腔医学专业	青岛市宁夏路 308 号	266071
潍坊医学院口腔医学专业	潍坊市胜利东街 288 号	261042
咸宁学院口腔医学专业	咸宁市桂花路 3 号	437005
内蒙古医学院口腔医学专业	呼和浩特市新华大街 5 号	010059
右江民族医学院口腔医学专业	百色市城乡路	533000
郑州大学口腔医学专业	郑州市大学路 75 号	450052
包头医学院口腔医学专业	包头市钢铁大街 25 号	014010
湖南中医学院口腔医学专业	长沙市韶山中路 119 号	410007
华中科技大学口腔医学专业	武汉珞瑜路 1037 号	430074
广西中医学院口腔医学专业	南宁市明秀东路 179 号	530001
西北民族大学口腔医学专业	兰州市城关区西北新村 1 号	730000
宁夏医学院口腔医学专业	银川市胜利南街 692 号	750004
延边大学口腔医学专业	延吉市公园路 105 号	133002
贵阳医学院口腔医学专业	贵阳市北京路 4 号	550004
桂林医学院口腔医学专业	桂林市环城北二路 109 号	541004
郧阳医学院口腔医学专业	十堰市人民南路 25 号	442000
河南大学口腔医学专业	开封市明伦街 85 号	475001
蚌埠医学院口腔医学专业	蚌埠市治淮路 801 号	233030

1. **四川大学华西口腔医学院** 四川大学华西口腔医学院始建于 1907 年的成都仁济牙科诊所,1912 年扩建为牙症医院,1917 年建立华西协合大学牙学院,是中国第一个高等口腔医学教育基地。1928 年仁济牙症医院迁至华西坝,更名为华西协合大学口腔病院。1951 年更名为华西大学口腔病院,1953 年更名为四川医学院口腔医学院,1985 年更名为华西医科大学口腔医学院、附属口腔医院,2000 年华西医科大学和四川大学强强合并后,2001 年更名为四川大学华西口腔医学院、华西口腔医院(图 17-1)。

100 多年来,华西口腔医学院始终秉承"选英才、高标准、严要求、强能

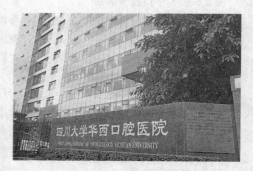

图 17-1　华西大学口腔医学院

力"的人才培养理念,坚持医教研三位一体的现代管理模式,使华西口腔发展成为国内一流、国际知名的口腔医学院。2000 年,华西医科大学与四川大学强强合并,华西口腔迈入快速发展的崭新时代,确定了建立一流高水平研究型口腔医学院的发展目标,充分利用和发挥四川大学的多学科优势和人才优势,实现了华西口腔的跨越发展,多项核心竞争指标实现零的突破。

华西口腔医学院构建了以口腔基础医学系、口腔内科学系、口腔颌面外科学系、口腔修复学系、口腔正畸学系 5 个学科系,24 个专业教研室组成的学科群。形成五年制本科、七年制口腔医学临床硕士、八年制博士以及口腔医学硕士、博士和博士后的多层次、高规格的人才培养体系和口腔临床医学与口腔基础医学国家级精品课程群。拥有口腔医学一级学科国家重点学科、口腔临床医学和口腔基础医学二级学科国家重点学科,国家"九五"、"十五"、"十一五"、"211 工程"和"985"工程重点建设学科。教学实验室获国家级口腔医学实验教学示范中心。获口腔医学国家教学团队、教育部科技创新团队、全国教育系统先进集体称号。

华西口腔医学院重点实验室始建于 1936 年成立的华西协合大学医牙研究室,1949 年扩建为口腔病研究室,1958 年成立口腔医学研究所,1983 年成立口腔医学中心实验室,1989 年建立卫生部口腔重点实验室,2002 年建立教育部和四川省重点实验室。2000 年与四川大学强强合并后,华西口腔通过学科交叉、凝练方向、整合资源,在平台建设、学科建设、科学研究、人才培养等方面取得新成就,2007 年批准建设口腔疾病研究国家重点实验室。2004 年和 2008 年连续获得全国口腔医学一级学科排名第一;申请获准各类科研经费 10988.4 余万元,其中纵向课题 374 多项;2009 年发表 SCI 收录论文和表现不俗论文位列全国口腔医学第一,全国医疗机构第 20 位;获得部省级一等奖以上奖项 10 项,发明专利 15 项,实用新型专利 12 项;获得 973 计划项目国家首席科学家;2008 年创办 International Journal of Oral Science 杂志是第一本具有国内统一连续出版物号和国际标准连续出版物号的口腔医学英文期刊,2010 年被 Science Citation Index Expanded(SCIE)数据库和 PubMed(MEDLINE)收录索引,成为第一本被 SCI 数据库收录的口腔医学期刊。3 篇博士研究生毕业论文获全国百篇优秀博士论文。现有国家"千人计划"特聘教授 2 人;国家教学名师 1 人;教育部长江学者特聘教授 2 人;国家杰出青年基金获得者 2 人;国务院学科评议组专家 2 人;国家有突出贡献的中青年专家 5 人;人事部新世纪百千万人才工程国家级人选 2 人;教育部新世纪优秀人才 16 人,国家级及省级学术团体担任主委、副主委 11 人。

华西口腔医院是中国第一个口腔专科医院,是中国首批三级甲等口腔专科医院,是国家部署在西部口腔疾病诊疗中心和临床医师培训中心。医院现有牙科综合治疗椅 350 台,病床 260 张。年门急诊 40~50 万余人次,住院 4000 余人次,手术 3500~4000 余台次。华西口腔医院始终秉承"热忱·关爱"为服务理念,坚持以"一切以病人为中心"为服务宗旨,积极开展和推行特色专科技术的应用和发展,得到了患者和社会的广泛赞誉,成为四川省对外开放的重要窗口和城市名片,被卫生部授予全国卫生系统先进集体称号。2008年5.12汶川特大地震发生后,华西口腔医院发挥自己的社会责任,及时有效地组织实施了自救,派出多支抗震救灾医疗队赴灾区实施医疗救治,成功抢救外籍重伤员,为华西、为国家赢得极好的国际声誉,全国总工会授予"抗震救灾,重建家园工人先锋队"称号,四川省工委授予"抗震救灾先进基层党组织"。

2. 第四军医大学口腔医学院　第四军医大学口腔医学院,位于古城西安,是中国人民解放军唯一一所集教、医、研为一体的高等口腔专业学院,其前身系国立中央大学牙医专科学校,始建于1935年。学院占地70余亩,展开椅位280台、床位144张,年门诊量40万人次、住院患者4500人(图17-2)。

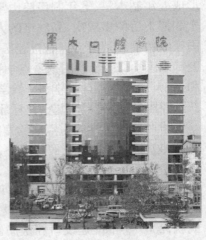

图17-2　第四军医大学口腔医学院

第四军医大学口腔医学院为国内首批博士、硕士学位授权学科和博士后流动站,国家"211工程"重点建设单位及"长江学者奖励计划"特聘教授设岗单位;是军队科研院所"重中之重"建设单位,中央及中央军委首长口腔医疗保健单位,口腔临床医学为国家级重点学科、口腔基础医学为国家级重点(培育)学科,口腔修复学教研室是国家级教学团队,教学中心为国家级实验室教学示范中心。学院是世界军事齿科学会主席、国际牙科研究中国分会主席、中华口腔医学会副会长、军队口腔医学专委会主任委员及"973"首席科学家所在单位。建院以来为军队和国家培养了六千余名口腔医学人才,承担了"863"、"973"等国家、军队重大课题25项,获国家科技进步一等奖1项、获国家科技进步二等奖3项、国家技术发明三等奖1项、省部级一等奖8项,科研成果填补了我国口腔医学多项空白。近三年发表SCI论文317篇。

3. 北京大学口腔医学院　北京大学口腔医学院始建于1941年,是国家重点口腔医学院校,实行口腔医学院、口腔医院、口腔医学研究所三位一体的管理体制。拥有诸多国内外著名的口腔医学专家,是中国高层次口腔医学专业人才的培养基地,是中国口腔医学对外交流的重要窗口。

北京大学口腔医院是卫生部批准的三级甲等口腔专科医院。共设有15个临床科室,9个医技科室,下属4个分支机构。现有椅位442台,开放病床120张。年完成门急诊量近100万人次,日均门急诊近3000人次,年收治住院病人4000

余人。承担着党和国家领导人、离退休老干部、各国驻华使节、外国专家及海内外侨胞的口腔医疗保健工作。在长期学科建设和临床实践的基础上，已逐步凝练、形成了独具特色的口腔医学临床学科群。

北京大学口腔医学院是中国高层次口腔医学专业人才的培养基地。1984年这里培养了中国第一位医学博士。目前的学制有中国学生 8 年制、海外学生 6 年制和 3 年制技工班。目前在校学生总数近 700 人。几十年来，北京大学口腔医学院培养出一代代优秀的学子，他们不仅推动了中国口腔医学事业的发展，并涌现出一批在国际口腔医学领域颇具成果的著名学者和专家。

北京大学口腔医学研究所成立于 1978 年，目前设有中心实验室 1 个、临床和基础研究实验室 13 个、以口腔常见疾病防治为主导的跨学科研究中心 9 个、实验动物室 1 个和 1 所口腔医学专业图书馆。国家药品监督管理局在该院成立口腔医疗器械检验中心，是国内十大国家级医疗器械质量监督检验中心之一，负责全国口腔材料的质量监控。卫生部口腔计算机应用工程研究中心、中华口腔医学会挂靠北京大学口腔医学院（图 17-3）。

北京大学口腔医学院重视口腔预防工作，多年来广泛开展社区健康促进、农村教学基地建设等工作。在

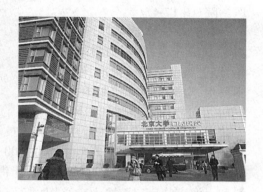

图 17-3　北京大学口腔医学院

1981 年即被世界卫生组织批准为 "WHO 预防牙医学科科研与培训中心"。先后主持完成了三次全国口腔健康流行病学调查，组织领导了十多年 "全国爱牙日" 活动，并参与举办口腔健康咨询、义诊、讲座等公益活动。协助政府制订了我国口腔卫生保健的目标规划，进行长期、艰苦的口腔健康教育和观念启蒙，为规范和发展我国口腔预防医学和牙病防治事业发挥了重要作用。

作为国内口腔医学对外交流的重要窗口，先后与近 30 个国家和地区的口腔医学院和相关学术机构签订了学术合作谅解备忘录。每年接待大量外宾，多次举办大型国际和地区性学术会议，并聘请世界著名教授、学者为该院名誉教授或客座教授，已成为国内外学术交流的重要平台。

近 70 年来，北京大学口腔医学院不但赢得了国内外知名的学术地位，培养了大批口腔医学人才，而且还形成了极具特色的医院文化，"厚德尚学、精医济世" 的院训作为北京大学口腔医学院的核心文化理念，将激励北京大学口腔医学院人开拓进取、追求卓越、再创辉煌。

4. 上海交通大学口腔医学院　上海交通大学口腔医学院（College of

Stomatology, Shanghai Jiao Tong University）的前身是震旦大学医学院牙医系，迄今已经有 80 年的办学历史。最早由法国牙医博士勒乔爱（Le Goaer）于 1932 年筹建，设在广慈医院，是国内最早设立的口腔医学院校之一。1952 年，原圣约翰大学医学院、同德医学院与震旦大学医学院合并，成立上海第二医学院，牙医系则改称为上海第二医学院口腔医学系。1965 年口腔医学系从上海第二医学院校本部和广慈医院迁至上海第九人民医院。1987 年上海第二医科大学口腔医学系改名为上海第二医科大学口腔医学院。2005 年上海第二医科大学与上海交通大学合并，上海第二医科大学口腔医学院更名为上海交通大学口腔医学院（图 17-4）。

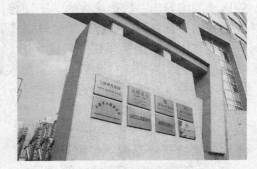

图 17-4　上海交通大学口腔医学院

学院教学体系完善，教学设施和教学方法先进，师资力量雄厚。2001 年，经上级主管部门批准，停招 5 年制本科生，全部招收 7 年制本硕连读生，同时面向海内外招收硕士研究生、博士研究生、硕博连读生、博士后研究人员等，并承担口腔医学专业成人专升本教学任务。现有治疗椅位 225 台，床位 200 张，年门急诊量 78 万人次（口腔颌面外科 20 万人次），住院患者 6000 余名。上海交通大学口腔医学院现为国家重点学科和上海市临床口腔医学中心、上海市口腔临床质量控制中心单位。其中口腔颌面外科是上海市重点学科、国家"211 工程"重点建设学科；口腔内科是上海市医学领先学科、卫生部临床药理基地之一；口腔修复科是上海交通大学的重点学科；口腔正畸科是院级重点学科。整复外科是我国整复外科的创始单位，现为国家"211 工程"重点建设学科、上海市教委重点学科和上海市临床整复外科医学中心、上海市医疗美容质量控制中心单位。

在科研方面，先后承担国家自然科学基金重点项目 2 项、"十一五"国家科技支撑计划项目 1 项和国家自然科学基金面上及青年项目 125 项（1986 年至今）。荣获国家科学技术进步奖二等奖 2 项，省部级科学技术进步奖一等奖 6 项，历年发表 SCI 论文 314 篇（截至 2011 年）。

5. 武汉大学口腔医学院　武汉大学口腔医院的前身是湖北医科大学口腔医学院，始建于 1960 年，是新中国依靠自己的力量建立的第一所口腔系。2000 年 8 月 2 日经国务院批准，原武汉大学、武汉水利电力大学、武汉测绘科技大学与湖北医科大学组成新的武汉大学。今天的武汉大学口腔医学院经过几十年的建设发展，现已成为一所集教学、科研和医疗于一体的高等教学医学院校，现拥有口腔医学一级学科博士学位授予权，是口腔医学博士后流动站设站单位，设有教育部口腔生物医学工程重点实验室。

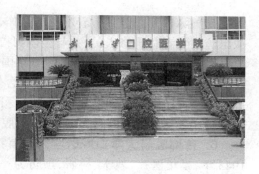

图 17-5 武汉大学口腔医学院

武汉大学口腔医院现拥有口腔医学一级学科博士学位授予权,是口腔医学博士后流动站设站单位,设有教育部口腔生物医学工程重点实验室,口腔基础医学为国家重点学科。现每年可招收五年制本科生、七年制本硕生、硕士研究生、博士研究生、留学生、进修生等层次的学生。拥有一批国内外著名的教授,把握国际领先技术,具有先进的诊疗设备和先进的教学科研设施。每年有来自世界各地的著名学者举办学术讲座和交流,培养出来的学生已经遍布海内外。

武汉大学口腔医院近年来已完成多项国家自然科学基金及教育部、卫生部、湖北省科委、卫生厅等下达的科研课题,主要研究方向为:基因工程防龋疫苗、致龋微生物、牙髓生物学、口腔肿瘤、口腔修复、口腔正畸、中草药防治疾病等。口腔医学院还与十所兄弟院校合办、编辑出版了《口腔医学研究》杂志,该杂志为国内外公开发行。该院教师还主编或参编多部卫生部规划口腔本科教材。武汉大学学科门类齐全,为我们提供了学科相互交叉、融合、渗透和集成的巨大空间,这种综合的优势变成现实的学科优势,科研教学人员不断突破创新,积极摸索新的模式,实现跨学院、跨学科的教学、科研的尝试。在他们的不懈努力下,终于取得了历史性的突破,取得了令人瞩目的成绩。

武汉大学口腔医院是中南地区最大的三级甲等口腔专科医院,也是口腔医学专业教学、科研和临床实习的基地。它拥有 17 个临床及医技科室,为武汉市、湖北省乃至中南地区的患者提供全面而精良的口腔医疗与保健服务。自 20 世纪 90 年代以来陆续设立 10 家分门诊,开拓了公立口腔医疗服务连锁化的先河,以一流的专业技术、完美的服务质量和严格的管理制度实现了良好的社会效益和经济效益。2007 年,武汉市 8 家门诊部及院本部全部成为武汉市医保定点医疗机构,更好服务于广大市民。

在医疗服务方面,医院提出了全新的服务理念,以病人为中心,充分给予人性关怀,让病人把就医的过程变成一种愉快的享受。一方面斥巨资加强硬件的投入,购进大量先进医疗设备,美化医院环境;另一方面,严格医护人员服务操作规范,全面推行医院感染控制管理,让病人在口腔医院享受到世界水平的医疗服务。

作为国际最大的牙科研究组织 IADR 的中国分会的诞生地,武汉大学口腔医院与国际口腔医学界有着广泛的合作,先后向美、英、法等十几个国家和地区派出访问学者和研修人员,并与美国阿拉巴马大学、荷兰奈梅京大学、丹麦哥本哈根大学、日本大学、日本新泻大学、泰国 Thammasat 大学、中国香港大学和中国台湾中山医学大学等学校签订有科研合作协议,同时接受国外研究生,留学生、进修生在该院进修学习。定期参加国际间牙科领域的会议或论坛,在把握国际牙科研究最新进展的同时,介绍中国口腔医学的发展。

6. 首都医科大学口腔医学院　首都医科大学附属北京口腔医院创建于1945 年,是集医疗、教学、科研、预防为一体的三级甲等口腔专科医院。医院分为天坛部和王府井部,天坛部位于古老的天坛公园南侧,王府井部位于北京市王府井中心商业区,环境优美,设施齐全。

医院秉承"科教兴院"的方针,以"严、精、勤、谨"的院训为医院发展的宗旨,坚持严谨的科学态度,追求精湛的医疗技术,全心全意为广大患者解除各种口腔疾病的困扰,营造舒适和谐的就医氛围。医院先后获得全国百姓放心示范医院、双十佳人民满意医院等称号。

医院占地面积 23 000 平方米,建筑面积 29 550 平方米。现设有牙体牙髓科、牙周黏膜科、口腔颌面外科、口腔修复科、口腔正畸科、儿童口腔科、综合治疗科、老年口腔病科、口腔急诊科、特诊特需中心、口腔预防科、口腔种植中心等 17 个临床科室及 6 个医技科室,全院共有产自德国、日本、芬兰等国家先进的牙科综合治疗台 298 台,病床编制 100 张,开放 68 张,可治疗各种口腔颌面疾病,日均门诊量 2000 余人,年出院 1600 余人。医院是"重生行动"和"微笑列车"项目承办单位。北京市牙病防治所挂靠该院,承担着组织全市为适龄儿童免费窝沟封闭预防龋齿及为全口无牙低保老人免费镶牙等项目。

医院现有员工 1000 余人,其中卫生技术人员 900 余人,高级职称医护技人员 130 余人,中级职称 200 余人,博士生导师 9 人,硕士生导师 43 人。全院有突出贡献专家 3 人;享受政府津贴专家 8 人;国家杰出青年科学奖励基金 1 人;入选跨世纪人才工程 2 人;北京市优秀青年知识分子 3 人;北京市科技新星 22 人;北京市十百千卫生人才工程 7 人。

为了建设国内一流的现代化口腔医院,医院历届党政领导班子始终坚持"科教兴院"的方针,高度重视科研教学工作,不断拓展科研领域,现已形成口腔医学临床研究与基础研究相互促进,综合性研究与专题研究紧密配合的良性循环,在口腔医学研究领域取得了丰硕的成果。自 1990 年以来全院共获得国家级、市级(部级)、局级科研成果、科技进步等奖项共计 50 余项,获 2003 年度、2010 年度国家科学技术进步二等奖各 1 项,国际 William J Gies 奖和 JDR 优秀论文封面大奖各 1 项。每年在各类核心期刊、杂志等发表学术论文 100 余篇。

北京口腔医学研究所设有基因治疗分子生物学、口腔微生物、口腔生化、口腔材料等八个实验室,与美国国立卫生研究院(NIH)、法国、英国、日本、芬兰等国家的大学和科研机构进行了多项合作课题的研究。2011年,"全牙再生与口腔组织功能重建"获批北京市重点实验室。

北京口腔医学会、北京市牙病防治所、北京口腔工作者协会挂靠在该院,2005年成立北京市口腔医疗质量控制和改进中心开始,该院连任主任委员单位。

首都医科大学口腔医学院建系于1982年,2000年口腔医学系正式更名为口腔医学院。经过近30年的发展,已成长为具有一定规模和教学科研能力的口腔医学院校。首都医科大学口腔医学院以本科教育为基础,研究生教育为重点,面向北京乃至全国培养各层次口腔医学专门人才。口腔医学院现设有口腔内科学、口腔颌面外科学、口腔修复学、口腔正畸学、口腔预防儿科、口腔基础、德育7个教研室,共18个教学组。教师及教学辅助人员300余人,其中博士生导师9人、硕士生导师40人,正副高级职称教师122人,承担着首都医科大学口腔医学专业本科生、七年制、研究生、博士后以及口腔修复工艺技术专业、成人大专、成人专升本等多层次的教学任务。

口腔医学院在"厚德博才、严精勤谨"院训指导下,不断加强学科队伍建设,发展成为北京市实验教学示范中心,口腔一级学科博士培养点和博士后流动站,被确定为国家生命科学与技术人才培养基地,教育部高级临床医师培训基地和合格临床教学基地,教育部首批高等学校特色专业及北京市特色专业。口腔医学所包括的两个二级学科,口腔临床医学和口腔基础医学均是北京市重点学科。是中华口腔医学会口腔黏膜病专委会、口腔生物医学专委会、口腔医学教育专业委员会主任委员单位,中华口腔医学会口腔正畸专委会、儿童口腔病学专委会副主任委员单位。获得多项教育教学成果奖。获得全国百篇优秀博士论文奖及北京市优秀博士论文奖各1项(图17-6)。

7. 吉林大学口腔医学院　吉林大学口腔医学院(1970年建系,1996年成立学院)是原白求恩医科大学与吉林大学等五校合并后于1999年命名的。原白求恩医科大学口腔医学院始建于1985年,是国家卫生部所属的一所专科医学院。地处吉林省省会长春市的市区中心,是吉林省及邻近地区口腔医学教育、科研和口腔病防治的中心。现总建筑面积6500m²,设牙科综合治疗机100台、病床56张,日门诊量600人次左右,年收容住院患者1000人次左右。目前为东北三省及内蒙古地区设备最先进、规模最大的口腔医学院(图17-7)。

现有教职员工301人,其中教授(含相应职称、下同)12人、副教授34人、讲师134人。拥有1个博士点、5个硕士点。在校学生180人,设有口腔内科学教研室、口腔外科学教研室、口腔修复学教研室、口腔正畸学教研室,口腔预防学教研室、口腔基础教研室和口腔放射线学教研室。并设有与之相适应的7个临床科室。现为吉林省牙病防治指导组的常务办公机构。

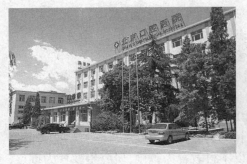
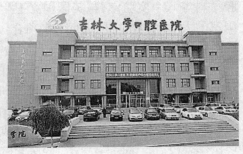

图 17-6　首都医科大学口腔医学院　　　　　图 17-7　吉林大学口腔医院

　　口腔医学研究所自 1976 年组建以来,已完成和正在进行的科研项目 95 项。其中国家自然基金 3 项、部级 9 项。学院现为"中华口腔医学会"、"全国牙防组"、"全国口腔医学专业教材评审委员会"、"中华医院管理学会"、"中国口腔信息网络"等机构的成员单位。参加了全国统编教材《口腔组织病理学》、《口腔正畸学》和《口腔设备学》的编写工作。还与湖北口腔医学院等兄弟院系合办了《口腔医学纵横》杂志。学院与日本、加拿大、澳大利亚、美国等国家的院校建立友好关系。1993 年同日本东京医科齿科大学齿学部建立了姊妹关系。1994年与美国哥伦比亚大学合作建立了"口腔种植研究中心"。

　　学院坚持党的教育方针,继承和发扬党和人民军队办学的革命传统和创业精神,以培养"政治坚定,技术优良的白求恩式医务工作者"为目标。正在为全国各地输送合格的口腔医学专门人才。围绕医、教、研的主旋律,努力向口腔疾病患者提供"精湛的医术、亲情的服务、优美的环境",创建"院有特色、科有特点、人有特长"的专科医学院。

　　学院先后在驻长 28 家医院社会评议监督活动中,以总分第一名的成绩被评为"优胜单位";在全市"五好达标"活动中以总分第一名的成绩被评为"优胜单位";在全省"金杯红旗"竞赛中,又以总分第一名成绩被评为"最佳单位";在全市"白求恩杯"竞赛中连年达标,被评为"优胜单位"和"最佳单位"。被卫生部授予全国"文明建设先进集体"称号;被省卫生厅授予全省"文明建设先进集体"称号;被省委组织部、宣传部、高工委、省教委党组授予"先进党委"称号;被市卫生局授予医德医风建设"先进单位"称号,被原白求恩医科大学授予综合治理"先进单位"称号。

　　现在,学院党委正在带领全院人员,弘扬新时代的拼搏精神,开创学院各项工作的崭新局面。

　　8. 中山大学光华口腔医学院　中山大学光华口腔医学院·附属口腔医院位于广州市陵园西路 56 号。前身为 1974 年成立的中山医学院口腔系,1988

年 3 月中山医科大学口腔医疗中心成立,1996 年 12 月中山医科大学附属光华口腔医院挂牌,1997 年 12 月中山医学院口腔系发展成为中山医科大学口腔医学院,2001 年 10 月更名为中山大学光华口腔医学院·附属口腔医院。经过 35 年的发展,该院已发展成为集教学、医疗和科研为一体的现代化高等口腔医学院校。

中山大学光华口腔医学院是教育部直属重点高等院校、口腔临床医学博士授权点、广东省重点学科、广东省高等学校名牌专业和卫生部专科医师培训基地。学院师资力量雄厚、学术梯队结构合理,拥有一支高学历、富有教学和临床经验的人才队伍,80% 以上教师具有博士、硕士学位,其中 90% 以上拥有教授、副教授及讲师职称。学科设置齐全,共有 15 个教研室,其中口腔颌面外科为亚洲口腔颌面外科专科医师培养试点基地、中华口腔医学会口腔颌面外科专科医师培训基地。学院已形成包括博士、硕士、七年制本硕、全日制五年制本科和非全日制专科、专升本等完整的学位教育体系,同时承担国家级、省级医学继续教育项目,被授予博士后科研流动站。每年招收博士生、硕士生和本科生 200 余人,在校学生规模达 1100 余人。学院拥有国际一流的教学平台,率先引进国外先进教学设备建设了多媒体仿头模实验室,并在省内建成 13 个口腔医学临床实习基地,为培养学生的临床实践和科研能力提供优越条件,每年以良好的教风、学风和教学质量向国内外输送大批优秀毕业生、留学生、进修生等各类口腔医学专业人才。

该院遵循口腔医学院、口腔医院、口腔医学研究所三位一体的先进办院模式,于 2002 年成立中山大学口腔医学研究所。该研究所是口腔医学基础研究和临床应用研究的重要基地。研究所优化学科发展布局,加快科研平台建设,扩大和充实学术梯队,加大人才引进培养力度,完善科研管理运行机制,成为华南地区口腔医学学科建设的平台。研究所学术队伍强大,拥有博士生导师 19 人、硕士生导师 76 人,有 30 余名专家在中华口腔医学会等各级学术研究机构任职。近 5 年,承担国家级科研项目 15 项、省部级科研项目 71 项、厅局级科研项目 34 项,5 项科研成果通过省部级鉴定并获奖,在国内外口腔专业杂志发表学术论文 600 余篇。研究所注重学术交流合作,促进本地区以及海内外口腔医学合作与交流,为我国口腔医学事业的发展做出了积极的贡献。

2009 年,该院共获得各级科研项目 48 项,经费总额 407.8 万元,其中国家自然科学基金 5 项、教育部博士学科点专项科研基金 2 项、广东省自然科学基金 7 项、广东省科技计划项目 16 项、广州市科技局科普项目 2 项、广东省卫生厅医学科研基金 5 项、广东省中医药局项目 1 项、中山大学医科青年教师科研启动基金 3 项、中山大学基本科研业务费青年教师培育项目 6 项和横向项目 1 项。全年共发表各类学术论文 200 篇,SCI 收录论著 44 篇,中华系列杂志论著 66 篇。主编专著 6 部,参编专著 8 部。该院承办的《中华口腔医学研究杂志(电子版)》出版 6 期,总刊出 115 篇论著。7 月,程斌教授负责的"口腔黏膜癌前损害发病机制的应用基础研究"获 2009 年广东省科学技术奖三等奖。11 月,陈佩珠主任的《口腔专科护理操作指引》获广东省护理学会第一届护理科技奖三等奖。积极开展学术交流,邀请 21 位国内外知名专家,举办了 20 次高水平的学术讲座。派出 30 余人次分赴多家国际高等学府进行访问交流. 该院专家应邀参加国内外学术交流会 70 余次,外出讲学 90 多次。

中山大学附属口腔医院是卫生部部属专科医院。医院设施齐全、技术力量雄厚,拥有口腔综合治疗台 375 张,住院病床 80 张,开设 15 个临床科室和 7 个医技科室,日门诊量高达 2000 余人次。2009 年门诊量达 586 595 人次,比 2008 年增长 6.4%;全年出院人数 1310 人次,比 2008 年增长 11.3%。目前,牙体牙髓病科、口腔颌面外科、口腔修复科、口腔正畸科、口腔种植科、牙周病科、口腔黏膜病科、儿童口腔科以及颞下颌关节疾病、口腔颌面—头颈肿瘤、唇腭裂序列治疗、颌面部整形整容等专科门诊已达到国内外先进水平,其中牙体牙髓病科为广东省医学重点专科。

医院不断改善就医环境,引入现代化管理模式,为患者提供优质高效的医疗服务。1998 年开始全面实施"一人一机一灭菌"的口腔专科医院感染控制措施,成为卫生部口腔医院感染控制南方示范单位。2000 年在国内口腔专科医院中率先开通"一卡通医院信息管理系统",应用现代化计算机系统(CIS),实现了预约、挂号、诊疗、处方、收费的网络化管理。2004 年建成社区医疗服务示范点口腔医院东院,满足社会需求。2007 年荣获广东省首批医保信用等级"AAA"级定点医疗机构和"新农合"定点医疗机构。2009 年 12 月,该院入选第 16 届亚洲运动会定点医院,同时再次被评为广州市医疗保险定点医疗机构信用等级 AAA 单位(图 17-8)。

9. 南京医科大学口腔医学院 江苏省口腔医院,暨南京医科大学口腔医学院、附属口腔医院,溯源于 1974 年江苏新医学院设立的口腔医学专业,现又为江苏省红十字口腔医院,江苏省台胞口腔诊疗定点单位,是江苏省第一所三级甲等口腔专科医院,江苏省医院协会口腔医院管理分会主任委员单位,江苏省口腔卫生指导中心单位,国家药物临床试验机构及江苏省口腔执业医师实践技能考

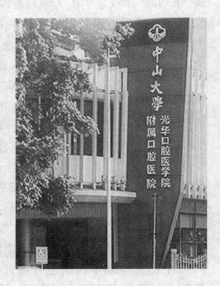

图 17-8 中山大学光华口腔医学院

试基地,是江苏省口腔医疗、教学、科研、预防和培训中心(图 17-9)。

医院总建筑面积近 19 000 平方米,诊疗大楼主体 15 层,现有工作人员 443 人,汇聚了省内 70% 的口腔医学博士,其中高级职称者 80 余人,有博士生导师 5 人,硕士生导师 42 人。20 余名专家兼任中华医学会等学会和协会常务理事、副主委、常委等职务。享受国务院政府特殊津贴 1 人,江苏省"有突出贡献的中青年专家"1 人,省委"333 工程"培养人才 6 人,卫生厅"135"医学重点人才 4 人,江苏省优秀医学重点人才 1 人,江苏省医学领军人才 1 人,江苏省六大高峰人才 3 人。

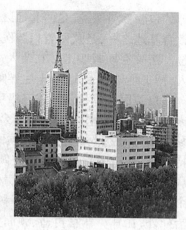

图 17-9　南京医科大学口腔医学院

作为江苏省唯一的口腔医学类"十一五"重点学科和江苏省高校优势学科,拥有省内唯一的口腔医学博士后科研流动站、口腔医学一级学科博士、硕士及博士专业学位授予权,培养了江苏省 80% 具有本科学历以上的口腔医师、口腔医疗机构的院长、主任和学科带头人。医院建有国内领先的 KAVO 仿真头模实验室和江苏省首家口腔医学研究所,承担 10 余项国家自然科学基金项目。"十一五"期间,先后承担国家级、省市级科研项目 110 余项,发表论文 720 余篇,获国家发明专利等 16 项专利。近十年,获国家科技进步二等奖、江苏省科技进步二等奖等各项科研成果 48 项。主办杂志有中国科技核心期刊——《口腔医学》、《口腔生物医学》。

医院设有 12 个一级临床科室、5 个辅助科室、4 个院外门诊、1 个义齿研发制作中心、4 个院外分院及合作中心。牙体牙髓、口腔颌面外科、口腔修复等 3 个专业为国家临床重点专科建设项目。口腔内科、口腔修复科、口腔正畸科、口腔颌面外科均为江苏省临床重点专科。设病床 88 张,口腔综合治疗台 200 张,率先在全国提出了"诊前 3 分钟"医疗服务理念并受到卫生部肯定。

医院坚持以服务病人为中心,以科学管理为保障,以一流人才为动力,重视发展国际间的交流与合作,恪守"敬人敬业、至精至诚"的院训,努力建设成为国际知名、国内一流的现代化口腔医院。

10. 西安交通大学口腔医学院　西安交通大学口腔医院成立于 1985 年,前身为西安医学院第二附属医院口腔科,具有 50 多年的渊源历史。1975 经卫生部批准建立口腔医学系,1991 年成立口腔医学院。2000 年更名为西安交通大学口腔医院。

西安交通大学口腔医院是卫生部直属的集教学、医疗、科研、预防保健为一体的口腔专科医院,是西北地区口腔医学专业师资培训中心,是卫生部继续医学教育基地之一,是陕西省口腔医疗质量控制中心、陕西省牙病防治指导组挂靠单位。医院在职教职工270余人,其中教授、副教授46人,具有博士、硕士学位44人,博士生导师1人、硕士生导师20人。

口腔医院具备陕西省三级甲等专科医院的资质,医院设有牙科椅130把,病床76张,全院固定资产6000余万元。设有临床科室9个:牙体牙髓病科、牙周黏膜病科,儿童牙病科、口腔颌面外科、口腔修复科、口腔正畸科、口腔预防科、急特诊科,种植中心;其中:口腔颌面外科为陕西省重点学科,口腔内科(牙体牙髓病科、牙周黏膜病科,儿童牙病科)、口腔修复科为陕西省优势学科。医辅科室5个:口腔影像科、药剂科、病理科、检验科,技工中心。医院除开展口腔常见病的治疗外,在耳鼻器官再造、颌面整形美容、头颈部肿瘤、颞下颌关节紊乱症、牙周病、口腔黏膜病、义齿修复、牙颌畸形矫治、种植义齿、小儿牙病等口腔疑难疾病的诊断、治疗和技术、口腔疾病的预防保健等方面各具特色,居国内先进水平,为患者提供优质的口腔疾病诊治和保健服务。

口腔医院还设有口腔内科、口腔颌面外科、口腔修复、口腔正畸和口腔预防5个教研室,招收硕士研究生。其中口腔颌面外科为国内首批硕士点授权单位。共承担口腔医学专业本科18门课程教学,临床医学专业的《口腔科学》课程。承担硕士生、本科生、进修生及继续医学教育等多层次的教学任务。近年来获得省部级教学成果6项、校级教学成果3项、校级教改项目8项,出版专著5部、各类教材6部。口腔教学实验中心具有先进的仿生头模实验室、口腔技工工艺实验室、形态学实验室和口腔颌面外科-影像实验室,为研究生、本科生的实践教学搭建了良好的平台。

近年来医院承担国家自然科学基金、"863"、省部级、市厅级科研项目60余项。投资500多万元设立口腔医学研究中心,从事口腔基础医学研究和口腔临床医学应用研究的工作,中心建立了设施完备的口腔"细胞与分子生物学"研究平台。该中心可从事动物实验、细胞培养、蛋白质和核酸大分子等方面的研究。

口腔医院注重与国内外高校、科研单位和医疗机构的学术交流与合作,近年来先后与美国、日本、挪威等多个国家和香港地区的学术团体及医疗机构建立了合作关系(图17-10)。

11. 中国医科大学口腔医学院 中国医科大学进行口腔医学教育始于1948年,口腔系成立于1985年,附属口腔医院创建于1987年,1998年成立口

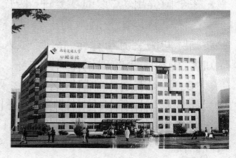

图17-10 西安交通大学口腔医院

腔医学院。2004年9月集医疗、教学、科研于一体的9层综合楼建成并投入使用,建筑面积12 000平方米,位于沈阳市中心地区的中山广场北侧。医院设有门诊、急诊及病房,现代化的内部设施,如中央空调、HIS医院管理网络、医患呼叫系统、层流手术室等配套齐全。医院目前有13个教研室、17个临床科室、8个医技科室及中心实验室。全院现有教职员工372人,其中,博、硕士以上学历占师资总数的94%。门诊综合治疗椅151张,病床74张。日均门诊量600余人次(图17-11)。

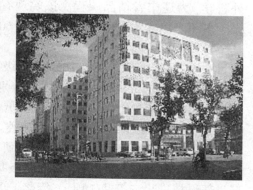

图17-11 中国医科大学口腔医学院

中国医科大学附属口腔医院是沈阳市、辽宁省乃至东北地区的口腔疑难病症诊疗中心,同时还承担着辽宁省老干部口腔医疗保健任务。辽宁省口腔医学会、辽宁省牙病防治指导组、沈阳医师协会口腔专科分会等均挂靠在该院,是辽宁省省直基本医疗保险定点医院,也是沈阳市城镇职工基本医疗保险、沈阳铁路基本医疗保险和沈阳市城镇居民基本医疗保险定点医院。在2005年、2006年连续两年获得"辽宁省诚信服务优秀单位"的基础上,2007年被评为"辽宁省诚信服务标兵单位"。

医院承办了中华慈善总会的"微笑列车"项目、民政部的"明天计划"、民政部和李嘉诚基金会的"重生行动"项目、美亚医疗中心的"微笑行动"等多个唇腭裂救助项目。从2005年3月起,已诊治唇腭裂患者数百人次,为社会做出了较大贡献,同时也获得中华慈善总会评选的"中华慈善奖"。

医院拥有先进的医疗设备,如CAD/CAM计算机全瓷修复系统、根管显微镜系统、牙周内镜系统、数字全景X线机、超声骨刀、手术显微镜、摆动锯、颞下关节镜及等离子手术系统、手术室微动力系统、等离子低温灭菌系统等。该院在国内较早开展口腔及头颈肿瘤的综合治疗、唇腭裂序列治疗,复杂颌骨骨折等颌面部重症创伤的救治及颅颌面畸形整复、正颌外科治疗等;应用显微外科技术行各类组织缺损及器官再造修复;在国内较早开展口内进路的髁状突骨折内固定术;开展根管显微镜治疗技术,热凝牙胶充填技术;开展牙周序列治疗SPT、GTR、GBR、牙周微创治疗及牙周美容手术,同时还应用牙周超声综合治疗机、Florida探针牙周自动检测系统、显微牙周外科手术器械、牙周内镜系统等进行重度疑难牙周疾病的诊治;率先开展了CAD-CAM义齿制作技术、各种烤瓷修复体及附着体义齿、纯钛、金合金铸造义齿支架制作技术;开展各类错殆畸形的矫治、隐形矫治技术舌侧矫治器,种植体支抗的应用等。

中国医科大学口腔医学院是培养口腔医学高级人才的摇篮,是口腔医学一级学科博士学位和硕士学位授予权单位。"口腔临床医学"为辽宁省重点学科,口腔医学专业为辽宁省特色专业,《口腔内科学》、《口腔修复学》、《口腔颌面外科学》为辽宁省精品课程。该院现有博士生导师10人,硕士生导师45人,二十多年来培养本科生1223人,硕士603人,博士102人。近年来获国家自然基金项目(面上项目)9项,"863计划"、"国家科技支撑计划"等一级协作科研项目6项,部省级基金项目165项,市级基金项目33项。在各级专业杂志发表科研、教学论文1558篇。现有29人分别担任中华医学会、中华口腔医学会、中华预防医学会各专业委员会副主任委员、常务委员、委员,26人在各类学术刊物分别担任主编、副主编、常务编委、编委。为加强口腔医学院学科建设,挖掘优秀科技人才和鼓励青年科技人员的科研、教学创新,学院设立学科发展基金、青年科研启动基金、教学研究基金等院级基金项目,每年资助约20项。学院获得卫生部科技进步二等奖1项、三等奖1项,教育部科技进步三等奖1项,辽宁省科技进步二等奖8项、三等奖20项,沈阳市科技进步一等奖1项、二等奖1项、三等奖6项;获中华人民共和国专利2项,辽宁省发明创造一等奖1项。该院被中华口腔医学会确定为东北地区唯一的国家临床执业医师口腔颌面外科培训基地。2008年获得国家药物临床试验机构的资格。

医院与中国实用医学杂志社、中国医师协会联合创办了《中国实用口腔科杂志》。填补了东北地区口腔专业学术期刊的空白,对于促进我省乃至全国的口腔医学事业的发展有着重要的意义和深远的影响。

医院还十分重视学术交往与交流。五年来,特别是近两年医院选拔多名技术骨干到北京、上海等国内名牌院校进修学习。目前已与美国、日本、韩国等国建立了经常性的学术往来关系。每年请外国专家来院讲座10余次。

12. 中南大学湘雅口腔医学院 中南大学口腔医学院成立于2002年5月23日,其前身为1986年4月建立的湖南医科大学口腔医学系。下设口腔基础医学系和口腔临床医学系,以及所属的教研室(口腔颌面外科学教研室、牙体牙髓病学教研室、牙周黏膜病学教研室、儿童及口腔预防医学教研室、口腔修复学教研室、口腔正畸学教研室、口腔颌面医学影像诊断学教研室、口腔组织病理学教研室、口腔解剖生理学教研室)及临床科室(口腔颌面外科、牙体牙髓病科、牙周黏膜病科、儿童及口腔预防科、口腔修复科、口腔正畸科、口腔颌面医学影像诊断科、口腔组织病理科)、口腔医学实验中心。

现辖湘雅医院口腔科、湘雅二院口腔科、湘雅三院口腔科,另有长沙市口腔医院及湘潭市口腔医院两个教学基地。现有教职员工117人,其中教授副教授41人;博士生导师4人,硕士生导师20人。1987年招收首届五年制本科学生,2001年招收首届七年制本科学生。

学院先后承担了国家自然科学基金、科技部重大科学研究计划、国家"十五攻关"项目(子课题)、国家"十一五攻关"项目(子课题),参与了国家"863"项目及卫生部公益性项目,主持了卫生部和湖南省自然科学基金、湖南省科技厅重点项目等部省级和厅级等各级课题。发表 SCI 收录论文 20 余篇,获得中华医学科技三等奖 2 项、湖南省科技进步三等奖 4 项、湖南省医药卫生科技进步二等奖 2 项、湖南医学科技一等奖一项,二等奖三项。出版专著 10 余部,参编著作 30 余部。获准专利一项。口腔医学(口腔内科学)于 1986 年获硕士学位授权点,并于 1986 年招收首届硕士研究生。1993 年获口腔临床医学(口腔颌面外科学)硕士学位授权点,2001 年获口腔基础医学硕士学位授权点,2005 年获口腔医学一级学科硕士学位授权点。2004 年全国口腔医学一级学科评估中该院名列第九位(图 17-12)。

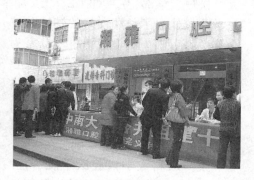

图 17-12　中南大学湘雅口腔医学院

13. 天津医科大学口腔医学院　天津医科大学口腔医学院、口腔医院为院系合一体制,是天津医科大学所属的集医疗、教学、科研、预防为一体的三级甲等专科医院。其宗旨是培养高等口腔医学人才,普及和提高口腔疾病的预防和治疗水平。天津医科大学是中华人民共和国成立后建立的第一所高等医学院校,为国家"211 工程"重点建设院校。

天津市为环渤海地区经济中心,中国北方最大的沿海开放城市。地处华北平原东北部,东临渤海,北依燕山,西靠首都北京。天津医科大学口腔医学院、口腔医院坐落在这所美丽城市的中心地带。建筑面积 8000 平方米,具有现代化的先进设备,为完成医疗、教学、科研、预防四项基本任务提供了优良的条件。全院职工 237 人,其中具有高级职称的医师 49 人,博士生导师、硕士生导师 30 余人。设有 7 个教研室,1 个中心实验室下设 7 个实验室和 3 个教学诊室,担负全院的教学工作。学院每年面向全国招收硕士研究生 20 余名、七年制、五年制各 30 名学生,同时每年招收部分留学生。

口腔医院是三级甲等医院,设有 12 个临床科室、6 个医技科室、50 张病床、110 台牙科综合治疗台。年完成门诊量 35 万人次。该院承担来自天津及外省市口腔及颌面部患者的诊治工作,为社会各界提供口腔医疗保健与服务。

天津医科大学口腔医院和医学院近五年在国际、国内专业杂志上发表学术论文 400 余篇,其中 SCI、EI 收录 10 余篇,出版论著、译著、教材 10 余部,承担国家自然科学基金、国家 863 计划、教育部科研基金、天津市自然科学基金等各级别科研课题约 50 项。获得专利 4 项。获国家级科技奖 1 项,省部级科技奖 12 项,其中《遗传性乳光牙本质致病基因的研究》获得国家自然科学二等奖,填补天津市医药卫生新技术空白项目 85 余项。

天津医科大学口腔医学院重视发展国际间的合作与交流,与美国 Michigan 大学、澳大利亚 QUEENSLAND 大学、日本昭和大学、东北大学、广岛大学、日本大学松户齿学部、芬兰 OLUE 大学,加拿大 British Columbia 大学等 10 多个口腔医学院校建立了长期友好的姊妹院校合作关系,聘请了国内外知名专家为名誉教授、客座教授来该院讲学、指导临床和共同进行科学研究。医院一贯注重人才引进与培养,近年来从国内外引进、培养博士生近 20 名,为医院可持续发展奠定了坚实的基础。

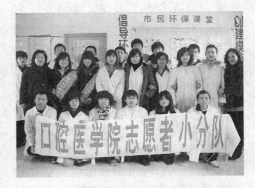

图 17-13　天津医科大学口腔医学院

天津医科大学口腔医学院、口腔医院正在为创建国内一流的口腔医学院、口腔医院而奋斗(图 17-13)。

14. 山东大学口腔医学院　山东大学口腔医学院,前身为山东医科大学口腔系,始建于 1977 年。1992 年附属口腔医院开诊。2001 年 7 月 22 日,新的山东大学成立,更名为山东大学口腔医学院,附属口腔医院更名为山东大学口腔医院。2006 年,山东大学口腔医院正式被命名为山东省口腔医院。经过三十年的发展,学院至今已确立了在全省口腔医学领域中的龙头地位,成为山东省口腔行业医、教、研中心。

学院师资力量雄厚,教学设施齐全、办学模式先进。现有教职工 105 人,其中高级职称 17 人,副高级职称 38 人,中级职称 41 人。博士生导师 6 人,硕士生导师 31 人。学院下设口腔内科学、口腔外科学、口腔修复学、口腔正畸学四个研究所和口腔组织病理和口腔基础两个研究室,拥有 1 个博士学位点和 2 个一级学科硕士学位点。现有在校博士研究生 16 人,研究生 82 人,七年制本科生 131 人,五年制本科生 287 人。三年制高职生 21 人。

学院高度重视教学设备的投入,投资 200 万余元建设 2 个现代化的综合性教学实验室,1 个科研中心实验室,实验设备达到国内先进水平。较早实行综合科实习带教模式,在国内属于领先水平,多次获得教学成果奖。目前综合科设在新建的临床教学大楼内,投资千万余元配置进口综合治疗椅 60 台及相关附属设施,是省内最大的实习带教基地。学院设有电子阅览室和图书馆,藏书 4400 余册,充分满足教学科研的需要。

重视学科发展和人才培养。在创造条件,大量引进人才的基础上,支持教职员工在职申请博士学位,目前全院具有博士学位的教职员工17人,博士后2人。同时,每年有3~4名青年教师被派往美国、日本、澳大利亚等国家深造学习。

山东省口腔医院(山东大学口腔医院),经过多年的努力,已经发展成为省内规模最大、设备最为先进、科室设置最齐全的口腔专科医院。目前医院整体面积为13 100平米。从美国、意大利等国引进具有世界先进水平的口腔综合治疗机140台,从德国、日本等国引进口腔专用数字化X线机、曲面断层X线机等先进仪器设备,总价值2000万余元,设备条件在国内同行业中居领先水平。

医院设有口腔颌面外科等18个临床科室。在不断发展中逐渐形成了门类齐全的口腔疾病防治体系,涌现出一批高水平的独具特色的科室和具有渊博理论知识、精湛医疗技术的口腔医学专家,医疗水平在省内外享有较高声誉。

医院非常重视医疗质量管理和医院感染控制。2002年斥资百万余元率先成立了我省首家牙科专用牙钻消毒灭菌中心,全面消除口腔治疗过程中可能存在的交叉感染。自建院时起就建立医疗质量管理控制中心,建立医疗服务承诺制度,严格执行院感染检查制度。

注重加强国内外交流与合作。学院与美国康州哈特福德医院、TUFFS大学、哥伦比亚大学种植中心、日本和歌山大学齿科医学院及韩国高丽大学等开展了长期稳固的学术交流和技术合作。聘请锦坤教授等为该院客座教授。与德国合作建立技工加工中心,是山东省首家修复技工中心。与威海市立医院合作成立威海分院(图17-14)。

15. 哈尔滨医科大学口腔医学院　哈尔滨医科大学口腔医学院是一所集医疗、教学、科研为一体的具有专科特色的临床学院,其前身为创建于1958年的哈医大口腔医学系,它是我国最早创建的口腔医学系之一,也是东北地区第一个口腔医学系。经过几代人的不懈努力,几十年来不断发展壮大,于1999年成立了口腔医学院(图17-15)。

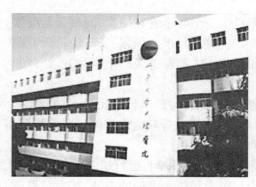

图17-14　山东大学医学院口腔医学院

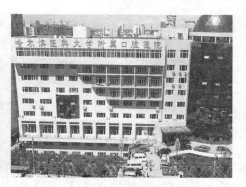

图17-15　哈尔滨医科大学口腔医学院

口腔医学院坐落于哈尔滨市的繁华地段,建筑面积2.8万平方米,拥有教职员工百余人,牙科综合治疗椅百余台,病房床位80张。医院各专科设置齐全,技术力量雄厚,年门诊量近15万人次,手术5000人次,其中住院病人手术年均1600人次,是黑龙江省最大的口腔医疗中心,在国内具有较高的声誉。

哈尔滨医科大学口腔医学专业为黑龙江省重点专业,现有教师60余名,具有博士、硕士学位的占90%以上,其中博士生导师2名,硕士生导师20余名。现有中华口腔医学会常务理事、黑龙江省口腔医学会主任委员、副主任委员和各学组组长多人,国家自然科学基金评委会委员多人,国家级口腔专业杂志副主编及编委多人。

口腔学医院具有10个临床科室,分别为口腔颌面外科一、二病房、牙体牙髓病科、儿童牙病科、牙周病科、修复科、正畸科、预防保健科、口腔种植中心、口腔放射科。其中口腔颌面外科开展了以腓骨瓣为代表的各种皮瓣整复技术,口腔颌面部肿瘤的介入治疗和低温冷冻治疗居国内领先地位。"微笑列车"开通3年来,使3000余名唇腭裂患儿获得康复,居全国第一位。牙体牙髓病科开展了显微根管治疗、镍钛根管预备、超声根管预备、热塑根充等新技术,同时开展中西医结合治疗口腔黏膜疾病。牙周病科是我省第一家口腔牙周病综合科室,采用世界一流设备和技术,开展牙周病整体治疗,使牙周病的治疗达到较高水平。儿童牙病科开展了以咬颌诱导为代表的国内领先技术。预防保健科采用先进设备和技术,开展牙体牙髓、牙周、黏膜、儿童牙病的口腔预防保健和治疗及各种口腔疾病的普查和医疗咨询服务。口腔修复科采用世界先进技术开展贵金属烤瓷冠桥、精密铸造支架、磁性固位体、粘接修复等治疗项目。口腔正畸科除常规错𬌗畸形的矫治外,还开展了以种植支抗为代表的新技术。口腔种植中心引进了ITI等国际先进的种植系统,开展了以上颌窦提升挤压技术、全颌种植修复为代表的高精尖诊疗项目。口腔放射科引进数字化X线影像系统,开展了腮腺,颞下颌关节造影等检查项目。

口腔医学院现有硕士生、本科生、专科生三个教学管理层次,同时又是继续教育和成人教育培养基地,学院上下学术气氛浓厚,承担国家、省部级科研课题50余项,获国家级、省部级科研成果20余项,共发表省级以上学术论文1500余篇。

口腔医学院大力开展国际国内交流合作,先后与日本朝日大学、冈山大学、上海第二医科大学口腔医学院、武汉大学口腔医学院等建立友好院校协作关系。开展学术交流,科研合作,并互派访问学者。

随着改革开放的不断深入,口腔医学院在领导体制,运行机制等方面进行了大胆探索,面对21世纪知识经济时代与医学科技大潮的冲击,哈医大口腔医学院正英姿焕发,稳步前进,以新的姿态迎接新世纪的挑战,为口腔医学的发展,为人民的健康作出更多更大的贡献!

16. 昆明医学院口腔医学院 昆明医学院口腔系建立于一九七八年,经过近三十年的建设、发展,如今已建成拥有五个教研室、六个临床科室、一个口腔医学研究所,集教学、科研、临床为一体的口腔医学院。2001 年获云南省省级重点学科,2005 年被云南省教育厅评为重点专业。

口腔医学院目前有教、医护人员 108 名,其中教授 7 名,副教授 23 名,教师中具有博士学位者 14 人,具有硕士学位者 25 人。学院现行学制为 5 年制本科和 3 年制硕士学位。目前本科生在校 241 人,研究生在校 68 人。

口腔医学院设有口腔内科学、口腔颌面外科学、口腔矫形学、口腔组织病理学和口腔解剖生理学五个教研室,前三个学科为省、院级一类课程,共开设专业课和专业基础课 12 门。硕士研究生的研究方向主要有牙髓病、牙周病、黏膜病、口腔修复、口腔正畸、口腔材料、口腔颌面部整形美容及肿瘤等八个方向。

拥有 120 张牙椅的附属口腔医院将于 2006 年建成,医院总面积达 8825 平方米。包括六个临床科室和供教学使用的综合科以及相关辅助科室,新建成的附属口腔医院将以优雅的环境,先进的设备,精湛的技术服务于广大患者。

多年来,口腔医学院始终重视国际合作与交流,先后邀请美国、加拿大、日本、泰国等国的专家来该院讲学,与日本新泻大学、泰国清迈大学、玛海多大学、宋卡王子大学建立了姐妹院校,同时选派教师到国外进修学习,加强国际合作,有力地促进了学院的发展。

17. 河北医科大学口腔医学院 河北医科大学口腔医院(同时称河北省口腔医院)是河北省唯一一家省级口腔专科医院,集医疗、教学、科研、预防为一体,承担培养博士生、硕士生、本科生、专科生及进修生的任务。设有口腔内科(分为牙体牙髓病、牙周病、口腔黏膜病三个专业)、口腔颌面外科、口腔修复科、口腔正畸科、儿童牙病科、口腔放射科、口腔病理科、检验科、口腔颅颌面种植中心、唇腭裂序列治疗中心、鼾症与睡眠呼吸障碍治疗中心等业务科室,拥有 90 余台进口综合治疗台,建有国内一流的洁净手术部。该院已成为河北省口腔医学中心。

医院拥有一流的口腔设备,其中包括近 90 台进口综合治疗台及数字化全景 X 线机、数字化牙科 X 线机、烤瓷设备、高频铸造机、根管显微镜等。为杜绝患者之间传染性疾病如肝炎、艾滋病的交叉感染,医院购置了意大利产 ATOMA 手机消毒器,做到一患者一高温、高压消毒治疗手机,消除了患者的后顾之忧。厚德慎道、求实创新、科技兴院、优质服务、一切为了病人是该院的一贯宗旨,该院职工凭借特色的专科优势、精湛的医疗技术、良好的医德医风,全心全意为人民的口腔健康服务。

18. 安徽医科大学口腔医学院 安徽医科大学口腔医学院是安徽省培养口腔医学高级人才的基地,其前身是上海东南医学院牙科,至今已有 70 多年历史,

1952 年学校成立口腔科,1978 年开始筹建口腔医学系,1984 年开始招收口腔本科专业学生,目前有 1 个本科专业(方向),年招生本科学生 60 名,并开设 1 个专业 2 个层次的成人教育,年招生 100 余人。建有 14 所临床实习医院。1997 年 9 月 28 日附属口腔医院开诊,面向社会开展口腔临床各专业学科的诊疗。2001 年获口腔临床医学硕士学位授予权,2002 年开始每年招收口腔临床医学专业硕士学位研究生,与中国科学院合肥光学研究所联合招收博士学位研究生。2005 年经省编委批准挂牌安徽省口腔医院。2006 年经教育部批准对港澳台地区招收口腔硕士研究生。2008 年口腔临床医学被遴选为省级重点学科,口腔医学中心实验室被确定为省部共建实验室。2009 年取得口腔专业硕士学位授予点。安徽医科大学口腔医学院、附属口腔医院实行两位一体的管理体制,是一所集教学、科研、医疗于一体的省属重点高校口腔教育基地和专科医院,已成为安徽省口腔医疗、教学、科研中心。

经过二十多年的不断发展和壮大,口腔医学院已形成了较完整的教学、科研和医疗体系,担负着安徽医科大学口腔医学专业本科生、专科生、硕士学位研究生及非口腔专业学生的临床教学及培养工作,学院现有口腔解剖生理学、口腔组织病理学、口腔内科学、口腔颌面外科学、口腔修复正畸学、口腔预防学六个教研室和一个口腔医学研究所、一个口腔医学美学研究所,为口腔医学五年制本科生开设 18 门专业课程,为口腔硕士研究生开设 10 门专业课程,涵盖口腔医学基础和临床两个二级学科,是中华医学会医学美学与美容学会口腔学组组长单位、安徽省口腔修复正畸及修复工艺专业委员会挂靠单位、安徽省口腔颌面创伤委员会组长单位,有 20 人在中华口腔医学会及其他专业学会担任理事(委员)以上职务。

安徽医科大学附属口腔医院是安徽省批准成立的目前唯一一家省级口腔专科医院,2005 年经省编委批准挂牌安徽省口腔医院。医院现有医护员工 118 人,其中教授(主任医师)8 人,副教授(副主任医师)9 人;博士生导师 1 人,硕士生导师 12 人;拥有博士学位 5 人,硕士学位 28 人。医院依托安徽医科大学雄厚的智力资源和优势,经过多年发展和壮大,已成为安徽省重要的口腔临床医疗、教学和科研基地,2008 年被国家民政部和李嘉诚基金会批准为"重生行动 - 全国贫困家庭唇腭裂儿童手术康复计划"项目安徽省唯一项目承办单位。医院就诊环境宽敞 明亮,设备先进,设有口腔内科、口腔颌面外科、口腔修复科、口腔正畸科、儿童牙病科、口腔预防科、口腔特诊科、口腔综合科、口腔种植中心、口腔病理、口腔放射、麻醉、检验等临床科室和辅助科室,拥有床位 30 张,牙椅 70 张。

口腔医学院重视自身建设和发展,在学校及省相关部门的大力支持下,学院在学科建设、人才培养、优化队伍结构和科学研究方面取得了长足的进步,年学科建设及科研经费 100 多万元,购置了大量实验仪器设备,不断改善科研实验条件,与中国科学院合肥光学研究所及中国科学技术大学开展科研合作项目,承担国家自然科学基金项目3项,省科技攻关项目2项,省、部、厅、委级科研项目40余项,获国家及省部级科研奖项10项,发表科研学术论文300余篇,SCI论文10余篇,学术专著20余部。

19. 大连医科大学口腔医学院　大连医科大学1960年建立口腔医学专业,1978年于遵义招收5年制本科生,1985年复建大连医科大学口腔医学系并开始招生,2000年发展为口腔医学院,2001年成立附属口腔医院(椅位26台),同年口腔基础医学获硕士学位授予权。2002年口腔基础学科被评为辽宁省重点学科,2003年口腔临床学科获硕士学位授予权,2005年获口腔一级学科硕士学位授予权及口腔医学专业硕士学位授予权。

大连医科大学口腔医学院、附属口腔医院实行两位一体的管理体制,是一所集教学、科研、医疗于一身的省属重点高校口腔教育基地和专科医院。其办院宗旨是培养德才兼备的高级口腔医学专门人才、普及和提高牙病及口腔颌面部疾病的防治技术水平。

口腔医学院担负着大连医科大学口腔医学专业本科生、和硕士学位研究生及非口腔专业学生的临床教学及培养工作。口腔医学五年制本科生开设的公共基础课、医学基础课和临床医学的主要课程基本与临床医学专业相同。专业课程设置:目前已开设口腔解剖生理学、口腔组织病理学、口腔材料学、口腔颌面X线诊断学、口腔预防医学、口腔内科学(含牙体牙髓病学、牙周病学、口腔黏膜病学、儿童口腔病学)、口腔修复学、口腔正畸学等专业课程,涵盖口腔医学基础和临床两个二级学科。

全院教师共33人。其中教授5人、副教授12人、讲师11人、助教6人;教辅人员5人;行政人员2人。其中已获得博士学位10人,占教师总人数比例31%;已获得硕士学位20人,占教师总人数比例62.5%;博士生导师1人,硕士生导师11人。迄今,该院已为社会培养口腔医学本科毕业生700余人,硕士学位毕业生(含同等学历)100余人。

口腔医学院历来重视教育研究与教学改革,不断调整专业课程体系与教学内容,改革教学方法,保证教学质量。建院以来,先后获得省教育厅及大连医科大学教育研究课题多项,省教学成果一等奖一项,三等奖两项,辽宁省"十五"教育科学优秀成果三等奖2项;有2门课程(口腔解剖生理学、口腔正畸学)被评为校级优秀课程。在校教学大奖赛中获奖5人次,有2人获霍英东教育基金奖励。口腔基础学科为辽宁省重点学科。

口腔医学院现有国际牙医师学院院士2人,在中华口腔医学会及其他专业学会担任理事(委员)以上职务者18人(次),显示了学院在国内口腔学术界有一定的位置。

口腔医学院重视科学研究,建立了中心实验室,购置大量实验仪器设备,不断改善科研实验条件。建院以来,全院共获得国家自然科学基金和卫生部、教育部、省、市级科研基金课题及国外联合研究 40 余项,总资助金额 300 余万元;科研成果获得省、市政府科学进步奖 10 余项。改革开放以来,注重加强与国际同行间的学术交流与合作关系,先后接待来访外宾近 130 余人(次);派往日本、美国等地留学、研修及学术交流 30 余人(次)。

口腔医学院作为大连医科大学的二级学院,既与学校整体办学条件资源共享、又有相对独立的管理职能。学院投资 200 万元于 2001 年 11 月建设了自己的附属口腔医院,为该院口腔医学教育事业的长足发展提供了一定的保障。

20. 福建医科大学口腔医学院　福建医科大学口腔医学系成立于 1984 年,2000 年 10 月改系建院。学院建立有从学士、硕士到博士的完整学位教育体系。口腔基础教研室、牙体牙髓病学、牙周病学、儿童口腔医学、预防口腔医学、口腔黏膜病学、口腔颌面外科学、口腔修复学、口腔正畸学 9 个教研室及口腔医学实验教学中心和实验中心,有 12 个临床实习基地。口腔医学专业为福建省级特色专业,《口腔修复学》、《牙周病学》、《预防口腔医学》、《口腔颌面外科学》4 门为省级精品课程,口腔医学实验教学中心为省级实验教学示范中心,另有校级精品课程 2 门、校级教学团队 5 支。学院获福建省科学技术奖二等奖、三等奖、校教学成果奖一等奖等奖项。学院建设有一支高素质的师资队伍。教师队伍中,获国务院政府特殊津贴 3 人,入选福建省百千万人才工程 5 人,博士生导师 2 人,硕士生导师 19 人,福建医科大学学科带头人 6 人,青年骨干教师 6 人,多名专家在全国高校口腔医学专业教学指导委员会、中华口腔医学会的各学科专业委员会担任常委或委员。

学院现每年招收本科生 90 多人,博、硕士研究生近 30 人。学院每年培养的本科生考入全国重点口腔医学院校和福建医科大学的研究生平均数为 30.5%。毕业生参加全国执业医师资格考试通过率为 95% 以上,居全国高等口腔医学院校前茅。

学院注重对外交流与合作,聘请国内外口腔医学界知名专家、教授为专业客座教授,与国内外口腔医学学术界保持密切联系,注重口腔医学最新发展成果的学习运用,提升学院教学水平和学术研究水平,不断扩大影响,逐步跻身国内同类口腔医学院校的先进行列。

21. 同济大学口腔医学院　同济大学口腔医学院(1985 年建系,1999 年成立学院)是同济大学口腔医学专业教学、医疗和科研基地,实行口腔医学院、口腔医院、口腔医学研究所一体化管理体制。医院占地面积 12.1 亩,现有医疗、教学、科研和生活用房约 13 700m²。有职工 120 余人,其中口腔医学专业技术人员近百人,专业技术力量雄厚,其中教授、主任医师、副教授、副主任医师占 30%,

博士生导师、硕士生导师近 20 余人,其中不少是国内外著名的口腔医学专家,硕士、博士学历人员达专业技术人员的 50%。

医院建筑科学、新颖,设备先进,拥有从德国、美国、意大利、日本、丹麦等国进口和中国台湾地区生产的牙科综合治疗椅 70 台,以及全颌面断层 X 线机、全景 X 线机、超精密铸造机、全电脑控制烤瓷机等口腔专用的国内外先进医疗设备。

医院科室设置齐全,有特需诊疗科、口腔内科、口腔颌面外科、口腔修复科、口腔正畸科、儿童口腔科、口腔预防科、口腔急诊科、口腔种植中心、口腔颞症治疗中心、口腔颌面美容科、口腔放射科、口腔病理科以及临床化验、药房、B 超、心电图室、电脑管理等医疗辅助科室,病床 20 张,是上海市目前唯一一所三级甲等口腔专科医院。

医院医疗特色鲜明,在儿童龋病的防治、青少年及成人牙列不齐的矫治、龋病与牙周病的治疗、中西医结合治疗黏膜病、呼吸睡眠暂停综合征、心血管监护拔牙、三叉神经痛的诊治、口腔颌面整形美容、口腔种植体修复、疑难全口义齿修复等方面均处于国内领先地位。医院先后与近 20 多个国家和地区建立了友好的合作关系,多次主办大型国际、国内学术会议,开展国际、国内学术交流。

目前医院承担留学生、博士生、硕士生、本科生等多个层次人员的培养任务,承担国家、省部级科研课题 40 多项。曾获得国家、省部级科技进步奖、教学成果奖十余项。目前承担国家级、上海市继续医学教育项目等十项,还是《口腔颌面外科杂志》、《牙齿保健之友》等专业性杂志的举办单位。

面临着医疗卫生事业的改革以及加入 WTO 的挑战,全院职工正以新的姿态,积极投入到医院的建设中,在特色、质量上下功夫,加速医院发展。

22. 佳木斯大学口腔医学院　佳木斯大学口腔医学院(1974 年建系,1999 年成立学院)原系佳木斯医学院口腔医学系,成立于 1974 年,是黑龙江省东北部地区建立最早、规模最大的口腔医学院校之一。三十多年来,经过几代人的艰苦创业,学院得到了长足发展。现拥有口腔医学、口腔修复工艺学两个本科专业,医学整形与美容、口腔修复技术两个专科专业。其中口腔修复工艺学专业是省内第一个、国内仅有的几个培养口腔修复工艺方面高级新型实用人才的专业之一。

口腔医学院现拥有一个省级重点学科(口腔医学学科)、二个校级重点学科(口腔基础医学学科、神经病学学科)、三个硕士学位授权点(口腔临床医学、神经病学、口腔基础医学)、一个省级重点课程(口腔内科学)、一个校级重点课程(口腔修复学)、四个院级重点课程(口腔颌面外科学、口腔组织病理学、口腔解剖生理学、整形美容外科学)、三个科研机构(黑龙江省口腔医学研究所、佳木斯大学医学材料研究所、佳木斯大学神经科学研究所),是黑龙江省东北部地区最大的口腔医学医疗、教学、科研基地。

学院现有 13 个教研室,3 个综合实验室(包括 8 个专业实验室,建筑面积大约 700m²)、8 个实习基地、24 个医疗科室。现有教学、科研设备总价值 931 万元。新建成的附属医院大楼建筑面积 23 000m²,内设有 9 个学生生产实习教室,一个多媒体教室,6 个学生生产实习专用诊室。学院图书资料室藏书 1500 册,专业期刊 2.5 万余册。

学院现有教师 87 名。其中专任教师 23 名,包括教授 9 名、副教授 4 名、讲师 3 名、助教 7 名。兼职教师 64 名,其中教授 13 名、副教授 22 名、讲师 11 名、助教 18 名。教师队伍中有博士学位教师 3 人,在读博士学位教师 4 人;有硕士研究生学位教师 12 人,在读硕士研究生学位教师 8 人。学院现有在校学生 819 人。其中硕士研究生为 102 名、口腔医学专业学生 319 人、口腔修复工艺学专业学生 102 人、医学整形与美容专业学生 113 人、口腔修复技术专业学生 183 名。

近几年共发表科研论文 220 篇,其中国家级杂志 68 篇,省级杂志 152 篇;承担课题 38 项,其中国家自然科学基金项目 2 项,国家教育部课题 1 项,省自然基金课题 2 项;获科研成果 30 项,其中中华医学科技进步二等奖 1 项,省科技厅科技进步三等奖 2 项,省教育厅科技进步一等奖 1 项;出版专著 13 部;获专利 3 项;获各级科研经费五十多万元。四是重视教学环境的改善,不断增加教学设备,为教学工作的发展提供保障。2005 年随着 23 000m² 的现代化教学医疗大楼的投入使用,学院的发展进入了崭新阶段。

23. 兰州大学口腔医学院 兰州大学口腔医学院于 2005 年成立(1985 年建系,2005 年成立学院)。口腔医学系建立于 1985 年,开始招收三年制口腔医学大专生,1989 年开始招收本科生。经过二十年的建设和发展,已逐步形成了明确的办学指导思想和办学思路。1995 年,学院口腔门诊部成立。2000 年,利用教育贷款将口腔门诊部改建成为具有现代水平的门诊部,2002 年通过省卫生厅审批在原门诊部基础上筹建口腔医院。2003 年,口腔临床医学硕士点审批获得通过。2004 年 11 月,随着原兰州医学院并入兰州大学,在原口腔门诊部和口腔系的基础上,先后成立了兰州大学口腔医院和口腔医学院。

兰州大学口腔医学院已为社会输送了三年制口腔临床医学大专毕业生 380 名,三年制口腔技工工艺大专毕业生 123 名,五年制口腔临床医学本科学生 506 人,三年制口腔临床医学硕士研究生 31 名。这些合格的口腔医学专业人才,为社会特别是甘肃省口腔医疗卫生及与口腔预防保健事业做出了一定的贡献,他们中的大部分已经成长为各级口腔医疗单位的骨干力量。

兰州大学口腔医学院、口腔医院现有教职工及医护人员 112 人,其中教授、主任医师 11 名,副教授、副主任医师 12 人,讲师、主治医师 19 人,助教、住院医师 12 人。现有硕士生导师 13 人,具有博士学位者 7 人,具有硕士学位者 14 人,并有 7 名专家分别从美国、日本、德国、法国、芬兰等国家留学归来。学院现行学制为5年制本科、3年制硕士研究生口腔医学教育。目前,在校本科生208人,共5个年级7个班。在校研究生14人。

兰州大学口腔医院设口腔内科、口腔颌面外科、口腔修复科、口腔正畸科、口腔预防保健科、口腔放射中心、口腔消毒中心、义齿制作中心等十多个口腔临床医技科室,拥有综合牙科治疗椅90台,已开展了口腔心电监护拔牙和微创拔牙、牙颌面畸形综合矫治技术、牙周病黏膜病的系统治疗、颞颌关节综合征的系统治疗、牙列缺损及牙列缺失等复杂义齿修复、老年性牙病的综合治疗及口腔颌面部的整形美容、人工种植牙等技术,均处于甘肃省领先水平,为目前甘肃省唯一已开展这些综合性治疗技术的医院。

24. 泸州医学院口腔医学院　口腔医学院创(1985年建系,2003年成立学院)建于1986年,初为口腔医学部,开始招收口腔医学专科学生,1988年更名为口腔医学系,1995年升办本科,招收五年制本科学生,1997年停招专科学生,2002年更名为口腔医学院,2003年建立附属口腔医院,是四川省卫生厅直属的集医、教、研为一体的口腔专科医院。自2002年起开始招收中西医结合口腔临床硕士研究生,2006年口腔临床医学被教育部批准为硕士学位授权点。研究方向有口腔黏膜病的病因和防治、龋病的病因和防治、固定义齿修复、颌面肿瘤和创伤整形修复以及牙颌畸形的病因和预防研究。

全院有教职工70人,其中高级职称18人、中级职称18人、初级职称及以下34人。博士2名、硕士10名、出国留学人员2名、硕士生导师6名。教师多毕业于原华西医科大学、上海第二医科大学,第四军医大学,都经过严格正规的专业训练,具有坚实的专业理论基础和娴熟的操作技能。设有口腔内科学教研室、口腔修复学教研室、口腔颌面外科学教研室、口腔正畸学教研室,有一个设备较先进的中心实验室和一个口腔医学研究室。

口腔医学院本着科技兴院的宗旨,大力开展医学科学研究,积极探索、推广医疗新技术。近5年来,共开展含省部级重点课题在内的科研项目20多项,获市科技进步奖2项,发表学术论文100余篇。同时重视对外交流,与日本广岛大学建立了稳定的学术往来和友好合作关系,先后5人次前往留学研修;不定期邀请德国、日本、川大、北大等国内外口腔医学专家到院示范手术,进行学术交流。

口腔医学研究室,拥有超净工作台、台式低速离心机、隔温水浴箱、恒温培养箱、电泳仪、分析天平、厌氧培养箱、紫外可见分光光度计、组织匀浆机等设备,能满足口腔临床医学硕士研究生的研究需要。口腔中心实验室有5个实验室,实验设施较先进,能完成本科大纲要求的基本技能训练。

附属口腔医院内设口腔内科、口腔颌面外科、口腔正畸科、口腔修复科、口腔美容科五个一级临床科室;有义齿制作、放射、检验等临床辅助科室。拥有先进的设备和雄厚的技术力量,有椅位 60 余台、编制床位 20 张。有口腔信息化管理系统、口腔全景机、口腔数字化成像系统、头颅 X 线机、镍钛机动根管预备器械、烤瓷炉、牙种植机、心电监护仪、血样分析仪等设备。运用国内外先进医疗技术和方法,对牙体牙髓病、牙周病、口腔黏膜病、颌面部感染和外伤、颌面部畸形、口腔及颌面部肿瘤等疾病进行诊治;对缺失牙进行活动义齿、固定义齿、全口义齿及种植牙修复治疗;对残根、畸形牙、变色牙进行烤瓷、树脂、金属、光敏等美容保存修复治疗;对儿童及成人牙颌畸形进行正畸矫治;还能开展双眼皮形成、酒窝再造、隆鼻、头面部瘢痕去除等颌面部美容手术。

25. 温州医学院口腔医学院 温州医学院口腔医学院前身是 2000 年创建的口腔医学系,2002 年成立口腔医学院。温州医学院口腔医学院、附属口腔医院实行两位一体的管理体制,是一所集医疗、教学、科研于一身的浙江省口腔医学高等教育基地,其宗旨是培养德才兼备的高级口腔医学专门人才,普及和提高牙病及口腔颌面部疾病的防治技术水平。2002 年开始招收硕士研究生,同年 12 月,口腔医学专业被确定为温州医学院重点建设专业和重点扶植专业。

口腔医学院担负着温州医学院口腔医学专业本科学生临床教学及培养工作,师资力量雄厚,教学设施及手段先进。学院现有专业教师 37 名,其中副高职以上职称 22 人、硕士生导师 3 名。

学院下设口腔内科、口腔外科、口腔修复、口腔正畸、口腔基础五个教研室和口腔医学实验中心,实验中心下设六个实验室和两个研究室,其中综合实验室全部选用目前世界上最先进的德国产 KAVO 教学用仿真头模系统主体及配套设备,硬件设施达到国内一流。

近年来,学院承担包括省自然科学基金在内的省、厅、市级科研项目,多项科研项目获省政府、省教育厅科技进步奖。

附属口腔医院是华东地区目前规模最大的现代化口腔专科医院之一,拥有众多的现代化医疗设备和先进的诊治手段,有牙科综合治疗台 43 张,医院设有 8 个临床科室,技术力量和科研力量雄厚,为口腔医学各个临床学科的教学活动提供了坚强的后盾。

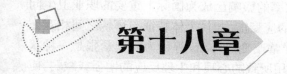

第十八章

口腔医疗职业防护

职业有关疾病是指职业有害因素所致的各种职业性损害,包括职业病(occupational disease)、工作有关疾病(work-related disease)和职业性外伤(occupational trauma)三大类。可由轻微的健康影响到严重的损害,甚至导致伤残或死亡。职业病的诊断是一项政策性和科学性很强的工作,它涉及劳保待遇,既关系到患者的健康与福利,也涉及国家和企业的利益。故在诊断上有别于一般疾病,需具有职业病诊断权的机构诊断。一名优秀的口腔医生应具备的是:关爱自己,善待他人。如果对自己的健康都不关心,对你的每个患者都特别负责,也是一句空话。

第一节 口腔医生职业紧张

随着现代工作和生活节奏的加快,要求人们改变传统的价值观和职业意识,改变传统的生活方式和习惯。生活在现代社会的每一个人都必须增强竞争能力以应对激烈的知识竞争、复杂的人际关系以及紧张的社会环境。1994 年联合国报告根据国际劳工组织的研究,指出:"世界正在变成充满紧张的世界"。

一、职业紧张与紧张反应

职业人群作为一个特殊的社会群体,一方面要承受着与一般人群相同的健康问题的挑战,同时他们在工作环境中还经受着生产性有害因素的危害和职业紧张因素的威胁。职业紧张是普遍存在的。一般认为任何职业的工作人员都扮演着不同的社会角色,而每一个角色在一定的条件下都有紧张。紧张有积极或消极的一面,而消极的一面便具有有害作用。

职业紧张(又称工作紧张)是指由于工作或工作有关的因素所引起的紧张。职业紧张对健康、行为以及对工作效率的影响已成为国际上重要的职业卫生问题之一。当工作要求超过了劳动者的应变能力时,个体特征与环境之间相互作用所出现的机体心理、生理功能的异常改变。Thoits 等认为职业紧张是一种状态,即工作有关因素与工人的相互作用所致的心理和生理反应的增强或减弱,使个体心理和生理功能异常。另有人认为职业紧张是紧张因素、工作有关紧张状态的蓄积;或者说是伴随着工作需求超过个体的应变能力的工作条件的相互作用。有人认为职业紧张是劳动者在其工作中受到各种生理、心理和社会因素的影响而不能适应时所出现的紧张状态。

长期职业紧张必然会导致精神压力的增大,长期的精神压力会引起神经精神方面功能的紊乱,从而导致神经递质分泌紊乱。

二、口腔医生职业紧张

口腔医师这个职业在西方国家近年受到额外关注不是因为他们令人眼红的高收入,倒是由于其产生的职业性压力最大和精神崩溃最多而引人注目。使用 stress 和 dentist 作为关键词在 PubMed 医学文献网上查询,约有 729 篇文献在深入研究和讨论世界各国牙医的职业性压力(job related stress)、职业性衰竭(professional burnout),并对其衡量手段和解决方案进行了有益的探索。一般人也许想当然地认为,有许多其他职业的压力比口腔医师大,其实未必。

首先,口腔医师这一职业在西方社会的特点是以私人开业为主要生存形式,牙科诊所的经营运作受政府条令和地方规定严格控制。开业初期投资巨大,一般牙科诊所(2~5 个椅位)需要投资 1 百万 ~2 百万欧元(其中包括房屋产权)。政府条令规定牙科诊所必须自带停车场,能为就诊患者提供足够停车位,否则没有开业资格。牙科专科诊所因要符合更多特殊要求,初期投资可达 2 百万 ~4 百万欧元;在荷兰,上述费用在过去 15 年里已经翻了将近 1 倍。

其次,一般患者都习惯预约就诊,但预约时口腔医师对病情难以深入了解,因而也无法确定实际诊治时所需时间的长短。问题在于,一旦有一位患者的诊疗时间延长,就将使一天的日程处于紧张的追赶状态。牙科治疗,尤其是牙体牙髓病(同时也是大部分患者就诊的原因)的治疗相当的精细和繁琐,需要多次复诊。有相当一部分人群有看牙恐惧症,需要医患之间进行大量的心理交流方能勉强克服。这些都增加了口腔医师的工作量。

再有,急诊患者防不胜防,一般都因外伤和无法忍受的疼痛而病急投医。患者的要求是医治外伤和解除疼痛,这会使口腔医师没有充分的时间来对伤病进行准确诊断,只好仓促就诊,可能留下隐患。有许多牙科治疗手段和操作不适于在麻醉下完成,从而不可避免地给患者带来疼痛,患者将这种治疗中的疼痛和不适归咎于口腔医师的治疗水平,习惯性地进行抱怨甚至投诉。

另外,患者的牙科治疗保险五花八门,名目繁多,实施治疗手段时往往要考虑患者的保险类型和支付范围的界定。医患之间没有直接的现金交易固然可使医患关系显得温情和友好,但如果患者对保险类型和支付范围表达不甚清楚或双方交流不够,则日后和保险公司滋生的资金支付问题也会让牙医头疼不已。

牙科材料和技术装备的研究和开发在过去几十年得到突飞猛进地发展,随着新材料的出现,新的技术和治疗手段也不断应运而生。即使有了自己稳定的诊所,经营良好的口腔医师也绝不能高枕无忧,仍要投入许多精力和财力接受再教育和进行仪器设备的更新换代。所有这些因素都可能夜以继日地重复,因而将口腔医师这个职业推到精神压力十分大、疲劳程度非常高的境地。

职业性衰竭(professional burnout)被定义为:情感疲劳、人格解体和个人成就感衰减。让我们来看一看在牙科研究方面具有代表性的西方国家在这方面的所取得的成果,以供参考。

荷兰,调查样本量 709 例(开业牙医)。结果:21%有风险感,13%有较高程度职业性衰竭,2.5%有高度职业性衰竭;压力感受程度无性别差异;40 多岁的口腔医师感觉压力最大;带给口腔医师的压力最大的因素,由高至低依次为:患者缺诊、政府指令的严格限制、患者对治疗的过分苛求。

丹麦,调查样本量 216 例。结果:60%认为牙科比别的职业压力更大。压力产生因素由高至低依次为:诊疗时间滞后、使患者产生疼痛、工作负荷重、患者不按时复诊、患者焦虑。

英国,调查样本量 1007 例。结果:时间管理带来的压力最大。62%认为诊疗时间滞后带来压力,58%认为患者不合作带来压力,10%有职业性衰竭。大部分认为牙科再教育开销和诊所开业初始开销带给他们很大压力。

美国,调查样本量 3000 例。结果:近 20%认为麻醉注射带给他们的压力足以让他们重新考虑是否继续以牙科为职业。6%认为上述压力对其身心产生严重影响,仅 2%认为没有影响。

芬兰、调查样本量 232 例。结果:22%认为工作姿势不舒服显著影响其工作满足感。41%女性和 59%男性认为自己承受职业性压力,大部分口腔医师至少经历暂时性精神衰弱,近半数牙医每天工作结束时感到精疲力竭。

职业性衰竭的主要原因是:精神衰弱、工作乐趣减弱。

综合上述内容,职业性压力和职业性衰竭产生的主要因素可以从以下 3 个方面加以概括。

一从医方看：诊疗时间滞后、工作负担过重、压力过大、工作姿势不舒适、实施麻醉注射后的压力、有风险感、精神衰弱、工作乐趣减弱、必须保持与时俱进而不断接受再教育和再培训的开销、开业时的初始开销、开业后仪器设备更新换代的开销等。

二从患方看：患者缺诊或不按预约就诊（含急诊）、患者不合作或过分苛求、患者有看牙焦虑症。看牙焦虑症主要表现有：疼痛恐惧、担心治疗会带来创伤、对自身口腔健康状况信心不足、经济忧虑、一般性精神问题带来的焦虑等。

三从官方看：政府诸多有关法令的严格控制等。

第二节　口腔医生职业防护

口腔医师操作复杂，技术多样，工作精细，劳动时间长，并且经常处在强迫体位，易产生疲劳，疲劳症状：酸痛、酸软、疼痛、僵硬、沉重、麻木等，是造成口腔医师自身慢性伤害的重要原因，因此，提高口腔医师的自我保健与防护意识是必要的。我国湖北省丹江口管理局医院秦泰等（1996）调查本市医院和个体牙科诊所 45 名女性口腔医师，结果表明女性口腔医师疲劳及休息后残存疲劳的发生率分别为 95.55% 和 82.22%；疲劳部位，腰部为 84.44%，劲肩腕部 44.44%～64.44%，均高于一般人群。诊疗中弯腰屈背者占 95.56%；X 线片检查，62.22% 有脊柱侧弯，86.66% 有脊柱扭转，48.88% 同时有脊柱侧弯和扭转，以左侧弯多见，82.05% 右肩上抬和变形性腰椎症。坐位诊疗脊柱侧弯和扭转发生率比站位高，坐位且用脑多，相同姿势时间长，头部前倾多时，疲劳发生与站位有显著差异（$P<0.01$），站位的半蹲半坐姿势与坐位也有显著异（$P<0.01$）。提示牙科诊疗的特殊性使口腔医师不容易保持正确的姿势体位，而易形成腰痛症、颈肩腕综合征、脊柱畸形等职业病。例：高雄市一名萧姓牙医，为一名中风男子治疗牙齿，把手伸进嘴里，没想到患者突然紧张起来，用力咬了下去，把他的右小指给咬断了，所幸萧医师经过显微手术缝合，复健治疗后，已经康复。碰到类似身心障碍，或有精神疾病的患者，口腔医生往往要付出更多的心力。

口腔医疗工作是一个步骤连续、精工细作、专心致志、固定姿势、工时较长、过程繁琐的工作，如果长期保持一个固定姿势工作，久而久之，难免会产生头、颈、肢体、视力疲劳。因此，口腔医师要树立自我保健意识，重视劳逸结合，加强自身防护，学习掌握一些自我保健等方面的相关知识。所以，提倡在工间学会忙里偷闲适当放松一下，如站起来伸伸臂、弯弯腰、踢踢腿、摇摇头、活动活动筋骨、眼睛眺望窗外等，均对人体解除疲劳大有益处。根据口腔医疗工作的特点，合理安排工作、学习和活动时间，可提高工作效率。

一、头颈位与低头综合征

支撑头部的力量并不轻,在低头时,不仅颈椎,尚需颈部肌肉来支撑头部。但长期低头操作的口腔医师,则会造成颈椎和颈肌力弱,增加了颈后肌的负担,使该部分颈和肩坚硬,造成血液循环回流障碍。僵硬的肌肉还可压迫神经,使供给神经的营养不足,这一系列情况最终会造成低头综合征。"低头综合征"主要症状有肌收缩性头痛、头晕、眩晕、耳鸣,同单侧或双侧跳动性的偏头痛不同,低头综合征好发生于平时爱长时间低头的人,日久天长后,会造成脖子细(颈部瘦弱)和颈肌力弱。海军青岛疗养院理疗科刘蕾(2003)对 102 位口腔医师职业性颈椎病发病情况调查分析表明,其中 90% 均有不同程度的颈椎特征性改变,如生理弧度变直或反弓,椎间隙变窄,韧带钙化。

一般情况下,颈椎的前屈、后伸,俗称低头、仰头,分别为 4、5 颈椎的前屈、后伸,是上下椎体的椎间关节前后滑动的结果。口腔医师工作中长时间处于过度前屈的强直体位,受纵韧带、黄韧带、项韧带和颈后肌群限制,是导致颈椎病的重要发病原因。

低头综合征的症状非常复杂,临床按压迫部位不同,分为 5 种类型:①神经根型:表现为颈部不适,酸痛,扭头不灵活,肩背部沉重感,手指或肩臂部麻木或有蚁行感等;②脊髓型:患者四肢无力,四肢震颤甚至双下肢瘫痪或偏瘫;③交感神经型:表现为偏头痛,视力模糊,睁眼乏力,半身酸麻,肢体发凉或灼热感,肢端疼痛,出汗异常,心律紊乱,血压偏低,嗳气等;④椎动脉型:眩晕,视力减弱,幻觉,复视,晕厥甚至突然猝倒;⑤混合型:除可有上述各型症状之外,还可伴发冻结肩、肩胛骨痛、网球肘等症状。

常规颈椎 X 线片检查正面相未见异常,侧面相可发现颈椎弯曲方式异常,正常情况下,头部前倾时,颈椎呈自然弓状弯曲支托头部,而有低头综合征时,中间呈 < 字形弯曲,有一个椎骨突出,不呈自然弓状。口腔医生操作精细而复杂,为了求得更好的直视,头部往往发生扭转,前倾,以接近部件,同时手臂水平提高,这样的结果易引起臂颈和上背部疲劳、疼痛,同时伴有咽部疾病的表现,如咳嗽、恶心等,并引起食欲缺乏,精神不振。临床检查会发现,第七颈椎压痛,上背部肌肉压痛等。

低头综合征可通过自我保健的办法进行预防和治疗,具体方法是:保持正确的工作姿势,避免长时间伏案工作,每工作一小时,就要挺胸抬头活动颈部,按摩头皮,促进局部血液循环,防止颈部肌肉韧带、关节和骨骼劳损。要合理安排工作,不可连续伏案工作数小时。保持正确的睡姿尤其重要,枕头高度以 7~9cm 为宜,不宜太低或太高,否则可使颈部过屈或过伸。枕头的恰当使用,是避免颈椎病和"落枕"的重要措施之一。

坚持做颈肩操可有效地防治低头综合征,具体做法是:第一节:头向前屈,下颌尽量触及胸部,回到正中位稍停片刻再用力后仰;第二节:头向左转,下颌尽量够左肩,然后头向右转,下颌尽量够右肩;第三节:先向左旋转颈部,再向右旋;第四节:伸缩颈部,头尽力向上伸展,至最大极限时,再尽力回缩;预防颈椎病,每次每节 3~5 次,每天 3~5 次;治疗颈椎病,每次每节 10~30 次,每天 3~5 次。若再辅以扩胸振臂、上下甩臂及双臂大幅度旋前、旋后等运动,则效果更佳。

无论喜欢低头或猫腰都会带来不良影响,俗话说,坐有坐相,站有站相,头颈姿势可反映一个人的精神面貌。预防方法:纠正不良的操作位置。注意工间休息,做工间操。体育锻炼,气功练习。理疗、按摩。

二、坐势操作与腰背痛

口腔医师不良的坐位姿势是产生腰背疾病的危险因素,坐位工作姿势与椎体不同部位负荷,对腰背损伤有重大影响,利用生物力学分析可以揭示腰背肌肉与脊柱受力与损伤间的关系。坐位作业较站立作业腰部肌肉和脊柱紧张增加,从站立到无支撑坐位腰椎间盘压力增加 35%,因为其多了一个水平分力。姿势疲劳是引起损伤的重要原因,而不良的坐姿可加速疲劳的产生。

口腔医师职业性腰背痛,其主要原因有:工作时间固定姿势不活动,对脊椎产生静负荷。躯干频繁前倾及身体扭转性工作。单调体力劳动,长期强迫体位。以上几方面影响口腔医师的背痛发展过程。另外心理因素也很重要。背痛与心理之间关系,口腔医师产生情绪冲突,抑郁等易发生下背痛。

腰背痛机制有机械压学说,由身体重力作用于脊椎引起疼痛。化学神经炎学说,长时间承力,组织释放炎性物质,产生疼痛。临床表现疼痛、僵硬、疲劳、震颤、颈肩上肢虚弱发胀麻木等症状。常见体征有:步态、走式拘谨,重者行走前倾而臀部凸向一侧的姿态下跛行。脊柱外形侧弯。颈胸腰椎有压痛点,肌肉压痛。腰部活动受限。下肢肌肉萎缩。感觉减退。治疗慢性腰背痛抗炎治疗及特殊理疗、气功等。

从姿势上看,站立比坐位易疲劳,但坐位的脊柱侧弯,扭转,变形要比站立严重。原因是坐位时脊柱从骨盆开始旋转和弯曲,使脊柱从 S 形变为 C 形,上半身不自然,椎间盘受的压力比立位大 40kg,是不良的体位姿势。口腔医生的疲劳往往不是暂时的,长期的体位疲劳形成慢性疲劳,导致脊柱周围肌肉和韧带紧张,使正常平衡遭到破坏,脊柱.骨被拉向紧张的一方,椎间盘受压;脊柱弯曲扭转,髋关节移位,逐渐发展到脊柱畸形,侧弯,扭转双肩不平衡,诱发疾病。提倡接近人体自然体位的站立和接近自然站立位的椅坐位,并相互交替。

口腔医师腰背痛的预防主要从以下几个方面进行:定期健康查体,对有身体畸形、先天性疾病者尽量安排轻松的工作。控制人的最大劳动负荷量,避免脊柱过载促使其退变。连续工作时间不超过120分钟,一天工作时间不超过480分钟。改善工作姿势,长期从事坐位的要站立,或做工间操。

三、站势与下肢静脉曲张

口腔医师操作多,操作时间长,动作要求复杂,为了操作方便,在许多时候采取站位。口腔医生每天都要站立数小时,长期的站立操作,同时在视野条件不好时,还要采取上身弯曲的强迫体位,从力量讲其腿部的肌肉就更紧张,所以容易发生疲劳,易引起职业性下肢静脉曲张等。

腿疲劳长时间的站立造成肌疲劳,其症状酸痛、酸软、沉重、麻木甚至疼痛。由于口腔医师使用机器时,往往用左脚踏开关,右脚承担全身的重量,双腿使用力量不均衡,会造成右腿及右脚劳损,疼痛等,长时间会形成右腿肌肉发达变得粗壮,左腿变细无力,行走时步态不稳。待年龄大后会造成明显的运动不协调或运动障碍。长时间站立操作造成腿功能活动增加,消耗代谢增强,血液注入增加,由于体位关系其静脉回流不足,下肢静脉扩张增粗,腿静脉曲张。

职业性下肢静脉曲张病发初期,久站之后有下肢酸软、无力、沉重、发胀、麻木、隐痛及疲劳感。患肢见有扩张迂曲的蓝色的静脉隆起,常集中成一堆堆蚯蚓状,站立时显而易见,平卧抬高患肢时则消失。晚期小腿皮肤常有萎缩、色素沉着、脱屑、发痒等。严重者可并发静脉炎和小腿慢性溃疡,不易愈合,并容易复。

口腔医师采用坐位工作是最为基本的预防措施。下肢静脉曲张多与职业有关,但并不是每一个经常站立的口腔医师都患这一疾病。因此,站立工作者掌握一种既能去疲劳、保持良好体态,又不影响正常工作的预防方法就尤显重要。口腔医师职业性下肢静脉曲的预防主要从以下几个方面进行:

(1) 选好适宜站立工作的鞋。长期站立,身体重量不能由脚的某一部分长期承担。如果穿单底便鞋,脚则用不上劲;而穿高跟鞋,腿部很快便会疲劳。所以,站立口腔医师以选择支撑住足弓的矮跟或中跟鞋为好,尤以坡跟最佳。

(2) 站立工作时,每隔1小时,将后背、颈部和腹部肌肉绷紧30~40秒钟,以便使你背直、肩平、收腹,保持良好体态。

(3) 工间休息时,就地做工间操:将身体重:心由一只脚移到另一只脚上,以让一只脚得到休息,提后腿足跟,抬高身体,两脚轮换交替或同时进行;轮换屈伸双腿,使腿离地;弯腰、两手触及膝盖;扩胸,双肩放平,然后全身放松;头抬起,再低下,反复多次;挺胸深吸气,然后收腹深吸气,多次。

发生了下肢静脉曲张,可在工作时使用弹力绷带或医用弹力袜套;压迫患肢静脉,迫使血液向心脏回流,消除或减轻下肢肿胀、胀痛等症状。治疗除休息外可采用理疗、按摩、气功、保温等方法。

四、手操作与手腕疾病

口腔医生用手操作多,特别是象牙体外科这样手腕多向旋转运动,长时期更易引起损伤。常见的疾病首先是手腕部疲劳、疼痛,另外是腱鞘炎,肩周围炎和关节炎症。美国 Care Western Reserve 大学的 Lalumandier JA 等(2000)对5115 名牙科医生调查表明有 44.8% 的人有手部问题,有 25.4% 的人患有腕骨隧道综合征。

手腕疾病的预防主要从以下几个方面进行:

(1) 背部靠墙站立或仰卧床上,上臂贴身、屈肘,以肘点作为支点进行外旋活动。面墙站立,用患侧手指沿墙壁缓缓向上爬动,尽量高举到最大限度,然后再缓缓向下回原处,反复进行,逐渐增加高度。

(2) 站立,上肢自然下垂,双臂伸直,手心向下,缓缓向上用力抬起,到最大限度后停 10 秒钟左右后回原处,反复。患肢自然下垂,肘部伸直,患臂由前向后划圈,幅度由小到大。自然站立,在患侧上肢内旋并后伸姿势下,健侧手拉住患侧手或腕部,逐渐向健侧并向上牵拉。

(3) 站立或仰卧,患侧肘屈曲,前臂向前向上、掌心向下,患侧的手经额前,对侧耳部,枕部绕头一圈,即梳头动作。患侧肘屈曲,前臂向前向上,掌心旋上,用肘部擦额部,即擦汗动作。两手各指交叉,掌心向上放于头枕部,两肘尽量内收后再尽量外展。

每天 1~3 次,每个动作做 20~40 下。

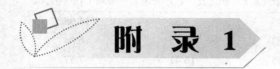

附 录 1

我国部分省市口腔医生
基本结构调查报告

随着我国文化经济的快速发展,国民生活水平的不断提高,对口腔医疗服务需求的期望值也在提升。口腔医生是社会供给口腔医疗服务能力的基础,合理配置口腔医生结构,使之能与大众口腔医疗服务需求相匹配,是我国口腔卫生事业可持续发展的保证。本研究通过对我国部分省市各级各类医疗机构口腔医生的调查,了解其基本结构的现状和特征,为卫生部门对口腔卫生人力资源进行合理规划提供可靠依据。

1. 调查对象和方法

(1) 调查对象:北京市、广东省、广西壮族自治区、吉林省、江苏省、辽宁省、云南省所有省、市、区(县)级综合医院口腔科、口腔专科医院、口腔门诊部、民营口腔诊所等口腔医疗机构内执业口腔(助理)医师、口腔护士及技工等口腔卫生人力资源情况。

(2) 调查方法:采用普查的方法,设计专用表格,经北京市、广东省、广西壮族自治区、吉林省、江苏省、辽宁省、云南省各级卫生行政管理部门逐级分发到医疗机构,调查全省/市/区人力资源的配置情况,并采用SPSS14.0软件包进行资料的统计分析。

2. 结果

共完成7省市的各种医疗机构口腔医生调查,共有口腔医生30 727名(附录表1~表6)。

表1　2009年中国部分省市口腔医生与人口、面积和GDP分布情况

省/市/区	口腔医生总数（人）	口腔医生与人口数之比（人）	口腔医生与地区面积之比（平方公里）	地区人口平均GDP（亿元）
北京市	3746	4685	4.38	14.98
广东省	5979	15 962	29.75	6.04
江苏省	6254	12 275	16.41	7.57
吉林省	3602	7605	52.03	2.84
辽宁省	5617	7603	26.15	2.40
云南省	2035	22 324	191.65	2.80
广西壮族自治区	3494	14 524	67.74	1.43
合计	30 727	11 579	41.07	5.66

表2　2009年中国部分省市医生和口腔卫生人员中口腔医生分布情况

省/市/区	口腔医生总数	口腔医生占口腔卫生人员总数		口腔医生总数占医生总数	
		口腔卫生人员总数	%	医生总数	%
北京市	3746	6534	57.33	62 853	5.96
广东省	5979	8244	72.53	161 401	3.70
江苏省	6254	7818	80.00	125 220	4.99
吉林省	3602	4317	83.44	60 152	5.99
辽宁省	5617	8611	65.23	95 678	5.87
云南省	2035	2456	82.86	60 509	3.36
广西壮族自治区	3494	4053	86.21	66 813	5.23
合计	30 727	42 033	73.10	632 626	4.85

表3　2009年中国部分省市口腔医生职称分类分布情况

省/市/区	口腔医生总数	主任医师/副主任医师（高级）		主治医师（中级）		医师（初级）		助理医师		无职称	
		总数	%	总数	%	总数	%	总数	%	总数	%
北京市	3746	727	19.43	1320	35.22	1153	30.76	412	10.99	134	3.57
广东省	5979	640	10.71	1082	18.09	2119	35.44	1249	20.88	889	14.86
江苏省	6254	668	10.67	1769	28.28	2275	36.37	1053	16.83	489	7.81
吉林省	3602	326	9.05	893	24.79	1414	39.23	655	18.18	314	8.71
辽宁省	5617	1009	17.77	1770	31.51	1760	31.33	816	14.51	272	4.83
云南省	2035	196	9.68	563	27.65	630	30.91	343	16.85	303	14.88
广西壮族自治区	3494	123	3.53	544	15.58	935	26.75	1099	31.43	793	22.67
合计	30 727	3679	11.97	7941	25.84	10 286	33.48	5627	18.31	3194	10.39

表 4　2009 年中国部分省市口腔医生学历分类分布情况

省/市/区	口腔医生总数	博士		硕士		本科		专科		无学历	
		总数	%	总数	%	总数	%	总数	%	总数	%
北京市	3746	347	9.28	473	12.62	1461	38.97	1418	37.83	47	1.27
广东省	5979	117	1.96	448	7.50	1685	28.17	3326	55.61	403	6.74
江苏省	6254	80	1.29	376	6.01	1876	29.98	3314	52.98	608	9.73
吉林省	3602	48	1.33	97	2.70	875	24.31	2454	68.08	128	3.55
辽宁省	5617	70	1.25	331	5.90	1693	30.13	3140	55.88	383	6.81
云南省	2035	12	0.60	47	2.32	565	27.73	1257	61.74	154	7.59
广西壮族自治区	3494	12	0.34	90	2.57	597	17.08	2203	63.02	592	16.96
合计	30 727	686	2.23	1862	6.06	8752	28.48	17 112	55.69	2315	7.53

表 5　2009 年中国部分省市口腔医生性别分类分布情况

省/市/区	口腔医生总数	男		女	
		数量	%	数量	%
北京市	3746	1644	43.89	2102	56.11
广东省	5979	3702	61.91	2277	38.08
江苏省	6254	3899	62.34	2355	37.66
吉林省	3602	1771	49.16	1831	50.83
辽宁省	5617	2652	47.21	2965	52.79
云南省	2035	1073	52.72	962	47.27
广西壮族自治区	3494	2291	65.57	1203	34.43
合计	30 727	17 032	55.43	13 695	44.57

表 6　2009 年中国部分省市口腔医生工作资源占有情况

省/市/区	口腔医生总数	口腔医生平均占牙椅总数		口腔医生平均占工作面积		口腔医疗机构平均占口腔医生	
		牙椅总数（台）	平均（台）	口腔科（诊所）工作面积（平方米）	平均（平方米）	口腔医疗机构总数	平均（人）
北京市	3746	4078	1.09	191 667	51.17	1400	2.67
广东省	5979	6593	1.10	231 984	38.80	2222	2.69
江苏省	6254	6698	1.07	273 460	43.73	2145	2.91
吉林省	3602	3418	0.95	140 114	38.90	2572	1.40
辽宁省	5617	5793	1.03	223 424	39.78	2155	2.60
云南省	2035	2364	1.16	79 455	39.04	835	2.43

续表

省/市/区	口腔医生总数	口腔医生平均占牙椅总数		口腔医生平均占工作面积		口腔医疗机构平均占口腔医生	
		牙椅总数(台)	平均(台)	口腔科(诊所)工作面积(平方米)	平均(平方米)	口腔医疗机构总数	平均(人)
广西壮族自治区	3494	4213	1.21	115 570	33.08	1857	1.88
合计	30 727	33 157	1.08	1 255 674	40.87	13 186	2.33

3. 讨论

口腔医生数量和结构是衡量口腔医疗服务基本资源的重要指标。改革开放 30 年来,我国口腔医生的队伍有了较大的发展。本次调查全国部分省市的调查结果表明,平均每个口腔医生服务人数为 1.15 万人,其中北京市服务人数最少为 4685 人,云南服务人数最多为 22 324 人。每个口腔医生平均服务面积为 41.07 平方公里,其中北京市服务面积最少为 4.38 平方公里,云南省服务面积最大为 191.65 平方公里。平均口腔医生占全部医生总数的 4.85%,其中吉林省比例最高占 5.99%,云南省比例最低占 3.36%。平均每个口腔医生相对 GDP 为 5.66 亿元,其中最高为北京 14.98 亿元,最低位广西为 1.43 亿元。口腔医师职称分布情况:主任医师占 3.02%,副主任医师占 8.95%,主治医师占 25.84%,医师占 33.48%,助理医师占 18.31%,无职称人员占 10.39%,其中北京市主治医师(中级)以上人员比例最高为 54.65%,广西主治医师(中级)以上人员比例最低仅占 19.99%,从各省市来看,口腔医生的职称结构呈塔形是合理的。口腔医生性别分布情况:男性占总数的 55.43%,女性占总数的 44.57%,其中广西男性医生比例最高位 65.57%,北京市女性医生比例最高为 56.11%。口腔医生学历分类分布情况:博士占 2.23%,硕士占 6.06%,大学本科占 28.48%,专科占 55.69%,无学历为 7.53%,其中北京市硕士学历以上人员比例最高为 21.90%。云南硕士学历以上人员比例最低仅占 2.92%。口腔医生工作资源占有情况:口腔医生平均占牙椅总数为 1.08 台,口腔医生平均占工作面积为 40.87 平方米,口腔医疗机构平均有口腔医生为 2.33 人。

据第三次全国口腔健康流行病学抽样调查显示:在 5 岁儿童中 97% 的龋齿未经治疗,在中老年人群中也有 90% 以上的龋病和牙周疾患未能得到诊治。究其原因不能仅归结为国民文化水平低、生活条件差,看不起病,而是现行的口腔卫生资源配置存在严重不足。本调查结果显示,目前我国的口腔医生存在资源不足,资源分布和结构不合理的现象。

(1) 口腔卫生人力资源不足:样本地区口腔医生共计 30 727 人,每名口腔医师服务人口数约为 9583 人,而全球调查研究表明世界平均每名口腔医师服务人口为3800人,每10万人口腔医师人口密度为26.32人。我国要达到世界平均水平,样本地区需要约再增加2.5倍的口腔医生,也就是在现有的30 727人基础上尚需增加2.5倍以上。

(2)口腔卫生人力资源分布不合理:样本地区每名口腔医生北京市服务人数最少为4685人,云南服务人数最多为22 324人,相差近5倍。全球调查研究表明每名口腔医师服务人口最高的国家是津巴布韦,每名口腔医师服务人口为1百万人,每10万人口腔医师人口密度为0.09人。每名口腔医师服务人口最低的国家是瑞典,每名口腔医师服务人口为649人,每10万人口腔医师人口密度为153.94人。

(3)口腔卫生人力资源构成不合理:本调查结果显示,口腔人力资源中口腔医生、辅助人员比例约为4:1,医护的比例偏低,而一些中等发达国家牙科医师和辅助人员的结构应为1:2。黄少宏等调查认为目前我国护士比例少,说明口腔医生必须做部分护士的工作,这可能造成口腔医生资源浪费,反映了经营者可能忽视了人员结构的问题。由于口腔辅助人员较少,许多简单的工作占用了大量的口腔医师,使其不能按要求进行高效工作。因此,有计划地培养口腔辅助人员,如牙科助手、牙科护士,使之能够承担简单的日常牙科治疗和社区牙科预防工作。在美国的149 350名牙科医师中有85.9%是男性医师,在加拿大的16 486名牙科医师中男性牙科医师占总数的80.2%。而本次调查我国部分省市的男性口腔医师占55.4%,女性口腔医师和男性口腔医师的口腔医疗工作特点存在很大的不同,关注口腔卫生工作的不同性别人力需求是未来口腔卫生人力规划的重要方面。

口腔医生的数量和结构是口腔卫生资源的核心部分,直接影响着口腔医疗服务的能力。针对目前我国口腔卫生资源存在的问题,管理部门应在鼓励和提倡口腔卫生资源向需求量大的区域流动的同时,开展对基层口腔医生在岗继续教育,并且有计划地培养口腔辅助人员充实到口腔医疗机构中,最大限度地提高口腔医生服务效率和实现社会卫生公平。在口腔医疗服务的实践中,口腔医师和口腔辅助人员之间的合作也会变得越来越广泛,这种合作将导致口腔医学与社区居民口腔医疗服务需要和需求量之间的平衡和满足。

(本文承首都医科大学附属北京口腔医院赵丽颖医师;广东省口腔医院黄少宏医师;广西医科大学附属口腔医院陶人川医师;吉林大学口腔医院吴哲医师;江苏省口腔医院梅予峰医师;中国医科大学口腔医学院张颖医师/陈睿波医师、昆明医学院附属口腔医院刘娟医师/邹新春医师提供调查数据,谨致谢忱!)

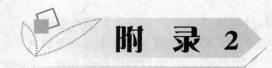

附 录 2

陕西省口腔医生分布现状调查

　　口腔疾病的医疗关系着广大人民群众的身体健康和生活质量,而口腔医疗工作的开展与口腔医师的人数紧密相关,为了解陕西省口腔医师分布现状,促进陕西省口腔卫生人力资源配置的健康发展,我们于 2010 年对陕西省口腔医师进行了全面调查,其将调查结果分析报告如下。

　　1. 对象和方法

　　(1) 调查对象:陕西省辖区内的在当地卫生行政管理部门有登记注册的所有口腔医师。按隶属关系不同包括陕西省辖区内的县区单位,陕西省市属和陕西省地区内的陕西省省属和部属医疗单位口腔医师,以及部队医疗单位口腔医师。

　　(2) 调查方法:根据陕西省卫生执业医师资格登记记录,采用全面调查的方法收集相关数据。

　　(3) 统计方法:利用 SPSS15.0 软件进行统计描述分析,分析各地区口腔医师的服务人口数、服务面积等。

　　2. 结果

　　调查结果表明陕西省共有口腔医师总数为 4627 人,其中口腔医师为 2987人,助理口腔医师为 1640 人,口腔医师占医师总数的 4.85%,助理口腔医师占助理医师总数的 5.90%。陕西省口腔医师分布现状(详见附录 2 表 1)。据第五次全国人口普查陕西省人口为 3762 万人,平均每个口腔医师服务人数 17 761人,陕西省面积为 205 800 平方公里,平均每个口腔医师服务面积为 44.48 平方公里。将口腔医师按口腔医师和助理口腔医师两种类型进行分类描述(附录 2表 2)。

表 1　陕西省口腔医师分布现状调查结果
（2010 年根据陕西省卫生执业医师资格登记记录统计）

地区	口腔医师			助理口腔医师			总数		
	医师人数	口腔医师人数	%	助理医师人数	助理口腔医师人数	%	医师人数	口腔医师人数	%
西安市	18 692	1265	6.77	4515	495	10.96	23 207	1760	7.58
铜川市	1326	55	4.15	560	46	8.21	1886	101	5.36
宝鸡市	4571	204	4.46	1906	115	6.03	6477	319	4.93
咸阳市	5248	190	3.62	2850	113	3.96	8098	303	3.74
渭南市	4410	168	3.81	2559	142	5.55	6969	310	4.45
延安市	3270	90	2.75	1268	43	3.39	4538	133	2.93
汉中市	3188	151	4.74	1715	141	8.22	4903	292	5.96
榆林市	4273	135	3.16	1810	66	3.65	6083	201	3.30
安康市	2488	65	2.61	1477	59	3.99	3965	124	3.13
商洛市	2201	68	3.09	1136	66	5.81	3337	134	4.02
合　计	61 617	2987	4.85	27 776	1640	5.90	89 393	4627	5.18

注:西安市(包括省直单位医师人数 11 950 人,口腔医师人数 596 人,助理医师人数 7980 人,助理口腔医师人数 354 人)

表 2　陕西省口腔医师服务人口与面积分布现状调查结果
（2010 年根据陕西省卫生执业医师资格登记记录统计）

地区	口腔医师服务人数			口腔医师服务面积		
	人口(万)	口腔医师人数	每个口腔医师服务人数	面积(平方公里)	口腔医师人数	每个口腔医师服务面积平方公里
西安市	838	1760	4761.36	9983	1760	5.67
铜川市	86	101	8514.85	3882	101	38.43
宝鸡市	376	319	11 786.83	18 200	319	57.1
咸阳市	504	303	16 633.66	10 119	303	33.4
渭南市	543	310	17 516.13	13 000	310	41.94
延安市	215	133	16 165.41	37 029	133	278.41
汉中市	360	292	12 328.77	27 000	292	92.47
榆林市	352	201	17 512.44	43 578	201	216.81
安康市	295	124	23 790.32	23 391	124	188.64
商洛市	238	134	23 790.32	19 586	134	146.16
合　计	3762	4627	17 761.19	205 800	4627	44.48

注:西安市(包括省直单位口腔医师人数 596 人,助理口腔医师人数 354 人)

3. 讨论

陕西省地处关中中部,中国地理南北交界地带,全省设 10 个省辖市和杨凌农业高新技术产业示范区,有 3 个县级市、80 个县和 24 个市辖区,1581 个乡镇,164 个街道办事处。全省辖区总面积为 20.58 万平方公里,其中市区面积为 3582 平方公里,建城区面积 369 平方公里,2009 年,全省常住人口为 3762 万人,城镇人口 1583.8 万人,占 42.1%;乡村人口 2178.2 万人,占 57.9%。人口年龄构成为 0~14 岁人口占 17.75%,15~64 岁人口占 73.28%,65 岁及以上人口占 8.97%。2009 年陕西生产总值 8186 亿元。城镇居民人均可支配收入 15 207 元,比上年增加 2545 元;农民人均纯收入 5212 元,增加 813 元。其中陕西省 GDP 总量居前的几位地区为西安市、宝鸡市和咸阳市。随着我国经济改革的不断深入,陕西省各地区经济文化水平有了较快的发展,人民群众口腔卫生保健的需求也越来越高,必须高度重视社区口腔卫生保健工作,把口腔卫生保健作为社区卫生保健的一项重要内容来抓。

口腔卫生服务是卫生服务的重要部分之一。本次运用描述性分析的方法对陕西省口腔卫生人力资源分布现状进行分析,调查表明陕西省共有口腔医师总数为 4627 人,口腔医师占医师总数的 7.58%,服务人口 3762 万人。调查表明陕西省平均每 17761 人拥有 1 个口腔医师,其中平均每个口腔医师服务人口数最少的为西安市,平均为 4761 人,平均每个口腔医师服务服务人口数最多的为安康市和商洛市,都平均为 23 790 人,并且占陕西省人口总数 22.27% 的西安市占有了陕西省超过 38.5% 的口腔医师资源。平均每个口腔医师服务面积为 44.48 平方公里,其中平均每个口腔医师服务面积最少的为西安市,平均为 5.67 平方公里,平均每个口腔医师服务面积最大的为延安市,平均为 278.41 平方公里。说明经济发展越好的区域相对口腔医师相对越多,同时陕西省口腔医师配置显示出巨大的区域差异,说明分布不平衡和区域结构不合理。

陕西省口腔卫生人力资源配置结构显示出巨大的区域差异,口腔卫生人力分布极不平衡。大部分口腔卫生人力资源分布在发达区域内,而有大量医疗卫生服务需求的郊区县边远地区只分布少量口腔卫生人力资源资源;其中留坝县、麟游县竟无一名口腔医生。同时不同经济发展水平的县区,口腔医师资源的分布也极度不均衡,经济发展好的区域口腔卫生工作有了较大的发展。陕西省各区域普遍建成了含口腔医院、综合医院口腔门诊部、口腔诊所和牙病防治所等多种形式口腔医疗服务机构高中低搭配,人民群众可选择适合自身状态的口腔医疗服务机构进行治疗。而经济欠发达区域的卫生院和社区医疗口腔卫生服务资源稀少,难以达到区域人口实现口腔医疗保健的目标,口腔卫生事业发展滞后,与人民群众对口腔医疗卫生的需求不相适应。口腔卫生人力资源配置的不合理,一方面使得口腔医疗条件较差的区域内的病人为了获得较好的口腔医疗条件向城区流动,造成大医院口腔科门庭若市,使得原本资源有限的医院不堪重负,加剧了发达区域看病难的状况。如何合理地配置口腔卫生资源,减少不合理配置所带来的浪费,使有限的口腔卫生资源发挥最大的社会效益,较单纯地强调加大口腔卫生投入更显重要和实际。2006 年国务院审议并原则通过了《国务院关于发展城市社区卫生服务的指导意见》。国家主席胡锦涛指出:发展社区卫生服务,对于解决群众看病难、看病贵问题,为群众提供价廉、便捷的口腔医疗保健服务,提高全社会口腔疾病预防控制水平,具有重要意义。加快发展社区口腔卫生服务将成为深化城市医疗卫生体制改革的重要内容之一。

　　我们建议陕西省要加大政府财政投入,发展区域性口腔医疗中心和基层社区口腔卫生服务网络。深化口腔卫生体制改革,健全口腔卫生人力资源总量宏观调控与市场调节互相补充的新体制,要优先发展基层口腔门诊部和牙病防治所、口腔诊所、城市门诊部和乡镇卫生院牙科、社区卫生服务中心牙科。由省卫生厅负责,人力资源和社会保障厅、财政厅配合制订优惠政策,鼓励返聘退休口腔医生到县城、社区基层口腔医疗机构工作。完善发达区域医院对口支援欠发达区域制度。每所城市三级医院要与区县级医院建立长期对口协作关系。实施"千名口腔医师支援县区口腔卫生工程"。采取到发达区域医院口腔科和口腔医院进修、参加口腔医师规范化培训等方式,提高县区级口腔医师水平。鼓励高校口腔医学毕业生到县区口腔医疗机构工作,对在职口腔医师实行定期考核制度,不断提高口腔卫生人才的素质,树立反映社会主义本质要求的价值观。

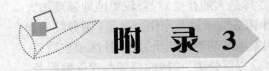

附录 3

口腔医师工作满意度现状调查

一般意义上的工作满意度,通常是指某个人在组织内进行工作的过程中,对工作本身及其有关方面(包括工作环境、工作状态、工作方式、工作压力、挑战性、工作中的人际关系等)有良性感受的心理状态。口腔医师的工作满意度与口腔医师的工作环境和生活质量、医疗质量紧密相关,了解口腔医师工作满意度现状和特点,作为口腔卫生人力资源和利用研究的基线资料,我们于 2010 年对陕西省口腔医师进行了抽样调查,其将调查结果分析报告如下。

1. 对象和方法

(1)调查对象:自行设计调查问卷,调查对象为在陕西省辖区内均由陕西省辖区内的在当地卫生行政管理部门有登记注册的口腔医师自行填写。

(2)调查方法:采用调查问卷"一对一",在选定的学习地点和工作场所抽取样本。

(3)统计方法:利用 SPSS13.0 软件进行统计描述分析。

2. 结果

本次共调查 301 人,回收问卷 301 份,经核对问卷,共有合格问卷 285 份,合格有效率 94.68%,口腔医师的基本情况见表 1,口腔医师工作满意度调查结果见表 2。

表 1   口腔医师的基本情况(2010 年 n=285)

人口学变量	统计结果
性别	男性 =157 人 55%,女 =128 人 45%
毕业专业	口腔专业 =246 人 86%,医疗专业 =30 人 10%,其他专业 =9 人 4%
学历	研究生 =67 人 23.5%,本科 =124 人 43.5%,专科 =63 人 22%,中专 =20 人 7%,进修 =7 人 2%,师承 =2 人 1%,自学 =2 人 1%

人口学变量	统计结果
职称	主任医师 =12 人 4.2%，副主任医师 =20 人 7%，主治医师 =70 人 24.6%，医师 =94 人 33%，助理医师 =38 人 13.3%，无职称 =54 人 17.9%
单位类型	省市级医院口腔医疗中心 =90 人 31.6%　区县级医院口腔科 =39 人 13.7%　乡镇级医院牙科 =7 人 2.5%　口腔医院 =36 人 16.1%　口腔门诊部 =54 人 18.9%　口腔诊所 =23 人 8.1%　其他 =26 人 9.2%
单位性质	国立 =176 人 61.8%　独资私立 =47 人 16.5%　合资私立 =30 人 10.5%　其他 =32 人 11.2%
口腔医师擅长专业	综合牙医 =109 人 38.2%　修复 =52 人 18.2%　正畸 =24 人 8.4%　颌面外科 =26 人 9.1%　儿童牙科 =6 人 2.1%　牙周 =15 人 5.3%　牙体牙髓 =32 人 11.2%　行政管理 =2 人 0.2%　五官科医师 =1 人 0.4%　其他 =18 人 6.3%
忙闲程度自我评价	很忙 =42 人 14.7%　忙 =99 人 34.7%　一般 =132 人 46.3%　闲 =11 人 3.9%　很闲 =1 人 0.4%
临床口腔治疗中未实行四手操作的原因	已实行 =75 人 26.3%　不知道 =32 人 11.2%　成本高 =56 人 19.6%　不方便 =7 人 2.5%　无牙科助手 =109 人 38.2%　其他 =6 人 2.1%
认为继续进修哪些方面的内容	牙体牙髓治疗技术 =49 人 17.2%　牙周治疗技术 =19 人 6.7%　口腔正畸技术 =75 人 26.3%　口腔种植技术 =51 人 17.9%　口腔牙槽外科技术 =5 人 1.8%　口腔颌面外科治疗技术 =15 人 5.3%　口腔修复技术 =47 人 16.5%　其他 =24 人 8.4%

表 2　口腔医师工作满意度调查结果 (2010 年 n=285)

调查内容		满意		不满意	
		人数	%	人数	%
制度类因素	报酬制度	127	44.56	158	55.44
	单位关心员工	144	50.53	141	49.47
	进修机会	119	41.75	166	58.25
	晋升机会	102	35.79	183	64.21
	合计	492	43.16	648	56.84
环境类因素	信息沟通	157	55.09	128	44.91
	合作关系	172	60.35	113	39.65
	人际关系	191	67.02	94	32.98
	合计	520	60.82	335	39.18
个人因素	工作兴趣	208	72.98	77	27.02
	工作主动性	221	77.54	64	22.46
	工作效率	203	71.23	82	28.77
	合计	632	73.92	223	26.08

续表

调查内容		满意		不满意	
		人数	%	人数	%
管理类因素	单位的目标	158	55.44	127	44.56
	单位的结构	150	52.63	135	47.37
	员工参与管理	121	42.46	164	57.54
	工作条件	188	65.96	97	34.04
	合计	617	54.12	523	45.88

3. 讨论

从口腔医师满意度问卷中各维度的满意度分析分可以看出,满意度晋升制度、满意度员工参与管理、满意度进修制度和满意度报酬制度四项因子满意人数均少于不满意人数,说明这四项因素对口腔医师满意度起主要负作用。从低到高依序为:单位关心员工、单位结构、信息沟通、单位目标、合作关系、工作条件、人际关系、工作效率、工作兴趣、工作主动性。从口腔医师满意度百分比数据进行详细分析,晋升制度在满意度比分中最低说明我们口腔医疗机构的职位晋升制度存在很大的缺陷只得到 35.79% 的认同;其次是进修机会满意度比分只占 41.75% 这一指标说明我国口腔医师对于自己的技术有待提高预防较强烈希望得到外出进修学习的机会,以增加自己在口腔技术领域的提高和竞争力;员工参加管理满意度为 42.46% 说明口腔医师认为在管理中缺少相互沟通,在当今现代口腔管理理念口腔医师就是你的"客户",重视沟通对增加口腔医师满意指标有重要的。报酬制度满意度指标为 44.56% 说明大多数口腔医师对现有的收入不满意。

随着口腔人力资源管理思想的不断发展进步,口腔医生工作满意度的提升日益得到关注。口腔医生是口腔医疗机构利润的创造者,是口腔医疗机构生产力最重要和最活跃的要素,同时也是口腔医疗机构核心竞争力的首要因素。从口腔医疗机构的角度看,口腔医生工作满意度的高低,不仅是影响口腔医疗机构业绩的重要因素,而且是影响口腔医生是否流动的重要因素,也是影响口腔医生职业生涯发展路径的重要因素。口腔医疗机构管理层了解口腔医生的工作满意度信息,对于搞好口腔卫生人力资源利用与管理具有重要的意义。

随着我国口腔医疗服务的快速发展,口腔医疗机构利润不断增长,然而,口腔医疗服务的主体、口腔医疗服务的提供者——口腔医师并没有因此而感到满意,他们的工作满意度普遍较低。口腔医疗机构的获利能力主要是由患者的忠诚度决定的,患者忠诚度是由患者满意度决定,患者满意度是由所获得的价值大小决定的,而价值大小最终要靠富有工作效率、对口腔医疗机构忠诚的口腔医生来创造,而口腔医生工对口腔医疗机构的忠诚取决于其对口腔医疗机构是否满意。所以,欲提高患者满意度,需要先提高口腔医师满意度。

决定着一个人的工作满意度的根本因素,是这个人对各种需要和价值观。调查中发现,影响口腔医生工作满意度的因素可以归纳为:制度类因素、环境类因素、个人类因素、管理类因素这四大类。同时,研究还发现口腔医师的性别、年龄、文化程度、职务级别、任职年限等人口和职业变量对工作满意度有显著的影响。由于患者满意度是无止境的,同样口腔医疗机构的口腔医师满意度工作是一个没有终点的过程:确定目标、实施调查、分析结果、实施改进、跟踪反馈等,通过有效的口腔医师满意度调查,口腔医疗机构可以准确全面地了解口腔医师的满意状况及潜在的需求,凭借这些可靠的依据去制订和实施针对性的激励措施,才能留住人才,最终提升口腔医疗机构的经营绩效。口腔医疗机构要重视对口腔医师的岗位管理,通过合理的制度安排,使口腔医师在工作中感受到乐趣,提高工作的积极性。

口腔医疗机构要为优秀人才提供足够的临床发展空间,让口腔医疗机构能够选拔和使用到好的人才,防止口腔医疗机构人才的流失。具体途径如下:

第一,为口腔医生制订适当的职业生涯规划,口腔医疗机构要根据员工的自身特点和情况,比如口腔医生自身的性格、气质、工作兴趣、临床能力等,再结合口腔医疗机构所能提供的发展机会,并采取措施帮助口腔医生实现自己的职业目标和人生追求。

第二,做到岗位与口腔医生的能力相结合。口腔医疗机构应该根据口腔医生在工作能力、性格特点、兴趣特长、自身期望和素质条件等方面表现出的差异性,为不同特点的口腔医生安排合适的工作岗位,从而为口腔医生提供良好成长、成功的机会和发展平台,提高口腔医生对工作本身的满意度。

第三,做好工作轮换制度安排。从临床口腔医疗工作轮换可以避免临床工作的单调性,增加临床工作的多样性,克服口腔临床工作的枯燥感,提高口腔临床工作的新鲜感。工作轮换还可以增加口腔医生所从事工作的复杂性,为口腔医生提供有价值的交叉在职培训,提升口腔医生的综合工作技能。

第四,要重视口腔医生培训。知识经济时代的口腔医疗机构必须重视对口腔医生进行知识和技能的培训。通过定期培训可以更新口腔医生的知识结构,提升口腔医生的工作技能水平,完善口腔医生的自身临床业务素质。而且,向口腔医生提供培训和教育可以提口腔医疗机构整体的临床工作效率,增强其在口腔卫生行业中竞争力,也是口腔医疗机构吸引人才、留住人才的重要途径。

第五,要健全晋升机制。中小口腔医疗机构必须尽快建立一套公平、科学、合理的晋升机制,以提高满足口腔医生的自我实现需要,提口腔医生工作满意度。

第六,理顺沟通渠道。改善口腔医疗机构的人际关系,口腔医疗机构要建立顺畅的、高效的、自由的内部沟通系统,以促使各类相关信息能够成功传递至企业各个部分。口腔医疗机构内部沟通失效必然会影响口腔医生的工作满意度,进而影响到其工作积极性和参与精神。因此,为了改善口腔医疗机构内部的人际关系,提高口腔医生工作满意度,口腔医疗机构必须重视沟通渠道的完善。

　　总之,口腔医疗机构要重视提高口腔医生的工作满意度,以此来激发口腔医生的工作积极性,增强口腔医疗机构的凝聚力,吸引更多的优秀人才。

参考文献

1. Blatchford WA. A practice ideal-creating new dental paradigms. APDN, 1999, 12-13

2. Blatchford WA. Leadership challenges. APDN, 2003, 16-17

3. Blatchford WA. Reinventing your Practice with double the results. APDN, 2000, 39-40

4. 于秦曦. 老板不是那么好当的——与民营口腔诊所负责人共勉. 口腔设备及材料, 2004, 101-102

5. 李刚. 医务人员从事兼职及业余医疗服务的问题与对策. 卫生工作通讯, 1994, 5: 39-40

6. Blatchford WA. When preparation meets the opportunity. APDN, 2003, 14

7. Blatchford WA. Making your dreams come true today. APDN, 2002, 19-20

8. Blatchford WA. SMART goal setting. APDN, 2003, 14

9. Blatchford WA. Creating value for excellence. APDN, 2002, 12-13

10. Blatchford WA. Leadership challenges. APDN, 2003, 16-17

11. Sarner HA. Renting or buying your own office. CAL. 1984, 47(10): 8-9, 11

12. Schaefer, Lola M. Dental Office. Heinemann Library, USA. 2000

13. 于秦曦. 团队精神. 中国口腔医学信息, 2002, 11(8): 181-183

14. 李刚. 口腔医师临床工作能力量化评价的探讨. 中国口腔医学信息, 2002, 11(8): 174-175

15. Anita Jupp. 团队协作: Dental Tribuse, The World's Dental Newspaper. China Edition, 2004, 4 (3): 8

16. 卢海平. 民营口腔诊所临床医疗质量控制. 中华口腔医学杂志, 2004, 39(5): 87-86

17. 中国图书进出口总公司. 外国报刊目录. 第8版. 北京: 万国学术出版社, 1998

18. 黄秀琴, 陈力. 职业应激与健康. 工业卫生与职业病, 1998, 23(6): 378-380

19. B.S Levy DH. Wegman Occupational Health. 2nd ed. Boston: little Brown and Company, 1988: 297-315

20. 荒记俊一, 川上人: 职场ストレスの健康管理: 总说. 产业医学, 1993, 35(2): 88

21. 刘昕. 人力资源管理与激励. 中国人力资源开发, 2001, 12: 8-10

22. 高贤峰. 知识型员工的行为动力结构与激励策略. 中国人力资源开发, 2000, 7: 15-17

23. 关淑润. 人力资源管理. 北京: 对外经济贸易大学出版社, 2001

24. 张明辉, 陈光波. 激励理论与激励方案设计. 中国人力资源开发, 2001, 1: 51-53

25. 斯蒂芬 P 罗宾斯. 管理学. 北京: 第4版. 北京: 中国人民大学出版社, 2000

26. 李卫平,钟东波.中国医疗卫生服务业的现状问题与发展关系.中国卫生经济,2003,22 (5):1-5

27. 葛人炜,卞鹰,孙强,.理顺医疗服务价格体系问题成因和调整方案下.中国卫生经济, 2002,21(6):44-46

28. 何湘江.双梯阶激励机制.中国人力资源开发,2003,(11):12-15

29. 钟国伟,钟仁昌.医疗服务市场缺陷与强制披露制度的经济学分析.中国卫生经济, 2003,22(11):7-8

30. 石光.市场失灵政府失灵志愿失灵与卫生改革.中国卫生经济,2002,21(7):14-16

31. 申海强.人力资源管理的重心.中国人力资源开发,2002,3:69-71

32. 张博学.中国牙病防治10年.北京:北京医科大学出版社,1999

33. 胡德渝.四川省口腔医务人员及临床现况调查.华西口腔医学杂志,1988,6(4):233-237

34. 白天玺,江忠良,陈鹏.湖北省口腔疾病和口腔医生及其预测研究报告.临床口腔医学杂 志,1987,3(3):121-125

35. 张颂农,欧尧,陈少贤,等.广东省口腔保健现状和2000年口腔医技人员需求量预测. 广东牙病防治杂志,1993,1(1):5-10

36. 沈家平,俞未一.江苏省牙病防治工作的回顾与展望.广东牙病防治,1998,6(1):25

37. 韩永成,于振芳,王岭,等.北京市口腔科现状情况调查.北京口腔医学,1994,2(1):37-38

38. 李刚,安海燕.延安市口腔卫生资源和服务现状与发展对策.中国初级卫生保健杂志, 2000,10:46-47

39. 全国牙病防治指导组.第二次全国口腔健康流行病学抽样调查.北京:人民卫生出版社, 1999

40. 李刚,倪宗瓒,胡德渝,等.世界口腔卫生人力类型结构的现状和评价.世界卫生杂志, 2003,(8):46-47

41. 李刚.我国口腔卫生人力资源和口腔卫生服务的发展现状.中国口腔医学年鉴,2004,11: 256-265

42. 王鸿颖.口腔保健的需求与牙科人力资源.全国牙病防治通讯,2002,(19):23-18

43. 张一弛.人力资源管理教程.北京:北京大学出版社出版,2002

44. 龚幼龙.卫生服务研究.上海:复旦大学出版社出版.2002:43,45,208-213

45. 王心旺.卫生专门人才需求预测方法研究.广州医学院学报.2000,28(2):91-92

46. 李刚,胡德渝,张博学,等.世界口腔卫生人力类型结构的现状和评价.世界卫生杂志, 2003,8:46-47

47. 胡德渝.四川省口腔医务人员及临床现况调查.华西口腔医学杂志,1988,6(4):233-237

48. Carl-Aardy Dubois, Martin McKee, et al. Human resources for health in Europe. World Health Organization. European Observatory on Health Systems and Policies Series. Open Univ Pr. Paperback, New York, 2006

49. 胡德渝,叶咏梅.我国口腔卫生服务系统及人力资源发展趋势.华西口腔医学杂志, 2002,20(6):453-454

50. 王轶丽.浅谈人力资源管理中的薪酬福利管理.人口与经济,2006,S4:112-113

51. 毛新华,陈爱林.浅析民营企业的薪酬管理存在的问题与对策.九江职业技术学院学报, 2008,2:83-84

52. 王立新.试论民营中小企业的薪酬问题与对策.长沙铁道学院学报(社会科学版),2007,8(4):86-88

53. 刘军胜.薪酬管理实务手册——现代企业人力资源管理实务丛书.第2版.北京:机械工业出版社,2005:1-50

54. 欧尧,石考龙.牙科诊所管理策略与方法.沈阳:辽宁科技出版社,2009:176-178

55. 关淑润.人力资源管理.北京:对外经济贸易大学出版社,2001:5-11

56. 郑园娜,刘铁,谷志远.20年来我国口腔医学学术会议论文的变化研究.口腔医学,2007,27(12):643-645

57. 于洪钊,徐韬,沈曙铭.口腔专科医院人才队伍建设与思考.中华医院管理杂志,2011,27(9):674-675

58. 顾钦,冯希平.上海市浦东新区牙科人力需要与需求预测.上海口腔医学,2006,15(1):34-36

59. 王左敏,吴明,王鸿颖.北京市城区牙科人力资源配置研究.中华医院管理杂志,2000.16:543-546

60. 黄少宏,欧尧,邓惠鸿,等.广东省口腔医疗机构基本情况调查报告.广东牙病防治,2004,12(4):275

61. 朱艳云.通辽地区口腔卫生人力资源配置现状及对策研究.山东大学,硕士毕业论文,2008

62. 高宝迪,李刚,王伊,等.西安市口腔医疗机构分布现状调查与发展对策.陕西大卫生,2010,4:42-44

63. 高宝迪,李刚,王伊,等.我国部分省市口腔医生基本结构调查报告.实用口腔医学杂志,2011,27(2):279-281

64. 于秦曦,张震康.社区口腔诊所开设和经营管理.北京:人民卫生出版社,2002,26-28